·风湿病中医临床诊疗丛书·

总主编 王承德

银屑病关节炎

分 册

主 编 马桂琴

中国中医药出版社
·北京·

图书在版编目（CIP）数据

风湿病中医临床诊疗丛书.银屑病关节炎分册/王承德总主编；马桂琴主编.
—北京：中国中医药出版社，2019.8
ISBN 978 - 7 - 5132 - 5393 - 2

Ⅰ.①风…　Ⅱ.①王…　②马…　Ⅲ.①风湿性疾病—中医诊断学　②风
湿性疾病—中医治疗法　③银屑病—风湿性关节炎—中医诊断学　④银屑
病—风湿性关节炎—中医治疗法　Ⅳ.① R259.932.1

中国版本图书馆 CIP 数据核字（2018）第 196814 号

中国中医药出版社出版

北京经济技术开发区科创十三街 31 号院二区 8 号楼
邮政编码　100176
传真　010-64405750
河北省武强县画业有限责任公司印刷
各地新华书店经销

开本 710×1000　1/16　印张 25.5　字数 364 千字
2019 年 8 月第 1 版　2019 年 8 月第 1 次印刷
书号　ISBN 978 - 7 - 5132 - 5393 - 2

定价　90.00 元
网址　www.cptcm.com

社 长 热 线　010-64405720
购 书 热 线　010-89535836
维 权 打 假　010-64405753

微信服务号　zgzyycbs
微商城网址　https://kdt.im/LIdUGr
官方微博　http://e.weibo.com/cptcm
天猫旗舰店网址　https://zgzyycbs.tmall.com

如有印装质量问题请与本社出版部联系（010-64405510）

母小真（中国中医科学院广安门医院）

刘宏潇（中国中医科学院广安门医院）

汤小虎（云南中医药大学第一附属医院）

许正锦（厦门市中医院）

李兆福（云南中医药大学）

吴沅皞（天津中医药大学第一附属医院）

何夏秀（中国中医科学院广安门医院）

邱明山（厦门市中医院）

沙正华（国家中医药管理局对台港澳中医药交流合作中心）

张可可（江苏卫生健康职业学院）

张沛然（中日友好医院）

陈薇薇（上海市中医医院）

林　海（中国中医科学院广安门医院）

郑新春（上海市光华中西医结合医院）

胡　艳（首都医科大学附属北京儿童医院）

顾冬梅（南通良春中医医院）

唐华燕（上海市中医医院）

唐晓颇（中国中医科学院广安门医院）

黄传兵（安徽中医药大学第一附属医院）

蒋　恬（南通良春中医医院）

程　鹏（上海中医药大学附属光华医院）

焦　娟（中国中医科学院广安门医院）

谢志军（浙江中医药大学）

谢冠群（浙江中医药大学）

甄小芳（首都医科大学附属北京儿童医院）

薛　斌（天津中医药大学第一附属医院）

魏淑风（北京市房山区中医医院）

编写办公室

主　　任　马桂琴

工作人员　黄雪琪　黄兆甲　沙正华　黄莉敏　国雪丽

路 序

　　风湿病学是古老而年轻的学科，《黄帝内经》有"痹论"专篇，将风湿病进行了完整系统的论述和分类，奠定了风湿病的理论基石；《金匮要略》有风湿之名，风湿病名正而言顺。历代医家对风湿病的病因、病机、治则、方剂、治法循而揭之，多有发挥，独擅其长，各领风骚。

　　在党和国家的中医药政策的扶持下，中医药文化迎来了天时、地利、人和振兴发展的大好时机，这是中医药之幸、国家之幸、人民之幸也。中医风湿病学应乘势而上，顺势而为，也迎来发展的春天。

　　余业岐黄七十余年，对风湿痹病研究颇深，每遇因病致残者，深感回天乏力，幸近四十年科技进步，诊疗技术和医疗条件大为改善，中医风湿病诊疗的水平也在发展中得以提高，而对风湿病的全面继承和系统研究则始于 20 世纪 80 年代初期。1981 年在我和赵金铎、谢海洲等老专家倡导下，中国中医科学院广安门医院成立了最早以研究中医风湿病为主要方向的科室即"内科研究室"，集广安门医院老、中、青中医之精英，开展深入系统的风湿病研究；1983 年 9 月，在大同成立中华全国中医内科学会痹症学组；1989 年在江西庐山成立全国痹病专业委员会；1995 年 11 月在无锡成立中国中医药学会（现为中华中医药学会）风湿病分会。在我和焦树德先生的推动下，中医风湿病的研究距今已近四十载，期间，我相继创立了燥痹、产后痹、痛风等风湿病的病名，阐释了其理论渊源并示以辨证心法及有效方药；我还主持修订了风湿病二级病名如五脏痹、五体痹等诊疗规范，明确其概念、诊断及疗效评定标准，丰富了中医风湿病的理论内涵，为中医风湿病学的标准化、规范化奠定了基础。在我的参与和推动下，研发了风湿病系列的中成药，如尪痹冲剂、湿热痹冲剂、寒湿痹冲剂、瘀血痹冲剂、寒热错杂痹冲剂等，临床一直沿用至今，经多年临床观察，其疗效安全满意。我就任风湿病分会主任委员期间，主持、举办了多次国内外风湿病学术会议，并筹办了多期中医风湿病高研班，大大地促进了风湿病的学术交流和学科的进步与发展。

王承德是我招来的研究生，从工作分配到风湿病分会，一直在我门下且当我的秘书，我对其精心培养，并推荐他为风湿病分会主任委员。自王承德同志担任第二届、第三届中华中医药学会风湿病分会主任委员以来，风湿病学界学术氛围浓厚，学术活动丰富，全国同道在整理、继承的基础上不断进行探索和创新研究。"据经以洞其理，验病而司其义"，按尊崇经典、注重临床、传承创新的思路，参照标准化、规范化的要求，在"十一五""十二五""十三五"全国重点专科——风湿病专科建设成绩卓著，中西结合，融会新知，完善了中医风湿病学的学术体系。

承德同志授业于谢海洲先生门下，尽得其传，对焦树德先生、朱良春先生、王为兰先生的经验亦颇多继承，谦虚向学，勇于实践，精勤不倦。这次由他领导编撰的《风湿病中医临床诊疗丛书》囊括了最常见的风湿病中 17 个病种，每种病独立成册；各分册都循统一体例，谋篇布局，从中医的历史沿革、病因病机、治则方药，到西医的病因病理、诊断治疗，以及中西医康复护理、专家经验荟萃和现代研究，中西贯通，病证结合，反映了当今中医风湿病学界的最新学术进展；按照《黄帝内经》五脏痹－五体痹的方法论去认识各种西医诊断的风湿病，进行辨证施治。其立论严谨，条理分明，实用有效，体现了中医辨治风湿病的最高学术水平。《风湿病中医临床诊疗丛书》将付梓面世，这是我们中医药事业之幸事，风湿病患者之福音。

余九旬老叟，心乐之而为序。

国医大师　路志正

岁在戊戌，戊午秋月

王 序

风湿之病，由来已久，常见多发，缠顽难愈，医者棘手之世界难题。中医对风湿病的认识远远早于西医，如《黄帝内经》著有"痹论"和"周痹"专篇，对风湿病的病因病机、疾病分类、临床表现、治则方药、转归预后等都有系统、全面、深刻的阐述；明确地提出五体痹（皮、肉、筋、脉、骨）和五脏痹（肺、脾、肝、心、肾），详细地论述了五体痹久治不愈内舍其合，而引起五脏痹。中医学早就认识到风湿病引起的内脏损害，更了不起的是，中医的痹病包括了现代西医的绝大部分疾病。汉代张仲景《金匮要略》首立风湿之病，历代医家各有发挥，如丹溪湿热论，叶天士温热论，吴鞠通湿温论，路志正燥痹论，焦树德尪痹论，谢海洲扶正治痹，朱良春顽痹论等，他们各有发挥和论述，其医理之精道，治法之多样，方药之专宏，内容之翔实，真是精彩纷呈，各领风骚。

中医风湿病学是中医药宝库中一朵秀丽的奇葩，也是最具特色和优势的学科之一。

承德是我的学生，是谢海洲老师的高足，也是路志正老师、焦树德老师的门生。多年来我很关心和培养他，许多学术活动让他参加，如我是中华中医药学会急诊分会主任委员，他是秘书长，在我们的共同努力下，急诊分会从无到有，由小到大，从弱到强，队伍逐渐壮大，学术不断提高，影响越来越大，改变了中医慢郎中的形象。

多年来，承德跟随路老、焦老从事风湿病分会的工作，在二老的带领下，风湿病分会不论在学科建设、人才培养、学术研究、学术交流、国际交流等方面都取得了显著的成绩。承德又接路老的班，担任了风湿病分会主任委员。

承德近期组织全国中医风湿病著名专家学者，耗时 3 年之久，几经易稿，编辑了《风湿病中医临床诊疗丛书》，计 17 个病种，各病独立成册，编写体例新颖，汇集中西医，突出辨证治疗和各种治法，总结古今名家治疗经验是该书的重点所在。该丛书全面、系统地总结、归纳了中医风湿病历代医家和近年研究概况、学术进展，是风湿病集大成之巨著，资料翔实，内容丰富，经验宝贵。

丛书的面世正是中医风湿病各界砥砺前行的见证，可谓近代中医学发展的一簇苗壮新枝，是中医学之幸事，风湿病之福音，可喜可贺！欣慰之至，乐之为序。

中国工程院院士 王永炎
中国中医科学院名誉院长

戊戌年秋月

晁 序

昔人云，不为良相即为良医。相之良则安天下，医之良则救黎庶。庙堂之与江湖，虽上下有别，隐显各殊，然用心一也，视事深虑，不敢轻慢，医者当谨思之，慎审之，余深以为然。

《黄帝内经·素问》凡八十一篇，通天道，顺四时，理人事。其中有大论别论，法时全形，精微刺要，无所不至。而论及病，仅热、疟、咳、风；厥、痛、痹、痿概十一病，皆古今大众之苦楚也。病平而常，苦痛难当。尤痹论风寒湿三气合杂，病也顽，患也重，治更难，为医之苦也。

中医药学植根于中华传统文化之中，乃中华文化之奇葩。其提挈天地，把握阴阳，探理溯源，治病求本，辨证施治，大道至简，大理通明，深究之，细研之，发扬光大，诚不失我华夏后生之职守也。

承德是我的学生，也是我的助手，我是急诊分会主委，他是秘书长，多年来我们为中医急诊分会的组织建设、学科发展、学术交流、人才培养、成果推广进行了不懈努力，使中医急诊学科建设迅速发展壮大，成为全国有影响的学科，为我国中医急诊工作做出了应有的贡献。

承德及众贤达之士潜心风湿病数十年，继承焦树德、谢海洲、朱良春之遗风，兼秉路老重脾胃调五脏之枢机。在中华中医药学会风湿病分会及世中联中医风湿专业分会中继往开来，砥砺前行，统筹国内一流大家，重订《实用中医风湿病学》，在"十一五""十二五"全国中医重点专科——风湿病专科建设之后，再度筹措编纂《风湿病中医临床诊疗丛书》。以西医学主要风湿病名为分册，归纳类风湿关节炎、强直性脊柱炎、系统性红斑狼疮、白塞病、痛风、骨关节炎等十七分册。统一体例，独立成卷，纵论历史沿革、辨证要点、诊断标准、历代医家治则验案、文献索引；横及现代医学之病理、生化、检测方法。全书纲举目张，条分缕析，广搜博采，汇通中西，病证结合，立法严谨，选药精当，医案验证可采可信。书中引经据典，旁证参考，一应俱全，开合有度，紧束成篇，可通览亦可分检之。

《风湿病中医临床诊疗丛书》汇集国内著名中医风湿专家，通力合作，如此鸿篇巨制，乃风湿病诊疗之集大成者，蔚为壮观。此非高屋建瓴、统摄权衡者不敢为也，非苦心磨砺、独具慧眼者，不能为也。此书可为初学者张目，可为研究者提纲；读之则开卷有益，思之可激发灵光；医者以之楷模，病者可得生机。善哉，善哉。

览毕，余为之庆幸，愿以为序。

国医大师　晁恩祥

戊戌年冬月

自　序

　　光阴似箭，岁月如梭，一晃吾已年逾古稀。回首五十多年走过的行医之路，艰辛而漫长，也坦然豁然。我从小酷爱中医，梦想长大能当一名郎中，为乡亲们解除病痛。初中毕业，我考上了甘肃省卫校，被分配到检验专业，自此决心自学医疗和中医知识。时逢"文革"动乱，我自己去甘肃省人民医院进修，如饥似渴地学习中西医知识。毕业后，我自愿报名去了卓尼疗养院（麻风病院），因医院正在建设之中，闲暇时间较多，我就背药性赋、汤头歌等。从1970年大学开始招收工农兵学员，我每年都报名，终于1976年考上了北京中医药大学，走上了学习中医之路，实现了学中医的梦想。入学时，我们又赶上粉碎"四人帮"的好时机，"文革"期间老教授们都未上台讲课，此时重上讲台，积极性很高，我们聆听了任应秋、刘渡舟、赵绍琴、王绵之、董建华、焦树德、程士德、施汉章等大师们的讲课，真是万分荣幸。

　　我的毕业实习是在广安门医院，有幸跟谢海洲、路志正老师侍诊学习。毕业后我被分配到甘南州人民医院工作。1982年我报考了中国中医科学院广安门医院由赵金铎、谢海洲、路志正三位导师招收的痹病专业硕士研究生，这也是我国第一个中医风湿病专业的研究生，从此开始了我的风湿病研究工作。学习期间，除跟谢老临诊之外，我阅读了大量古今有关风湿病治疗的文献，总结了谢老治疗风湿病的经验和学术思想。我的毕业论文是《论扶正培本在痹病治疗中的重要意义》，后附100例病案分析。论文在总结谢老经验和学术思想的基础上提出了几个新的学术观点。如从病因病机方面，强调正虚是发病之本，提出"痹从内发"。风湿病的发病，不仅是内外合邪，更是内外同病，正虚为本，此乃发病之关键。脾虚外湿易侵，阳虚外寒易袭，阴虚外热易犯，血虚外风易入。此外，外未受邪，脾虚生内湿，久生痰浊，血虚生内风，阴虚生内热，阳虚生内寒，气虚生瘀血，风、寒、湿、热、痰浊、瘀血从内而生，留于肌肤筋脉，停滞关节，闭阻气血，内侵五脏，痹从内生。

我在论文中提出"痹必夹湿"的观点。我在查阅历代文献时发现，《说文解字》曰："痹，湿病也。"《汉书·艺文志》曰："痹，风湿之病。"《素问·痹论》曰："风寒湿三气杂至，合而为痹。"张仲景将该病放在《金匮要略·痉湿暍病脉证治》的湿病中论述，清·吴鞠通将该病放在《温病条辨·中焦篇·湿温》中论述，足见历代医家对风湿病从湿论治的重视。此外，发病的病因病机、临床表现、转归预后等都与湿有密不可分的关系。湿为阴邪，易伤阳气，其性重浊，黏滞隐袭，秽浊潮湿，其性趋下，阻遏气机，病多缠绵难愈。湿邪在风湿病的发生发展、转归预后等方面有重要影响，大凡风湿病者，多肌肉重着酸痛，关节肿胀，肌体浮肿，周身困倦，纳呆乏味，病程缠顽难愈。

湿为重浊之邪，必依附他物而为患，内蕴之湿，多可从化，非附寒热不能肆于人，感于寒则为寒湿，兼有热则为湿热，夹有风则为风湿。诸邪与湿相合，如油入面，胶着难化，难分难解，故风湿病一般病程较长，缠顽难愈。

我强调脾胃在风湿病中的重要地位。以往医家重视肝肾，因肾主骨，肝主筋，风湿病主要责之于肝肾，强调肝肾在风湿病中的地位。基于"痹必夹湿"的认识，脾属土，主运化水湿，湿之源在脾，土旺则胜湿；脾又主四肢和肌肉，阳明主润宗筋，主束骨而利关节，气血之源又在脾，故脾胃在风湿病中占有非常重要的地位。

在治疗方面，历代医家以祛邪为主，我提出扶正培本为基本大法。在扶正方面，滋阴以清热，温阳以散寒，养血以祛风，益气以化瘀。历代医家重视肝肾，我更强调脾胃，健脾益气、化湿通络是治疗风湿病的基本法则。因风湿病的病位多在中下二焦，病邪弥漫于关节与筋膜之间，故用药宜重，药量宜大。因痹必夹湿，湿多与他邪裹挟、胶着难解，故证型不易变化，治疗要守法守方。风湿病是世界之顽疾，非常之病必用非常之药，顽难之疾需用特殊之品。有毒之药也称虎狼之品、霸道之药，其效快而猛烈，能斩关夺隘，攻克顽疾，非一般药可比。我治风湿病善用有毒和效猛之品，如附子、川乌、草乌、细辛、马钱子、雷公藤、全虫、蚂蚁、水蛭、大黄、石膏等，只要辨证正确，配伍合理，是安全有效的。如雷公藤配附子之后，毒性大减，雷公藤性寒味苦治热证为宜，不宜寒证；附子大热，治寒证为宜，热证慎用。二者配伍，毒性大减。另附子大热，若配大黄或知母之类，能够制其热，减毒性，其疗效明显提高。

经过近四十年的临床验证，我以上关于风湿病的学术观点越来越被证明是正确的，对指导风湿病的临床还是有价值的。

我在攻读研究生期间就跟路志正和焦树德等老师从事风湿病分会工作，先后担任秘书、秘书长、副主委、主任委员。2000年我被路老推荐并选举为第二届风湿病分会主任委员，直至2015年卸任。几十年来，在路老和焦老的精心培养和正确指导下，风湿病分会从小到大、从弱到强，学术队伍从最初的二十余人发展至目前四百多人，发展迅速，学术水平逐年提高，规模逐年扩大，每年参会代表有五百多人，学术氛围浓厚。到目前为止，共举办全国性风湿病学术会议二十余次，召开国际中医风湿病学术研讨会十多次，举办全国中医风湿病高研班二十多期。2010年在北京成立了世界中医药学会联合会风湿病专业委员会，我担任会长。至今已在马来西亚、美国、俄罗斯、西班牙、葡萄牙、意大利、新西兰、泰国等国家及北京、台湾、香港等地举办世界中医药学会联合会的年会，并举办国际中医风湿病学术研讨会分会场。

多年来，风湿病分会重视规范化、标准化研究。鉴于该病病名混乱，如1983年学组刚成立时称为痹症学组；大家认为"症"是症状，不能称为痹症，于是更名为痹证专业委员会；大家又认为"证"是一个证候群，也代表不了疾病，于是又改为痹病专业委员会。西医学对此病的认识也在不断变化，20世纪60～70年代称胶原化疾病，70～80年代称混合结缔组织病，90年代称风湿类疾病。而风湿病之病名中医自古有之，我于1990年首先提出将痹病改为风湿病的建议，还风湿病的历史原貌。理由之一：历代中医文献里早有记载。如《汉书·艺文志》曰："痹，风湿之病。"《金匮要略》曰："病者一身尽痛，发热，日晡所剧者，名风湿。此病伤于汗出当风，或久伤取冷所致也……"《神农本草经》记载了 26 种治疗风湿病的药物，特别是下卷明确提出："疗风湿病，以风湿药，各随其所宜。"这是专病专药的记载。《诸病源候论》曰："风湿者，以风气与湿气共伤于人也……"《活人书》曰："肢体痛重，不可转侧，额上微汗，不欲去被或身微肿者何？曰：此名风湿也。"理由之二：痹病的名称不能囊括所有风湿疾病，"痹"的含义广泛。"痹"既是病机，指闭塞不通；又是病名，如肺痹、胸痹，极易混淆。许多带"痹"的并不是风湿病。

从病因、病机、分类、临床表现、证候等方面看，风湿病病名较痹病更科学、合理，更具有中医特色，更符合临床实际。我提出此建议后，也有反对者，但经多次讨论，路老、焦老同意，提交 1993 年第七届全国痹病学术研讨会讨论后，大家一致同意将痹病改为风湿病。这是我国中医风湿病学会对中医药学的一大贡献。我还在全国各学术会议上不断阐述将痹病改为风湿病的重要意义。学会还对五体痹（皮、肌、筋、脉、骨）和五脏痹（心、肝、脾、肺、肾）及尪痹、大偻、燥痹等二级病名的诊断标准和疗效评定进行了规范化和标准化研究。

近几十年现代免疫学的迅速兴起，使人们对风湿病的认识更加深入，诊断日益先进，加之病种的逐渐增加，新药研发和治疗手段不断涌现和更新。现代风湿病学的发展也非常迅速，成为一门新兴学科。为了提高风湿病诊断和治疗水平，突出中医药的特色和优势，总结中西医治疗风湿病的研究成果和宝贵经验，适应当前风湿病学科的发展，满足患者的需求和临床工作者的要求，世界中医药学会联合会风湿病专业委员会特邀请国内著名中西医专家和学者编写了《风湿病中医临床诊疗丛书》。我们选择以西医命名的最常见的 17 个病种（系统性红斑狼疮、强直性脊柱炎、类风湿关节炎、成人斯蒂尔病、反应性关节炎、干燥综合征、纤维肌痛综合征、骨关节炎、痛风、骨质疏松、白塞病、风湿性多肌痛、硬皮病、炎性肌病、银屑病关节炎、儿童常见风湿病、产后痹）作为丛书的 17 个分册，每分册分为九章，分别是历史沿革、病因与病机、诊断与鉴别诊断、中医治疗、西医治疗、常用中药与方剂、护理与调摄、医案医话、临床与实验研究。丛书以中医为主，西学为用，如中医治疗分辨证治疗、症状治疗及其他治疗，尽可能纵论古今全国对该病的治疗并加以总结；常用中药从性味归经、功能主治、临床应用、用法用量、古籍摘要、现代研究等方面论述；常用方剂从出处、组成、煎服方法、功能主治、方解、临床应用、各家论述等方面阐述；总结古今医案医话也是本丛书的重点，突出历代医家对该病的认识和经验，更突出作者本人的临床经验，将其辨证论治的心得融入其中，匠心独运，弥足珍贵。风湿病是世界顽难之疾，其治疗有许多不尽如人意之处，仍缺乏特效的药物和方法，尚需广大有志于风湿病研究的仁人志士勤于临床，刻苦钻研，不懈探索，总结经验，传承创新，攻克顽疾。

本丛书编写历时 3 年之久，召开编写会 6 次，数易其稿，可谓艰辛，终于付梓面市，又值中华人民共和国成立 70 周年之际，我们把它作为一份厚礼献给祖国。希望本丛书的出版，对中医风湿病诊疗研究的同仁们有所裨益，也借此缅怀和纪念焦树德、谢海洲、朱良春、王为兰、陈志才几位大师。

特别感谢路志正国医大师、王永炎院士、晁恩祥国医大师百忙之中为本丛书作序，给本丛书添彩。

本丛书编写过程中，各位专家及编写办公室工作人员辛勤努力，医药企业也给予了积极支持，同时得到了中国中医药出版社领导和编辑的大力支持，在此一并表示衷心感谢！

由于水平所限，本书若存在瑕疵和不足之处，恳求广大读者提出宝贵意见，以便再版时修订提高。

世界中医药学会联合会风湿病专业委员会会长
中华中医药学会风湿病分会名誉主任委员　王承德
2019 年 3 月

总前言

　　《风湿病中医临床诊疗丛书》总主编王承德教授从事中医风湿病临床工作近四十年，担任中华中医药学会风湿病专业委员会第三届主任委员、第四届名誉主任委员，世界中医药学会联合会风湿病专业委员会会长。在他的领导下，中医风湿病学临床与研究队伍经历了初步发展到发展壮大的过程，中医风湿病学有了长足发展。王承德教授一直致力于提高中医诊治风湿病临床水平的工作，有感于西医治疗风湿病的诊疗技术及生物制剂等临床新药的使用，遂决定组织全国权威风湿病专家编写本套丛书，以进一步提高中医风湿病医生的诊疗水平。

　　《风湿病中医临床诊疗丛书》共收录 17 个病种，各病独立成册，每册共 9 章，分为历史沿革、病因与病机、诊断与鉴别诊断、中医治疗、西医治疗、常用中药与方剂、护理与调摄、医案医话、临床与实验研究，汇集了中医、西医对 17 种常见风湿病的认识，重点论述了疾病的中医病因病机和西医病因病理，介绍了疾病的诊断与鉴别诊断，特别突出中医辨证治疗和其他治法，总结了治疗疾病的常用中药和方剂。总结古今名家治疗经验是本丛书的一大亮点，临床与实验研究为临床科研提供了思路和参考。

　　本丛书由国内中医风湿病领域的权威学者和功底深厚的中医风湿病专家共同编撰。2016 年 3 月丛书召开第一次编委会，经过讨论，拟定了丛书提纲，确立了编写内容。本着实用性及指导性的原则，重点反映西医发展前沿、中医辨证论治和古代及现代名家的医案医话。2016 年 10 月和 2017 年 10 月，编委会两次会议审定了最终体例。会议就每一种疾病的特点与内容进行了仔细审定，如类风湿关节炎在辨证论治中就病证结合、分期论治进行了详细的阐述，白塞病增加了诊疗思路和临证勾要两部分，这些都是编著者多年的临床思考和心得体会。现代医案医话部分除了检索万方、知网、维普等数据库外，又委托中国中医科学院信息所就丛书中的病种进行了全面检索，提供了国家级、省部级、地市级名老中医工作室内部的、未发表过的医案供编著者选择。丛书最终经总主编王承德教授审定，内容翔实，易懂实用，既有深度又有广度，不仅汇集了西医风湿病最新的前沿动态，还摘录了古代名医名家的经验用药，同时又有当代风湿病学大家、名家的经验总结，是编著者多年风湿病临床经验的结晶。本丛书可作为各级医疗机构从事中医、中西医风湿病临床与科研工作者的案头参考书。

由于编撰者学识有限，书中若有疏漏与谬误之处，敬请广大读者提出修改意见，以便再版时修订提高。

《风湿病中医临床诊疗丛书》编委会

2019 年 4 月

冯 序

　　银屑病俗称牛皮癣，是大家都比较熟悉的一种疾病，但对银屑病关节炎就不那么熟悉了，而该病又是风湿病科比较常见的疾病。银屑病关节炎临床上常常误诊为类风湿关节炎或强直性脊柱炎，这是因为有些银屑病关节炎关节肿胀疼痛与类风湿关节炎很相似；有些首先有关节炎的表现而没有皮肤的损害；有些有脊柱关节炎的症状；有些实验室检查类风湿因子呈阳性等，如不能仔细地诊查，误诊也就难免了。

　　二十世纪六十年代初，我在学校时，老师常常说："内科怕治喘，外科怕治癣。"喘是指哮喘，癣是指牛皮癣。足见银屑病是一种比较难治的疾病，在治疗时患者的皮肤损害往往容易消失，而关节炎很难缓解，治疗往往比类风湿关节炎更难，因此明确银屑病的诊断、采取合理有效的治疗是非常重要的。

　　马桂琴医生长期从事中医风湿病临床工作，在使用中医药治疗风湿病方面积累了丰富的经验，尤其是在治疗银屑病关节炎方面体会颇多。本分册是马桂琴医生在详尽收集有关银屑病关节炎文献资料的基础上，对银屑病关节炎的病因病机做了深入的探讨，对临床常见的证候表现、治法、方药做了全面总结，反映了当前中医治疗银屑病的最高水平。同时对银屑病的西医诊断、治疗也做了介绍，不失为一部中西医结合治疗银屑病关节炎的专著，也是治疗该病很好的参考书。

　　马桂琴医生二十年前曾读过我的在职临床硕士研究生，而且我们长期在一个科室工作，我了解她非常喜欢中医、热爱中医，临床诊治疾病时能够用中医的理论思维去分析疾病的病因病机，而不是套用书本上固有的模式治疗，体现了中医辨证论治的精神。

　　我希望马桂琴医生在传承中医药学的路上不断前进，精进医疗水平，更好地为广大患者服务，解除患者的痛苦。

首都国医名师　　　　冯兴华

中国中医科学院广安门医院

2019 年 2 月

编写说明

　　银屑病关节炎（Psoriatic arthritis，PsA）是银屑病的一种特殊类型，又称关节型银屑病，全球发病率并不一致，与人种、地域有很大关系。欧美发病率明显高于我国。有 7% ～ 42% 的银屑病患者并发关节炎。银屑病关节炎在我国的发病率表述也不一致。据我国 1984 年的银屑病调查组对城市和农村人口的一项 662 万大样本的抽样调查显示，我国银屑病总患病率约为 0.123%；而 2010 年中国六省市的流行病学调查显示，银屑病患病率呈上升趋势，达 0.47%；按 2016 年第六次全国人口普查数据，我国银屑病患者有 165 万～ 630 万，保守估计银屑病关节炎有 11 万～ 44 万。长期慢病程，反复发作的病情及毁损性关节炎给患者、家庭和社会造成了沉重的经济和心理负担。

　　1964 年，美国风湿病学会（American College of Rheumatology，ACR）首次将本病作为一个独立疾病列出，近年来学术界认识到本病归属脊柱关节病类，免疫系统异常是其发病的基础。西医一直在探索有效的治疗药物。

　　虽然中医学治疗风湿病已经有 2500 多年的历史，但是由于古代认识所限，古籍中将银屑病关节炎与银屑病作为两种不同疾病来描述。银屑病关节炎与中医学痹病中的"尪痹""历节病""骨痹"和"肾痹"较为相似，属于中医内科范畴；其皮肤损害则相当于"白疕""蛇虱""白疕风"等，属于中医外科范畴。清·汪机《外科理例》中言："外科者以其痈疽疮疡者皆见于外，故以外科名之，然外科必本于内，知乎内以求于外。"银屑病皮损与关节炎究其本质是一样的，只不过体现在不同的临床阶段或不同的证候中。中医学在对本病的治疗中积累了丰富的实践，包括理、法、方、药等，只是这些宝贵的经验散落在浩瀚的古医籍中。

　　编著者于 2016 年初接到中华中医药学会风湿病分会、世界中医药学会联合会风湿病专业委员会分配的《风湿病中医临床诊疗丛书·银屑病关节炎分册》的写作任务时，思考了很久：如何将前人的论述和经验加以整理，为读者提供有关此病专门集中的认识，为医者提供诊治的指导和借鉴。最终确立了将本分册的重点放在中医辨证论治、常用中药和方剂三部分，因为这三部分的内容体现了中医风湿病学界对风湿病之结缔组织病、脊柱关节病等类疾病治疗原则的认识，即辨证论治与辨病论治相结合。临床实践证明，这个治则相比传统的中医辨证论治能够大大提高临床疗效。

中医药对风湿病的认识独具特色，乃是源于中医药学对风湿病的防治自成体系，包括病名、病因、病机、病理、立法、方、药及预防护理等的认识非常完备，对银屑病关节炎的认识亦是如此，编著者在对本病用药及处方的选择上也兼顾了其他风湿病的特点。凡中药部分参考古文献，首选《神农本草经》，因其版本老旧，经比对后最终选钱超尘先生著《神农本草经辑注》。"医之所病，病方少"，在方剂的选择上也是广挑博选，去粗取精，深思熟虑，最终选择的方剂充分针对临床中出现的各种情况，以冀尽可能给读者提供更多参考。凡书中所涉及的中药方剂均沿袭古人探赜索隐的精神，一一检视其原文出处。文稿数易乃成，如此编著者揽镜自照，庶几可以无大过矣。

昔柯韵伯尝谓"胸中有万卷书，笔底无半点尘者，始可著书"。编著者虽从事中医风湿病临床业已二十八年，对银屑病关节炎有了一定的认识，但扪心自问，与先贤之境界尚距之千里。所幸曾入恩师中国中医科学院广安门医院李博鑑教授门下学习皮肤病的中医临证，此次成书过程中又再次承蒙恩师的审改、指正，在此亦对十余年来恩师对我的谆谆教诲一并予以深深致谢！同时也感谢各位同道辛勤付出，感谢马迪大夫在资料收集中给予的协助。

夫为志于医者，莫不尊仲景为先师，上报国家培育、父母养育之恩，以救疾解厄为己任，必当知无不言，言无不尽，倾其所有，奈何时间仓促，学识、水平有限，若有谬误、疏漏之处，敬请读者不吝赐教，批评指正，以便再版时修订提高。

马桂琴　谨识

2019 年 4 月

目 录

第一章

银屑病关节炎的
历史沿革

银屑病关节炎（psoriatic arthritis，PsA）是一种与银屑病相关的炎性关节病，具有银屑病皮疹并出现关节和周围软组织炎症，部分患者可有骶髂关节炎和（或）脊柱炎。本病病程迁延，大约7%银屑病患者可发生关节炎。

最早在1818年由法国皮肤病学家Alibert（1768—1837）做过描述，1860年法国另一位皮肤病学家Bazin（1807—1878）医生提出"关节炎型银屑病"病名。1964年美国风湿病学会（American College of Rheumatology，ACR）首次将PsA作为一个独立疾病列出，以区别于其他关节炎。PsA可发生于任何年龄，高峰年龄为30～50岁，无性别差异，但脊柱受累以男性较多。遗传、免疫和环境因素是发病的重要因素。临床表现为非对称性关节炎，基本病理改变是滑膜炎，受累关节的早期病变为滑膜增厚及肿胀，其后为纤维性反应、绒毛形成及炎细胞浸润。在近端指间关节和腕关节，过度的纤维组织反应可引起关节融合。晚期远端指间关节的表现为关节破坏，骨吸收。

古代医家并没有认识到银屑病与银屑病关节炎系同一种疾病的不同临床表现形式，因此在古籍中将它们作为两种不同疾病来描述。本病与中医学痹病中的"尪痹""历节病""骨痹"和"肾痹"较为相似，其皮肤损害则相当于"白疕""蛇虱""白疕风"等。

第一节　中医对银屑病关节炎的认识

一、对银屑病病名、病因病机的认识

银屑病，中医称之为"白疕""松皮癣""干癣""蛇虱"等。病名首见于隋《诸病源候论·干癣候》："干癣，但有匡郭，皮枯索，痒，搔之白屑出是也。皆是风湿邪气，客于腠理，复值寒湿，与血气相搏所生。若其风毒气多，湿气少，则风沉入深，故无汁，为干癣也。"至明代出现"白疕""蛇虱"之称。"疕"字，《广雅·释言》解释为"疕，痂也"；癣，《说文解字·疒部》谓之"干疡也"。《医学入门·外科》曰："疥癣皆血分热燥，

以致风毒克于皮肤，浮浅者为疥，深沉者为癣。"《外科正宗·顽癣》记载有："风癣如云朵，皮肤娇嫩，抓之则起白屑。"

明《疡医证治准绳·诸肿》记载："遍身起风疹、疥、丹之状，其色白，不痛但痒，抓之，其白，名曰蛇虱。"《外科启玄·白壳疮》首次提出了"白壳疮"病名，"白壳疮者，即癣也，而有四种，曰风癣、杨梅癣、花癣、牛皮癣，皆因毛孔受风湿之邪所生"。《洞天奥旨·白壳疮》也记载："白壳疮，生于两手臂居多，或有生于身上者，亦顽癣之类。"

明代窦汉卿《窦氏外科全书·癣疮》认为"顽癣"是"脾经湿热及肺气风毒所致"，认为"顽癣"可分为六种："一曰干癣，搔则出白屑，索然雕枯如蟹爪路之形。二曰湿癣，搔则脂水浸淫，如虫在内，极痒，遇热汤浴之，其痒不可当。三曰风癣，搔则痹顽不仁，全不知痛痒，皮肤如木。四曰牛癣……五曰狗癣……六曰刀癣。"《外科大成·白疕》谓："白疕，肤如疹疥，色白而痒，搔之起白疕，俗称蛇风。"清代《外科证治全书·白疕》则曰："白疕，一名疕风，皮肤燥痒，起如疹疥而色白，搔之屑起，渐至肢体枯燥坼裂，血出痛楚，十指间皮厚而莫能搔痒。"《医宗金鉴·外科心法要诀》曰："此证俗名蛇虱。生于皮肤，形如疹疥，色白而痒，搔起白皮，由风邪客于皮肤，血燥不能荣养所致。""一曰干癣，瘙痒则起皮屑，索然彤枯……五曰松皮癣，状如苍松之皮，红白斑点相连，时时作痒。"清代《疯门全书·银钱疯》曰："块如钱大，内红外白，刺之无血，白色如银，先发于身，后上面部，隐隐在内。"以上古籍所描述的症状与西医认识到的银屑病的表现大致相同。

二、对银屑病病因病机认识的发展过程

历代中医文献中对本病病因病机、证候分型的认识是一个不断深入、逐渐丰富发展的过程。隋唐以前医家认为，本病是湿、风、寒邪侵袭人体导致气血郁滞产生的病理变化。明清时期，医家逐渐认识到银屑病是由外因、内因共同起作用而发病的，证候表现主要与血分有关。

1. 外邪侵袭致病

隋代巢元方《诸病源候论》认为本病是湿邪、风邪、寒邪等外邪侵犯人体，与气血相搏而发病。外因为主的发病观点，对后世医家产生了较大影响，《太平圣惠方》《圣济总录》等著作对本病的论述，基本上与《诸病源候论》一致。《洞天奥旨》《医宗金鉴》认为本病是外受风湿，邪毒伏于肌肤而发。《圣济总录·疮肿门》中则记载："其病得之风湿客于腠理，搏于气血，气血否涩。"

2. 血燥热于内，感受外邪于外，内外相合发病

随着后世医家对本病认识的加深，逐步认识到"血热风燥"为"干癣"发病的内因，"风毒克于皮肤"为发病的外因，两者相合才能导致"干癣"的发生。如《医学入门·外科》认为血分热燥，风毒克于皮肤，病位较深者为癣，"癣多夹湿"，"风癣即干癣，搔之则有白屑"。《疮疡经验全书》（又名《窦氏外科全书》）认为"癣"是"脾经湿热及肺气风毒所致"，而"或坐卧当风，酷暑渍水以致皮肤不仁，遂成顽癣"。《外科正宗》记载有风癣、湿癣、顽癣、牛皮癣等病，秉承窦氏观点认为"顽癣乃风、热、湿、虫四者为患……此等总皆血燥风毒克于脾、肺二经"。

清代《外科证治全书·白疕》指出，"白疕，因岁金太过，至秋深燥金用事，乃得此证，多患于血虚体瘦之人"，认为本病发病是外受秋燥、内有血虚而致病。《医宗金鉴·外科心法要诀》则总结指出白疕由风邪客皮肤，亦由血燥难荣而发生。

总之，古医籍认为银屑病的病因、病机有内外两个方面，外因以风、湿、热、燥、毒邪相夹致病；内因以血虚、血燥、血热为主。

三、银屑病关节炎的古代文献

古人没有现代病理学的知识，并没有认识到银屑病与银屑病关节炎本质是相同的，因此未能找到关于银屑病关节炎的文献记载。目前找到的唯一描写皮损与关节炎相关的文献是《圣济总录·肾脏门》所描写的："肾脏风毒流注腰脚，其状腰脚沉重，筋脉拘急，或作寒热，或为疼痛，或

发疮疡是也。"但此又与银屑病的皮肤损害不吻合。因此推测在古文献中把银屑病关节炎归属于中医学的"历节""风湿""痛风""痹病""痹证（症）""腰痛""肢节痛"等范畴，结合西医知识，文献中描述的属痛风、尪痹、热痹、湿热痹或毒热痹，可能有一部分是银屑病关节炎。

《素问·痹论》系统论述了痹证的病因、病机、分类、证候、传变、治疗及预后。在病因病机方面提出"外内相合"致痹的观点，如"阴气者，静则神藏，燥则消亡"，"饮食自倍，肠胃乃伤"，举例说明五脏六腑功能失常为发病内因，"风寒湿三气杂至合而为痹也"为其外因；营卫之气在痹病的发生中扮演了重要的角色，如"逆其气则病，从其气则愈，不与风寒湿气合，故不为痹"，营卫失调则致痹。对于其传变，《素问·痹论》描述了五脏痹特点："五脏皆有合，病久而不去者，内舍于其合也。故骨痹不已，复感于邪，内舍于肾。筋痹不已，复感于邪，内舍于肝。脉痹不已，复感于邪，内舍于心。肌痹不已，复感于邪，内舍于脾。皮痹不已，复感于邪，内舍于肺。"在预后方面，《素问·痹论》指出"其风气胜者，其人易已也"，"其入脏者死，其留连筋骨间者疼久，其留皮肤间者易已"。

汉·张仲景《金匮要略·中风历节病脉证并治第五》阐述了"历节"的病因与营卫的关系，"荣气不通，卫不独行，营卫俱微，三焦无所御，四属断绝，身体羸瘦，独足肿大，黄汗出，胫冷，假令发热，便为历节也"。指出营卫不和是痹证发生的因素之一。"诸肢节疼痛，身体尪羸，脚肿如脱，头眩短气，温温欲吐，桂枝芍药知母汤主之"，温经散寒，除湿清热，首次创立了治疗外感寒湿、郁而化热成热痹的代表方。

隋·巢元方强调体虚感邪是引起痹证的主要因素，如《诸病源候论·风湿痹身体手足不随候》云："风身体疼痛者，风湿搏于阳气故也，阳气虚者，腠理易开，而为风湿所折，使阳气不得发泄，而与风湿相搏于分肉之间，相击，故疼痛也。"另外首次倡导脏腑积热蕴毒致痹学说，《诸病源候论·热病诸候》中认为热痹的病机是由于"毒气从脏腑出，攻于手足，循于经络，故手足指皆肿赤焮痛也"。

唐·孙思邈《备急千金要方·贼风第三》用毒邪的病理概念去认识历节

病的发病规律，提出"风毒"的概念，"夫历节风着人久不治者，令人骨节蹉跌……此是风之毒害者也"。对于"热毒流于四肢，历节肿痛"使用犀角汤治疗，首次确立了清热解毒的治疗原则。唐·王焘《外台秘要·白虎方》述其症状如虎咬，昼轻夜重，而称为"白虎病"，如"白虎病者，大都是风寒暑湿之毒，因虚所致，将摄失理，受此风邪，经脉结滞，血气不行，蓄于骨节之间，或在四肢，肉色不变，其疾昼静而夜发，发即彻髓，酸疼乍歇，其病如虎之啮，故名曰白虎之病也"。可见其学术见解同于孙思邈。

宋·陈无择《三因极一病证方论·历节病》对历节病从三因分证的角度进行了分析。他指出："其痛如掣者，为寒多；肿满如脱者，为湿多；历节黄汗出者，为风多。"在《三因极一病证方论·叙痹论》中提出了"支饮作痹"，《三因极一病证方论·痰饮叙论》认为"由荣卫不清，气血败浊，凝结而成"为痰饮的总病机。在痰饮治法中阐述控涎丹曰："凡人忽患胸背、手脚、颈项、腰胯隐痛不可忍，连筋骨，牵引钓痛，坐卧不宁，时时走易不定。俗医不晓，谓之走注，便用风药及针灸，皆无益。又疑是风毒结聚，欲为痈疽，乱以药贴，亦非也。此乃是痰涎伏在心膈上下，变为此疾。"从而开创痰浊致痹说之先河。宋·赵佶认为脏腑内热，复感外邪可致热痹，《圣济总录·卷第二十诸痹门热痹》云："盖腑脏壅热，复遇风寒湿三气至，客搏经络，留而不行，阳遭其阴，故痹痹燔然而热闷也。"首次提出了外感邪气，从阳化热的从化学说。宋·许叔微在《普济本事方·风寒湿痹白虎历节走注诸病》中明确提出："风热成历节，攻手指，作赤肿麻木，甚则攻肩背两膝，遇暑热或大便秘即作，牛蒡子散主之。"阐明了外感风热病邪所致历节，深入脏腑经络日久，骨节肿痛反复发作的的病因病机。

元·朱丹溪另立"痛风"一门，对后世影响很大。《丹溪心法·痛风六十三》云："痛风者，四肢百节走痛是也，他方谓之白虎历节风证也。大率有痰、风热、风湿、血虚。"《格致余论·痛风论》指出："彼痛风者，大率因血受热已自沸腾，其后或涉冷水，或立湿地，或扇取凉，或卧当风，寒凉外抟，热血得寒，汗（污）浊凝涩，所以作痛。"认为其病因病机为内有血热、复感受外邪所致。对于痛风痛有定处，其痛处赤肿灼热，或浑身壮热而成风毒者，以败毒散治之。张从正在《儒门事亲·指风痹痿厥近世差玄说》指出有些痹病的病机是"痹病以湿热为源，风寒为兼，三气合而为痹"，可采用发汗散寒、清热及涌吐的方法来治疗，并认为痹病治疗不当，温补太过致内有湿热，造成坏证。

明·虞抟继承和发展了朱丹溪的学说，《医学正传·痛风》记载"夫古之所谓痛痹者，即今之痛风也"，并指出"肢节肿痛，痛属火，肿属湿，兼受风寒而发动于经络之中，湿热流注于肢节之间而无已也"。李梴在《医学入门·杂病提纲》中指出："食伤脾胃，湿邪内生，郁热可为热痹，热痹者或湿生热，或风寒郁热，身上如鼠走，唇口反纵，肌肉变色，宜用升麻汤。""痛风百节酸痛无定处，久则变成风毒，病入骨髓，不移其处，虎骨散、麝香丸。如赤肿灼热者，败毒散；肢节肿痛，夹湿热者，麻黄赤芍汤主之。"

宋·赵佶等撰《圣济总录·卷第五十二肾藏门》认为肾脏风毒流注到腰脚，不仅可见关节疼痛，也可见到皮肤的损害。"其状腰脚沉重，筋脉拘急，或作寒热，或为疼痛，或发疮疡是也"。认为可能的病机是"盖肾主腰脚，风邪客于肾经，久而不去，风毒流注，发于下部"。从症状推测可能论述的是银屑病关节炎或与之类似的疾病。

张景岳《景岳全书·风痹论证》中有清热之法："若以风胜兼微火者，宜大秦艽汤或九味羌活汤之类主之……然又有湿热之为病者，必见内热之证，滑数之脉，方可治以清凉，宜二妙散及加味二妙丸、当归拈痛汤之类主之。其有热甚者，如抽薪饮之类，亦可暂用，先清其火而后调其气血。"明·方隅在《医林绳墨·痹证》指出："（风寒湿）三气病乘，使血滞气而所以为周痹，久风入中，肌肉不仁，所以为顽痹者也，治当祛风。必用防风防己清寒，必用羌活独活理湿，必用苍术厚朴养正，必用牛膝当归之类使经络豁然流通而气血荣行腠理，则痹自疏而身体健矣。"是按病机治疗痹病的代表之言。

清代痹病学有了进一步发展。吴鞠通《温病条辨·中焦篇》将痹证分成寒热两类，"痹之因于寒者固多，痹之兼乎热者，亦复不少"。治疗方面，吴鞠通《温病条辨·中焦篇》曰："湿聚热蒸，蕴于经络，寒战热炽，骨骺烦疼，舌色灰滞，面目萎黄，病名湿痹，宣痹汤主之。"王孟英《温热经纬》曰："湿热证，恶寒发热，身重关节疼痛，湿在肌肉不为汗解，宜滑石、大豆黄卷、茯苓皮、苍术皮、藿香叶、鲜荷叶、白通草、桔梗等味，不恶寒者去苍术皮。"叶天士《临证指南医案》曰："从来痹证，每以风寒湿三气杂感主治，召羔之不同，由乎暑暍外加之湿热，水谷内蕴之湿热，外来之邪，着于经络，内受之邪，着于脏腑，故辛解汗出，热痹不减，余以急清阳明，而致小愈。"

（马桂琴）

参考文献

[1] 丁光迪.诸病源候论校注[M].北京：人民卫生出版社，2013.

[2] 许慎.说文解字注[M].段玉裁，注.上海：上海古籍出版社，1981.

[3] 李梴.医学入门（下册）[M].田代华，张晓杰，何永，整理.北京：人民卫生出版社，2006.

[4] 陈实功.外科正宗[M].北京：中国中医药出版社，2002.

[5] 王肯堂.证治准绳（四）·疡医证治准绳[M].北京：人民卫生出版社，2014.

[6] 申斗垣.外科启玄[M].北京：人民卫生出版社，1955.

[7] 陈士铎.洞天奥旨[M].北京：中国中医药出版社，1991.

[8] 窦汉卿，中医古籍珍本集成·外伤科-疮疡经验全书（上）[M].长沙：湖南科学技术出版社，2014.

[9] 叶天士.临证指南医案[M].北京：华夏出版社，1995.

[10] 许克昌，毕法同辑.外科证治全书[M].北京：人民卫生出版社，1987.

[11] 吴谦.医宗金鉴（下册）[M].北京：人民卫生出版社，2015.

[12] 肖晓亭. 疯门全书 [M]. 赵石林，王怡，点校. 北京：人民卫生出版社，1990.

[13] 明·陈实功. 外科正宗 [M]. 北京：中国中医药出版社，2002.

[14] 郭霭春. 黄帝内经素问校注 [M]. 北京：人民卫生出版社，2013.

[15] 李克光. 金匮要略讲义 [M]. 上海：上海科学技术出版社，1985.

[16] 唐·王焘. 外台秘要（影印本）[M]. 北京：人民卫生出版社，1987.

[17] 宋·陈无择. 三因极一病证方论 [M]. 北京：华夏出版社，1998.

[18] 宋·许叔微. 普济本事方 [M]. 北京：中国中医药出版社，2007.

[19] 元·朱丹溪. 丹溪心法 [M]. 北京：中国书店影印出版，1985.

[20] 元·朱震亨. 格致余论 [M]. 北京：人民卫生出版社，1985.

[21] 清·虞抟. 医学正传 [M]. 北京：人民卫生出版社，1984.

[22] 清·李梴. 医学入门 [M]. 天津：天津科学技术出版社，1999.

[23] 清·吴鞠通. 温病条辨 [M]. 北京：中医古籍出版社，2007.

[24] 清·王士雄. 温热经纬 [M]. 沈阳：辽宁科学技术出版社，1994.

第二节 西医对银屑病关节炎的认识

一、病名的发展研究

西方医学之父希波克拉底（Hippocrates，公元前 460—公元前 377）及其学派客观且精确地描述了许多皮肤病，其中干燥有鳞屑的皮损都归在"lpoi"的标题之下，有可能包括银屑病和麻风。自圣经《旧约全书》（公元前 1400～公元前 400 年）开始，也就是欧洲中世纪时，传染病在欧洲空前流行，麻风和鼠疫被认为是人类的大敌。在西方，银屑病一直被认为是一种麻风病而被社会群体排斥，这种混淆的状态持续了数世纪，导致许多银屑病患者被诊断为麻风，接受非常残忍的治疗，并被教会宣称法律上的死亡，1313 年开始，菲利普四世甚至下令将他们捆在柱子上烧死。

古罗马医生盖伦（Claudius Galenns，129—199）首次采用"psora"一

9

词描述以眼睑、眼角和阴囊多鳞屑为特征的一种皮肤病，可见"瘙痒"及表皮脱落。尽管称之为银屑病，但盖伦描述的可能是一种湿疹。

英国医生（Robert Willan，1757—1882）于 1879 年将银屑病作为一种独立的疾病进行描述。1872 年，德国医生（Heinrich Koebner，1838—1904）描述了临床上未受累的皮肤在受到外伤后也可出现银屑病皮损，提出同形反应（isomorphic reaction），并称为"人工性银屑病皮损"（psoriasis factitia），起初同形现象被用来鉴别银屑病和二期梅毒。1956 年在中国的全国皮肤病学术会议上，专家们一致同意以"银屑病"作为本病的学术病名。

银屑病关节炎（PsA）是与银屑病相关的炎性关节病，类风湿因子通常为阴性。有 7% ～ 42% 银屑病患者合并关节炎，20 世纪 50 年代以前，银屑病病患者出现关节炎还被认为是合并了银屑病的类风湿关节炎。由于临床表现、影像学和类风湿因子状况的差异，类风湿关节炎和银屑病关节炎之间的区别渐被人们接受。1959 年 Wright 描述了该病典型的临床表现，并在 1973 年与其同事 Moll 发表了分类标准。由于除银屑病皮损外，尚累及外周关节、脊柱、肌腱，临床中可见各种亚型和复杂多变的临床病程特点。本病作为一个独立的临床疾病，完全与类风湿关节炎（RA）区分开来，是在 20 世纪 60 年代。

银屑病关节炎皮损严重程度与关节炎的程度无相关性。国外的研究表明，35% 患者报告其皮损与关节炎同时发生，48% 的患者在随访中出现指（趾）关节的炎症。脊柱关节病均可表现为关节炎、脊柱炎或韧带附着于骨处的炎症，银屑病关节炎最常受累部位是跟腱和跖肌筋膜的附着点。银屑病关节炎通常有五种情况：非对称型寡关节炎，对称性多关节炎，远端指间关节炎，脊柱关节炎，毁损性关节炎。

二、对病因和发病机制的认识发展过程

过去认为银屑病是表皮性疾病，其主要的生物化学或细胞学缺陷都存在于角质形成细胞中。20 世纪 70 年代，人们已经认识到银屑病受多基因调控，同时与环境因素也密切相关，如细菌和病毒感染是本病发作或复发

加重的原因。就银屑病患者感染乙肝病毒血清标本进行检测，发现患者中 HBsAG、HBV-DNA 检出率均高于同组对照者血清，说明银屑病患者乙肝病毒阳性率显著高于非银屑病患者（$P<0.01$），为病毒感染学说提供了实验依据。20 世纪 80 年代初，一些生化介质、酶和通路被认为与银屑病的发病有关，这些物质包括环磷腺苷（cAMP）、花生四烯酸类、蛋白激酶 C、磷脂酶 C、多胺、转化生长因子 - α（TGF- α）。有研究表明银屑病患者 cAMP/cGMP 比值低于正常人，且认为 cGMP 含量与病程有相关性，病程长者意味着病情顽固且易复发。1986 年，法伯（Farber）等提出心理紧张可使皮肤中的许多感觉神经释放出 P 物质和其他神经肽，引起银屑病中神经源性炎症的改变。银屑病皮损常出现于焦虑时，且病情在焦虑时加重。心理因素如紧张、情绪异常等使皮肤感觉神经释放 P 物质，刺激角质形成细胞增殖，还通过免疫系统异常加重或诱发银屑病。

1. 与遗传因素的关系

1972 年罗塞尔（Russell）和怀特（White）发现 HLA 与寻常性银屑病的相关性。银屑病主要与组织相容性复合物（major histocompatibility complex，MHC）的 HLA-C 区具有很强的相关性。HLA-Cw6 与银屑病的早年发病（1 型，<40 岁）及更广泛的皮肤受累和严重性有关。银屑病关节炎患者与 HLA-B27、HLA-B38 及 HLA-B39 具相关性，其中 HLA-B27 主要与以脊柱症状为主的患者有关。1986 年贝克（Baker）指出 T 细胞，特别是激活的 TH 细胞和带有 HLA-DR[+] 抗原的树枝状细胞，在银屑病发病过程中起着关键作用。现在认为银屑病与银屑病关节炎均有明确的家族聚集性，并有遗传倾向。1994 年汤福地（Tomfohrde）用多形微卫星 DNA 标记进行全基因探查发现，8 个银屑病家族中有 2 个家族的银屑病易感基因位于染色体 17 长臂的远端。其他研究还发现与银屑病相关的基因，如染色体 1、21 区是皮损中 Psoriasin 年的基因位点；染色体 8、慢乙酰化表型是家族性银屑病发病的危险因素；染色体 19 的 Z 位点、C 位点附近的 S 基因都与银屑病相关。1999 年上海长海医院郑茂荣证明了银屑病患者表皮角质形成细胞生长（KGM）的 mRNA 高表达。

2. 免疫异常

银屑病是表皮细胞过度增生的炎症性疾病，在 20 世纪 70～80 年代，银屑病被认为是 T 细胞主导的疾病。当时较普遍的认识是银屑病患者细胞免疫功能低下，淋巴细胞总数、T 淋巴细胞数及抑制性 T 淋巴细胞数减少，并疑有免疫功能缺陷。一项研究表明，银屑病患者外周血中 T 细胞百分率较正常人明显下降，T 抑细胞（2a）百分率上升，T 辅助细胞（3a）百分率和 3a/2a 皆显著下降，B 细胞、裸细胞及 D 细胞百分率皆明显上升。对是否与体液免疫反应的认识则不一致，有报告称银屑病患者血清中 IgG 及 IgE 可升高，IgM 可降低，而银屑病关节炎患者血清中 IgA 复合物有更明显升高，但免疫复合物的升高与疾病活动性无明显相关性。尽管在 20 世纪 70 年代末有报道称银屑病与免疫异常有关，但直到 T 细胞抑制剂环孢素被发现可显著改善银屑病，人们对银屑病发病机制的认识才有了根本性转变。

银屑病皮损处角阮细胞过度表达白细胞介素 -6（IL-6）、白细胞介素 -8（IL-8）及转化生长因子（TGF），其中 IL-6、IL-8 及 TGF-α 可促进表皮细胞的增生；IL-8 能激活嗜中性粒细胞和淋巴细胞黏附；IL-8 及 ICAM-1（细胞间黏附分子 -1）在介导炎症细胞浸润中起作用。因此，细胞因子的异常是银屑病及银屑病关节炎的重要发病机制。今年的研究已经发现皮肤和滑膜组织中存在 TNF-α、转化生长因子（TGF）-β、血小板衍生生长因子（PDGF）、血管生成素（Ang-1、Ang-2）和血管内皮生长因子（VEGF）等生长因子。人们对淋巴细胞亚型和参与趋化、归巢和炎性细胞活化的细胞因子做了大量研究。Dalbeth 等的研究表明 PsA 患者的滑膜中破骨细胞数量增多，这可能意味着 PsA 与类风湿关节炎有一些类似的发病机制。

银屑病关节炎滑膜中血管的数量显著增加。在银屑病关节炎患者中较少见到滑膜衬里层的增生，并且极少有巨噬细胞游走至滑膜组织并迁移到衬里层。T 淋巴细胞的数量及其亚群和 B 细胞的数量与类风湿关节炎类似。关节镜下发现银屑病患者关节中存在大量弯曲、扩张的血管。

3. 诊断学的最初研究

1841 年银屑病最终被确立为一种独立疾病，维也纳大学皮肤科医

Ferdinand Hebra（1816—1880）和他的学生、同事 Heinrich Auspitz（1835—1886）先后对银屑病做出了完整、准确的描写，以 Auspitz 命名了银屑病的三联征：银白色鳞屑、薄膜现象和点状出血，成为诊断银屑病的经典依据，沿用至今。

1964 年美国风湿病协会（American Rheumatism Association）把 PsA 作为一种独立的风湿性疾病。近年来的观点更认为 PsA 是一种独立的临床疾病，但由于该病临床表现多样化且目前尚无统一的诊断标准，易与其他关节病相混淆，从而给早期诊断和干预带来一定的困难。

1973 年 Moll 和 Wright 最早提出 PsA 的诊断标准，该标准最为简单且应用最广泛。为了提高 PsA 诊断的特异性，Bennett 在 1979 年提出一个新的分类标准，该标准结合 PsA 独特的临床表现与放射学检查特征，包括滑液分析和滑膜组织学检查，但是，由于很难获得完整的检查资料，所以该标准无法用于前瞻性研究。欧洲脊柱关节病研究组在 1991 年提出修订 ESSG 标准，该标准是脊柱关节病总分类标准的一部分，该标准首次提出 PsA 可以没有银屑病的表现，但需有银屑病家族史。1999 年 Fourni 等提出的 Fourni 标准首次将遗传学检查纳入诊断标准，该标准对诊断 PsA 的敏感性为 95%，特异性为 98%。在此标准中，确诊 PsA 需要计分达 11 分以上。值得注意的是，在此标准中携带 HLA-B16/B17 基因、类风湿因子阴性及有银屑病家族史的患者，即使缺少银屑病或关节炎也可做出 PsA 诊断。2006 年，由新西兰、加拿大等国风湿病学专家组成的研究小组对目前临床应用的 7 种银屑病关节炎分类标准的敏感性和特异性进行了分析比较，并制定出新的 PsA 分类标准——CASPAR（Classification Critetia for Psoriatic Arthritis）分类标准。研究小组通过对临床、实验室及影像学指标分析，发现与 PsA 相关的独立因素包括现发银屑病、银屑病家族史、既往史、现发的指（趾）炎、指（趾）炎既往史、类风湿因子阴性及影像学关节周围新骨形成等。与其他临床表现和病史相比，伴发的银屑病表现对 PsA 的诊断具有更重要的特异性。

三、治疗学的发展

治疗银屑病最古老的方法可能是阳光浴，即使是在前圣经时期，也有"麻风"经过晒太阳后好转的记载，这其中至少有一部分人患的是银屑病。直到近代，对银屑病才有以经验性观察为基础的治疗手段。

近百年来虽不断有抗银屑病的药物问世，但多数是风靡一时，许多药物或是疗效不显著，或是有严重副作用而被淘汰（如重金属和抗肿瘤药物），真正安全有效、经得起时间考验的却为数不多，而且银屑病并不能根治。

据国外历史记载，早年治疗银屑病最为有效的口服药为砷剂（如Fowler氏液—亚砷酸钾溶液），其次还有松节油、锑剂、斑蝥和磷；外用药有肥皂、水杨酸酊和碱水浴去除鳞屑，以及焦油制剂、萘酚、麝香草酚、白降汞和柯桠素等。目前仍认为焦油制剂疗效确切，但其主要副作用是对皮肤的刺激及其光毒作用，比较难以克服。

柯桠素来自巴西的柯桠树，从巴西由葡萄牙人进口到印度，用来治疗癣菌病，由于误诊误治，发现其对治疗银屑病有效，首先由Balmanno Squire（1876年）报告用大黄酸软膏治疗银屑病，而大黄酸来自柯桠粉，以后证实柯桠粉中有效成分是柯桠素。柯桠素是3-甲基地蒽酚（蒽林），即地蒽酚的前身。1916年Galewsky等合成地蒽酚用于银屑病的治疗，地蒽酚疗效肯定，长期应用无系统毒副作用，一直是治疗银屑病的外用药之一。后来又有该药的结构和剂型、用法的改进（如十一酰地蒽酚硬膏的短暂疗法），主要是减少其对皮肤的染色和刺激性。

1900年开始用X-ray治疗银屑病，20世纪40～50年代由于已知X-ray的致癌和其他副作用，该方法逐渐被淘汰。Finsen（1903年）首先用紫外线（UVR）治疗寻常性狼疮；Alderson（1923年）报告紫外线对银屑病有较好的治疗作用。为了增加紫外线对皮肤的作用，Goeckerman研究光敏剂，并在1925年报告，在照光前外用某些制剂可增加紫外线的效果。20世纪90年代已经明确窄谱UVB对本病有明确的治疗效果，此法一直应用至今。

1950年，皮质类固醇类如ATCH、可的松和氢化可的松问世，开始被用于皮肤病治疗，但对银屑病没有什么效果，外用氢化可的松也是如此。1951 年 Gubner 用叶酸拮抗药氨蝶呤（白血宁，aminopterine）治疗风湿性关节炎，其中一位患者同时有银屑病，发现银屑病皮损很快消退，接着他用其治疗银屑病得到很好的效果。20 世纪 50 年代，包括我国用氨蝶呤治疗银屑病兴盛一时，但其副作用较大，特别是发生白血病，故很快被其衍生物甲氨蝶呤（MTX）所替代，到 20 世纪 60 年代 MTX 广泛用于银屑病的治疗。

1990 年我国郑茂荣报道黄芩苷治疗银屑病有效；并于 1994 年报道黄芩苷可降低白三烯 B2（LTB）对银屑病患者多形核白细胞（PMN）的趋化反应，可能是其疗效的主要机制。1988 年国内首先报道了用雷公藤制剂治疗银屑病伴发的关节炎。

（马桂琴　王海舰）

参考文献

[1] 霍仲厚，李亚平 . 百年医学科技进展 [M]. 北京：人民军医出版社，2005.

[2] 朱学骏，王宝玺，孙建方，等 . 皮肤病学 [M]. 北京：北京大学医学出版社，2015.

[3] 徐国林，丛林，马俊红，等 . 现代皮肤性病学进展 [M]. 天津：天津科学技术出版社，2015.

[4] 杨雪琴 . 银屑病防治新理念 [M]. 北京：人民卫生出版社，2015.

[5] 蒋明，朱立平，林孝义 . 风湿病学（上册）[M]. 北京：科学出版社，1995.

[6] 孙琳 . 临床风湿免疫学 [M]. 西安：西安交通大学出版社，2015.

[7] Farber EM，Bright RP，Nall ML，et al. Psoriasis：a questionaire survery of 2114 patients[J]. Arch Dermatol，1988，18（3）：248-259.

[8] Farber EM，Nicheoloff BJ，Recht B，et al. Stress， symmetry and Psoriasis：possible role of neuropeptides[J].J Am Acad Dermatol ,1986,14(2)：305-311.

[9] 杜幸元 . 从银屑病屑中检出乙型肝炎病毒（HBV）成分 [J]. 中华皮肤科杂志，1988，121（2）：91.

[10] 杨雪琴 . 血浆 cAMP 及 cGMP 含量与银屑病的关系 [J]. 中华皮肤科杂志，1987，20（4）：222.

[11] 郑茂荣，汪治中，方跃明，等 . 银屑病患者皮损组织中角质形成细胞生长因子 mRNA 的过表达 [J]. 中华皮肤科杂志，1999，32（6）：394.

[12] 鲁智勇，郑捷 . 银屑病关节炎诊断进展 [J]. 中国实验诊断学，2008，2（12）：275-277.

[13] 施守义 . 雷公藤制剂治疗 19 例银屑病性关节的疗效观察 [J]. 临床皮肤科杂志，1988，17（6）294.

[14] 邵长庚 . 银屑病治疗历史的回顾和展望 [J]. 中华医学研究杂志，2006，6（10）：1081-1083.

[15] Gladman DD，Farewell VT.The role of HLA antigens as indicators of disease progression in psoriatic arthritis：Multivariate relative risk model[J]. Arthritis Rheum，1995，38：845-850.

[16] Holtmann MH，Krummenauer F，Claas C，et al.Long-term effective-ness of azathioprine in IBD beyond 4 years：A European multicenterstudy in 1176 patients[J].Dig Dis Sci，2006，51：1516-1524.

[17] OrteI B，PerI S，Kinaciyan T，et al. Comparison of narrow-band（311nm）UVB and broad-band UVA after oraI or bath-water 8-methoxypsoraIen in the treatment of psoriasis[J]. J Am Acad Dermatol，1993，29（5 Pt 1）：736－740.

[18] Berth-Jones，Chu AC，Dodd WA，et al.A multicentre, parallel-group comparison of calcipotriol ointment and short-contact dithranol therapy in chronic plaque psoriasis[J].Br J Demratol，1992，127（3）：266-271.

[19] Blumberg BS，Bunim JJ，Calkins E，et al.ARA nomenclature and classification of arthritis and rheumatism[J].Arthritis Rheum，1964，26（7）：93.

[20] Fearon U，Griosios K，Fraser A，et al.Angiopoietins，growth factors and vascular morphology in early arthritis[J]. J Rheumatol，2003，30：260-268.

[21] Reece RJ，Canete JD，Parsons WJ，et al.Distinct vascular patterns of early synovitis in psoriatic，reactive，and rheumatoid arthritis[J]. Arthrtis Rheum，1999，42：1481-1484.

[22] Dalbeth N，Pool B，Smith T，et al. Circulating mediators of boner emodeling in psoriatic arthritis：implications for disordered osteo clastogenesis and bone erosion[J]. Arthritis Res Ther，2010，12（4）：R164.

[23] Veale D，Yanni G，Rogers S，et al：Reduced synovial memberane macrophage numbers，ELAM-1 expression，and lining layer hyperplasia in psoriatic arthritis as compared with rheumatoid arthritis[J].Arthritis Rheum，1993，36：893-900.

第二章

银屑病关节炎的
病因与病机

第一节　中医病因病机

宋代陈无择在《三因极一病证方论·三因论》说："然六淫，天之常气，冒之则先自经络流入，内合于脏，为外所因；七情，人之常性，动之则先自脏腑郁发，外形于肢体，为内所因；其如饮食饥饱，叫呼伤气，尽神度量，疲极筋力，阴阳违逆，乃至虎野狼毒虫，金疮踒折，疰忤附着，畏压溺等，有背常理，为不内外因。《金匮》有言，千边疢难，不越三条。以此详实，病源都尽。"历节病按内因、外因、不内外因的分类方法，基于临床对本病的认识，从如下几方面来阐述银屑病关节炎的病因病机。

一、外感六淫邪气

六淫邪气可单独侵袭人体，还可合邪而致病，如风寒夹杂、湿热夹杂、暑湿夹杂等。六淫邪气在发病过程中，不仅可以互相影响，而且可以在一定的条件下相互转化，如寒邪入里化热，湿邪或热邪日久化燥伤阴等。风寒湿热诸邪不仅客于肌肤腠理，而且邪气客于肢体经络而发为痹病。

1. 外感风邪

风邪为患较多，为外感病证的先导，外感诸邪多夹风而侵袭素体，故《素问·风论篇》曰："风者百病之长也。"风为阳邪，易袭阳位，风性轻扬，其性开泄，善行而数变，风盛而燥，故风邪致银屑病发病，起病急，皮疹泛发全身肌表，且易侵犯人体的上部，头面、上肢、躯干等。《素问·太阴阳明论》云："故伤于风者，上先受之。"素体内有血虚燥热，外受风邪，肌肤失却气血濡润，而致银屑病鳞屑干燥且层层脱落。《医宗金鉴·外科心法要诀》云："固由风邪客皮肤，亦由血燥难荣外。"风邪袭表，表虚不固，皮毛、汗孔开泄，故可伴发热、汗出、恶风等症状。风热合邪可致咽喉疼痛或咳嗽、口渴；风寒合邪可致恶寒、无汗；风若与湿热或寒湿合邪，痹阻于经络关节，则关节肿胀、疼痛，病位走窜不定，发为银屑病关节炎。

2. 外感寒邪

寒为阴邪，易伤阳气，寒性凝滞，寒性收引。外感寒湿之邪，居处潮湿，冒雨涉水，导致人体营卫失和，卫外不固，不仅发为白疕而且易发为痹病。素体阳亢或阳热，或饮食辛辣厚味，寒湿之邪随之热化，《顾松园医镜·症方发明九》云："邪郁病久，风变为火，寒变为热，湿变为痛。"风寒湿邪郁而化热化火，变生热毒，阻滞血脉，腐蚀营血，流注关节，发为白疕、热痹。如《类证治裁·痛风历节风论治》云："初因寒湿风郁痹阴分，久则化热攻痛，至夜更剧。"

3. 外感湿热邪气

湿为阴邪，易伤阳气，其性重浊、黏滞、趋下，故湿邪致银屑病发病，多因涉水淋雨、居处伤湿及长夏之季湿邪为患。其伤人缓慢难察，起病隐袭，但一旦中的，则难以速愈，病程较长，反复发作或缠绵难愈。湿性黏滞，若湿邪浸淫肌肤，诱发银屑病，则顽固不愈，皮损有渗出，鳞屑黏腻。湿性趋下，易侵阴位，《素问·太阴阳明论》说："伤于湿者，下先受之。"银屑病湿邪偏盛，则皮疹以下肢更为明显且难愈。湿久生毒，湿邪日久郁积化热成毒，或兼感毒邪可致泛发全身的密集、针尖大小、表浅、无菌性小脓疱，或在手掌、足跖部红斑基础上周期性地发生深在性、无菌性小脓疱，伴角化、鳞屑，即泛发性脓疱型银屑病和掌跖脓疱型银屑病。如湿滞经络关节，阳气布达受阻，则可见肌肤不仁、关节疼痛重着等，见于关节型银屑病。湿邪留滞于脏腑经络，最易阻滞气机，从而使气机升降失常。湿困清阳，则头晕沉重，状如裹束，四肢酸楚沉重；湿阻胸膈，气机不畅则胸闷；湿困脾胃，则纳谷不香，不思饮食，脘痞腹胀，呕恶；湿滞大肠，则大便溏泻；湿滞小肠，则小便浑浊涩短，可见于银屑病及银屑病关节炎兼证。

金元时期认识到湿热邪气为患，如张子和《儒门事亲·指风痹痿厥近世差玄说》认为："痹病以湿热为源，风寒为兼。"清叶天士《临证指南医案》指出"风湿化热，蒸于经络""暑伤气，湿热入络为痹"。吴鞠通《温病条辨·中焦》也强调："湿聚热蒸，蕴于经络，寒战热炽，骨骱烦痛。"湿热之邪形成，常外感与内生两邪相合致病。若外感风寒湿之邪，引动内在之湿热，内外相合，湿热流注骨节，阻于经络、皮肤，从而形成湿热痹。

4. 外感燥邪

燥性为干，收敛清肃之燥气乃秋令燥热之气所化，属阴中之阳邪。燥邪为病，有温燥、凉燥之分，初秋有夏热之余气，久晴无雨，秋阳以曝之时，燥与热相结合而侵犯人体，故病多温燥。深秋近冬之际，西风肃杀，燥与寒相结合而侵犯人体，则病多凉燥。燥邪又与地域有关，西北高地感受燥邪为多，东南低地感受燥邪为少。清代《外科证治全书·发无定处证》认为本病："因岁金太过，至秋深燥金用事，乃得此证。多患于血虚体瘦之人，生血润肤饮主之，用生猪脂搽之。"燥胜则干，燥邪为害，最易耗液伤津，以致阴津亏损，皮肤失却濡养化燥生风，而且关节失却荣养，出现关节疼痛。

5. 外感风热、温热、温毒邪气

外感风热、温热、温毒邪气袭于机体。外感温毒邪气，毒热燔灼阳明，客于多气多血之脏，热腐营血，而发白疕。热为阳邪，热为火之渐，火为热之极。火性燔灼，火性炎上，易耗气伤津，生风动血。火热之邪入于血分，聚于络脉，热迫肌肤，皮疹颜色鲜红，火性燔灼，火性炎上，故其病多表现于头面部皮损。皮损红肿焮赤，鳞屑生长迅速。风热温毒邪气不仅客于肌肤，而且侵扰关节，引发关节红肿热痛。

二、伏邪致病

《灵枢·贼风》曰："夫子言贼风邪气之伤人也，令人病焉，今有其不离屏蔽，不出室穴之中，卒然病者，非必离贼风邪气，其故何也？岐伯曰：此皆尝有所伤于湿，气藏于血脉之中，分肉之间，久留而不去；若有所堕坠，恶血在内而不去。卒然喜怒不节，饮食不适，寒温不时，腠理闭而不通。其开而遇风寒，则血气凝结，与故邪相袭，则为寒痹。"这里的故邪即是伏邪。外感后伏邪久留，可后发为白疕亦可发为痹病。

清代陈士铎《外科秘录·白壳疮》中记有："白壳疮……皆由毛窍受风

湿之邪，皮肤无气血之润，毒乃伏之而生癣矣。"说明本病可由外受风湿，邪毒伏于肌肤而发。叶天士认为痹病日久不愈，则"必有湿痰败血瘀滞经络"，此又为痹病反复、缠绵难愈之根源。

清代刘吉人对伏邪进行了较详细的阐释，《伏邪新书·伏邪新书提要》中认为："感六淫而即发病者，轻者谓之伤，重者谓之中。感六淫而不即病，过时方发者总谓之伏邪，已发者而治不得法，病情隐伏，亦谓之伏邪；有初感治不得法，正气内伤，邪气内陷，暂时假愈，后乃复作者亦谓之曰伏邪；有已发治愈而未能尽除病根，遗邪内伏后又复发亦谓之曰伏邪。"感六淫不即病的原因在于先天肾精亏虚，肾气不足。《素问·生气通天论》曰："阳气者，精则养神，柔则养筋。"阳气具有温养精神、筋脉的作用，亦对肌肤起着滋润、温煦作用。先天肾精不足，元阳亏虚，阳气卫外失常，皮肤腠理失固，阴寒毒邪侵肤，腠理气血凝滞，脉络受阻，血行不畅，阳气不得外达，蕴久化热，暗耗气血，日久化毒，伏而不发，为害不彰。此外先天禀受父母之败精血毒，若外触邪气，引动内毒，致毒发于外，攻于皮肤、骨节亦可发病。

三、脏腑阴血元精亏损

银屑病首发于风燥血虚。明代陈实功《外科正宗·顽癣第七十五》认为银屑病发病与肺、脾有关，"顽癣乃风、热、湿、虫四者为患……此等总皆血燥风毒客于脾、肺二经"。《医宗金鉴·外科心法要诀》将"癣"与"白疕"做出区别，指出癣包括松皮癣"此症总因风湿热邪，侵袭皮肤……"而白疕"由风邪客于皮肤，血燥不能荣养所致"，指出其病因为外感风邪，内生血燥。《外科证治全书·白疕》认为此病"……多患于血虚体瘦之人"。银屑病过度使用寒凉、清热解毒之品，损伤人体正气，先及脾胃，后伤脾肾阳气。

《素问·痹论》认为，"五脏皆有合，病久而不去者，内舍于其合也"。因肺合皮毛，脾主肌肉、四肢，肝主筋，又肝主疏泄，调畅情志，肾主骨利关节，久病之人，先损及肺脾，再伤及肝肾、阴精，本病与肺、脾、肝、肾关系密切。

肺主皮毛，肺虚则皮腠失密，卫外不固；脾主肌肉，脾虚则肌肉不丰，四肢关节失养；肝主筋，肝虚则筋爪不荣，筋骨不韧；肾主骨，肾虚则骨髓失充，骨质不坚。五脏内伤，血脉失畅，营卫行涩，则风湿之邪乘虚入侵，发为风湿之病。因禀赋不足，或房劳过度、饮食劳倦、起居失常、情志刺激，或胎孕经产等，精血耗损，皆可致三脏亏损，遂使营卫气血俱虚，阴阳失调，外邪则乘虚袭人，不仅着于肌肤而且着于四肢关节，而发风湿之病。若以肝肾之虚为主，则见关节疼痛，筋脉拘急，腰酸足软；若以脾虚为主，则见肌肉关节酸楚疼痛，肌肤麻木不仁，脘腹胀满，食少便溏。

四、肝气郁结

肝气郁结不是直接的病机，而是使血燥的病理机制进一步加重的间接病机。因肝气郁结，郁久化火，火热进一步灼伤津液；或土本虚木乘，血燥更虚于内，临床常可见到由于肝气郁结或暴怒伤肝，肝气上逆化火，使得静止的病情突然加重、复发。

肝藏血，主筋。肝脏损伤是风湿病发病原因之一。肝主疏泄，喜条达，故肝气郁结是肝痹的主要病理表现。"筋痹不已，复感于邪，内舍于肝"。肢体痹证久不愈，反复为外邪所袭，肝气日衰，或由于情志所伤，肝气逆乱，气病及血，肝脉气血痹阻则可形成肝痹。肝痹者以两胁胀痛，甚则胁下痞块、腹胀如鼓、乏力疲倦等为主要表现。

五、饮食不节

饮食太过精美肥甘，内生热毒，《素问·生气通天论》谓之"膏粱之变，足生大疔"，过度进食肥甘厚味，或本有肠胃内热，进食海鲜、羊肉等腥膻动风引发痼疾之品，而导致脾胃化纳失常，内有肠胃蓄热生毒或内生湿热，热毒燔灼气血，血热生风，皮肤失养化为白疕风，若热毒或湿热壅盛阻于肢体经络而发为痹病。其中还因饮食中各种化学添加剂的长期使用和摄入，农药残留等多种因素，使毒热之邪自内而生，流入四肢关节而发为热痹证。唐代孙思邈《备急千金要方·贼风》对热毒痹治疗提出过具体方药，"治热毒流入四肢，历节肿痛，犀角汤"。

六、瘀血阻络

血燥、血热均可生瘀。血燥生瘀，《诸病源候论·疮病诸候》指出："白癣之状，白色，硊硊然而痒，此亦是腠理虚受风，风与气并，血涩而不能荣肌肉故也。"这里血涩即是血瘀的意思。血热亦可生瘀，热毒凝滞不解，耗伤阴血、元精，气血流通受阻，久则凝滞肌肤、关节，关节濡养无力，致关节红肿。瘀血本身为病理产物，反之又作为病因进一步加重病情。《杂病源流犀烛·诸痹源流》指出："痹者，闭也。三气杂至，壅蔽经络，血气不行，不能随时祛散，故久而为痹，或遍身或四肢挛急而痛，或有不痛者，病久入深也。"《医林改错·痹症有瘀血说》指出："凡肩痛、臂痛、腰痛、腿痛，或周身疼痛，总名曰痹症……因不思风寒湿热入皮肤，何处作痛，入于气管，痛必流走；入于血管，痛不移处。"是指外感寒湿，或外感湿热，或久病脏腑元精亏损，及服用各种药物损伤脾运功能，脾湿内生，久化为痰，痰浊血瘀并行，造成关节肿痛、屈伸不利、畸形。

银屑病大多为慢性进行过程，疾病既久，则病邪由表入里，由轻而重，导致脏腑的功能失调，而脏腑功能失调的结果之一就是产生痰浊与瘀血。血分燥热，耗气伤津，则肺津凝聚成痰；若伤肾阴，虚火灼津变成痰浊；肝气郁滞，气郁化火，炼津为痰。血脉瘀滞，气滞血凝，则气血痰浊交阻，痰瘀乃成。痰瘀既成，则胶着于骨骼，闭阻经络，遂致关节肿大、变形、疼痛加剧，皮下结节，肢体僵硬，麻木不仁，其症多顽固难已。

七、禀赋与体质

银屑病患者与先天禀赋不足、特殊的体质类型致病有着密切的关系。禀赋又称禀质、气禀、形质、气质等，指的是秉受先天父精母血，再经母亲十月怀胎养受形成胎儿。体质是人体禀受于先天，受后天影响，在生长、发育过程中所形成的与自然、社会环境相适应的人体形态结构，生理功能和心理因素等多种因素稳定的固有特征，具有个体性的差异。先天因素是禀赋形成的基础，也是人体体质强弱的前提条件。《类经·胎孕》云："夫禀赋为胎元之本，精气之受于父母者是也。抚养为寿夭之本，居处寒温，饮食得失者是也。"《圣济经·卷之二原化篇》曰："其秉赋也，体有刚柔，脉有强弱，气有多寡，血有盛衰，皆一定而不易也。"人初堕地，禀赋即定，所以《万氏家传幼科发挥·胎疾》谓："有因父母秉受所生者，胎弱胎毒是也……子之羸弱，皆父母精血弱也。"

先天禀赋影响后天疾病的演变和预后，即禀赋来源于遗传因素。《万氏家传幼科发挥·胎疾》曰："故父母强者，生子亦强；父母弱者，生子亦弱。所以肥瘦、长短、大小、妍媸，皆肖父母也。"《格致余论·慈幼论》中所说："儿之在胎，与母同体，得热则俱热，得寒则俱寒，病则俱病，安则俱安。"《保婴撮要卷十一·胎毒疮疥》中，薛氏论及小儿外科病证病因，提出胎毒之说："胎毒疮疥，因禀胎热，或娠母饮食之毒、七情之火，初如干癣，后则脓水淋漓，或结靥成片。"

禀赋对体质的发展提供了可能性，而体质的强弱，与后天环境、营养和锻炼等多种因素密切相关。体质的强弱决定着正气的虚实，决定发病与否及发病情况。《素问遗篇·刺法论篇》说"正气存内，邪不可干""正气虚，则邪乘虚而入；正气实，则中邪无从入"。《医宗金鉴·伤寒心法要诀》云："因从类化故多端，谓人感受邪气虽一，因其形藏不同，或从寒化，或从热化，或从虚化，或从实化。"

（马桂琴）

参考文献

[1] 宋·陈无择. 三因极一病证方论 [M]. 北京：华夏出版社，1998.

[2] 郭霭春. 黄帝内经素问校注 [M]. 北京：人民卫生出版社，2013.

[3] 清·吴谦. 医宗金鉴 [M].2 版. 北京：人民卫生出版社，2015.

[4] 清·林珮琴. 类证治裁 [M]. 北京：人民卫生出版社，1988.

[5] 朱震亨. 格致余论 [M]. 北京：人民卫生出版社，1985.

[6] 陈士铎. 洞天奥旨 [M]. 北京：中国中医药出版社，1991.

[7] 明·陈实功. 外科正宗精要 [M]. 贵阳：贵州科技出版社，2008.

[8] 王承德，沈丕安，胡荫奇，等. 实用中医风湿病学 [M].2 版. 北京：人民卫生出版社，2009.

[9] 清·沈金鳌. 杂病源流犀烛 [M]. 北京：人民卫生出版社，2006.

[10] 清·王清任. 医林改错 [M]. 北京：人民卫生出版社，1991.

[11] 明·张介宾. 类经 [M]. 北京：人民卫生出版社，1994.

第二节　西医病因病理

银屑病是一种慢性炎症性皮肤疾病，全球成人发病率为 0.1% ～ 3%。该病的发病机制尚不清楚，近年来大多数学者认为与遗传、免疫功能紊乱、感染、环境等多种因素有关，是一种多基因决定、多环境因素刺激诱导的自身免疫性皮肤病。其危险因素包括家族史、药物治疗（特别是 β - 受阻滞剂、锂和抗疟疾药物）、某些疾病（特别是 HIV 和再发性感染）、精神紧张、吸烟、饮酒、阳光过度照射（特别是晒伤）、长期接触有毒化学品等。银屑病具有同形反应的特点，即非特异性外在触发因素共同作用，引起皮肤出现局部典型的银屑病样皮损。按临床表现可分为寻常型、脓疱型、红皮病型和关节炎型。

其中银屑病性关节炎（Psoriatic arthritis，PsA）又称关节炎型银屑病，是一种与银屑病相关的炎症关节病。据报道我国 PsA 发病率约为 1.23‰。该疾病持续时间长，不易根治，除中轴关节损害外，可存在非对称性侵蚀性外周关节炎，终末期可导致受损部位骨骼的僵直、变形，使生活质量大大降低。

一、病因

（一）遗传因素

银屑病具有遗传易感性，早在 100 多年前人类就已经认识到银屑病与遗传有关，目前研究认为银屑病是多基因遗传疾病，约 30% 的患者具有家族史，其发生是由患者易感性和所处环境两方面因素造成的。近年的研究发现，银屑病与由遗传决定的人类白细胞抗原 HLA 有一定相关性。HLA 是人类除 ABO 血型以外的白细胞血型，与遗传绝对相关。研究发现，HLA-A1、A2、B13、B17、B37 在不同人种及种族人群的寻常型银屑病患者中表达的频率明显升高，显示了 HLA 与银屑病关联。随着全基因组关联研究方法的发展，迄今为止共有 14 个银屑病易感基因位点被人类孟德尔遗传数据库（OMIM）收录，并在继续探索。连锁研究已经确定银屑病 11 个易感基因位点，最强连锁位点位于主要组织相容性复合体（major histocompatibility complex，MHC）内。

（二）免疫因素

目前银屑病被广泛认为是一种由免疫介导的疾病。近年来，Duffin 等的全基因组关联研究发现了白细胞介素（IL）-12B 基因、IL-23R 基因、TN-FAlp3 基因、TNIpl 基因、IL-13 基因、LCE 基因等多个易感基因位点，揭示了辅助性 T 细胞（Th）通路、核因子κB 通路、Th2 细胞通路、表皮分化通路等在银屑病和 PsA 发病机制中的作用。

1. 细胞因子

（1）T 细胞　人体皮肤组织和细胞中存在 AhR，AhR 以配体依赖的方式调控辅助型 T 细胞（T helper 17，Th17）和调节型 T 细胞（Regulatory T cell，Treg）的分化，在防御细胞外细菌感染和介导以慢性炎症为机制的自身免疫病中发挥重要作用。

T 细胞作为适应性免疫反应中的主要角色，在银屑病发病的多个方面发挥关键作用。T 细胞可以通过表达淋巴细胞抗原（CLA）与真皮微静脉内皮细胞的 E 选择素相互作用向皮肤归巢。CD4 辅助性 T 细胞（cluster of differentiation 4，CD4）在 PsA 发病中有重要作用，根据细胞功能不同，主要分为 Th1、Th2、Th17、Treg 四种亚群。

调节性 T 细胞（Treg）是具有免疫调节作用的 T 细胞亚群，在诱导免疫耐受、维持免疫稳态方面发挥重要作用。银屑病患者 Treg 免疫抑制功能低下，推测可能是导致银屑病免疫炎症反应持续存在的关键因素。同时，T 淋巴细胞及其分泌的细胞因子可以改变表皮基底干细胞的生长状态，导致角朊细胞过度增殖，最终使表皮可凋亡的角朊细胞异常分化。所以 Bos 等提出，T 细胞可能通过某些可能性的调节因子，直接激活静息的角朊干细胞，诱导表皮角朊细胞过度增殖。

（2）角质形成细胞　角质形成细胞（KC）是介导银屑病发病起始环节的主要细胞成分。KC 受到多种危险信号的刺激可以产生抗菌肽 LL-37、防御素、S100 蛋白等固有免疫效应分子，启动免疫应答；而 KC 分泌多种趋化因子则可促进中性粒细胞、T 细胞等向皮肤迁移，是银屑病发病机制中的重要环节。

（3）树突细胞　在皮肤的树突细胞（DC）主要包括表皮 Langerhans 细胞（LC）和真皮 DC，后者包括 mDC 和浆细胞样 DC（pDC）。DC 可以分泌产生多种炎症因子及趋化因子，趋化、活化 T 细胞等炎细胞，促进银屑病的发生发展。树突状细胞（dendritic cells，DCs）起源于骨髓多功能造血干细胞 CD34+，发育为 DC 前体细胞后，随血液分布于非淋巴组织及实质器官，并发育为未成熟 DC，进而在炎性介质及其他一些刺激物作用下成熟。随后，它通过淋巴管迁移至淋巴结内，分泌趋化因子和细胞因子激活 T 淋巴细胞，产生特异性免疫应答。

DC 可以激活初始 T 细胞（naive T cell，Tn），使其进一步分化成 Th1 细胞、Th2 细胞、Th17 细胞或调节性 T 细胞（Treg）等。其中，Th1/Th2 之间的平衡在免疫应答中起重要作用。正常机体的 Th1/Th2 型细胞因子处于动态平衡，当这个平衡失调并向 Th1 或 Th2 转化时，称为 Th1/Th2 的偏移，与银屑病等许多疾病的发生、发展、治疗和转归有密切的关系。研究表明，DC 是维持这一平衡的关键因素。

活化的 CD4⁺T 细胞在转化生长因子 - β（transforming growth factor- β，TGF- β）和 IL-6 两者同时存在的情况下，经由信号传导及转录激活因子 3（signal transducers and activators of transcription 3，STAT3）通路，活化特异性转录因子 ROR- γ t，从而向 Th17 细胞分化。分化成熟的 Th17 细胞分泌一系列细胞因子，其特征性的细胞因子就是 IL-17。除 IL-17 外，Th17 同时还可分泌 IL-21、IL-22、IL-26 等多种细胞因子，该细胞主要起促炎作用。

（4）IL-23 与 IL-17 细胞　IL-23 是近年发现的 IL-12 细胞因子家族成员之一，IL-23 和 IL-12 主要由活化的 DC、巨噬细胞产生，为异二聚体细胞因子，二者分子具有不同的 α 链（分别为 p19 和 p35）和相同的 β 链（p40）。IL-23 被视为自身免疫重要的前炎症介质，最初发现在克隆病、类风湿关节炎、多发性硬化等免疫介导疾病中有 IL-23 的过度表达；同时发现 IL-23 与 Th17 细胞的功能密切相关。

IL-23/IL-17 炎性反应轴在多种自身免疫性疾病和炎性反应疾病中起关键作用，动物实验已经证实，阻断 IL-23/IL-17 细胞通路可以中止自身免疫反应。沈平等研究发现，银屑病患者血清中的 TNF- α 、IL-17 及 IL-23 偏高，与银屑病发病为正相关。在临床上可检测血清中 TNF- α 、IL-17 及 IL-23 水平，辅助判断银屑病病程及治疗情况，具有一定的临床意义。

IL-17 对引发炎症反应具有关键作用，该家族已发现的成员有 6 个，分别是 IL-17/IL-17A、IL-17B、IL-17C、IL-17D、IL-17E/IL-25 和 IL-17F。

IL-17 可以诱导软骨、滑膜细胞、巨噬细胞和骨细胞分泌 TNF- α 、IL-1 β 与 IL-6 等促炎细胞因子。这些促炎因子可导致关节炎突然发作。IL-17 还能刺激产生多种趋化因子，包括 IL-8/CXCL8、CXCL1、CXCL2、CCL20、CCL2 与 CCL7，这些因子将粒细胞、巨噬细胞与淋巴细胞招募到滑膜，从而加重炎症及组织破坏。

PsA 患者外周血中，Th17 细胞及 IL-17、IL-22 高表达，这些细胞因子作用于其他亚型 Th 细胞并分泌炎性因子，同时表达相关趋化因子。这些细胞因子联合作用形成持久性炎症，最终导致皮肤慢性炎症损害。

促炎因子能使 Treg 细胞转化为产生 IL-17 的 Th17 细胞，PsA 患者的

Treg 细胞高度表达 RORγt 并且抑制 FoxP3 的表达。PsA 小鼠模型中，关节滑膜组织和滑膜积液均有 Th17 细胞富集。PsA 患者的成纤维样滑膜细胞的 IL-17RA 表达量明显高于其在非炎症骨关节炎中的表达量，表明 IL-17A 信号通路通过诱导炎症反应在 PsA 中发挥一定作用。IL-23 是由树突状细胞和巨噬细胞产生，由 p19 和 p40 亚基组成的异二聚体。IL-23 与由 IL-23R 和 IL-12β1R 组成的受体复合物结合后，激活 Th17 细胞核中的 RORγt 和 STAT3，诱导 Th17 细胞分化。IL-17A 及 IL-17F 与其受体 IL-17RA/IL-17RC 异二聚体结合，并募集 NF-κB 激活因子衔接蛋白进而激活 MAPKs 激酶，包括 p38MAK。IL-17 还激活其他信号传导途径，如 JNK、ERK、JAK、STAT、PI3K，释放促炎症细胞因子如 IL-1β、IL-6、TNFα、CCL2 等。

（5）TNF-α　PsA 病因和发病机制尚不清楚，有研究表明 PsA 发病的主要原因是患者体内免疫功能紊乱，尤其是 T 辅助细胞亚群的活化及相关细胞因子分泌异常起关键作用。TNF-α 在银屑病发病中的作用是多方面的。多种细胞都可以产生 TNF-α，包括 KC、T 细胞和 BDCA-1 炎性 DC。TNF-α 由 Th1 细胞分泌，是机体炎症反应和免疫应答的重要调控因子。国外研究显示，TNF-α 减少了角化细胞凋亡，使表皮过度增殖，形成银屑病关节炎的皮肤损害。Partsch 等通过检测发现银屑病关节炎患者血清及关节滑液中 TNF-α 水平显著高于正常人，说明 TNF-α 是导致银屑病关节炎患者关节破坏的重要因素。

2. 细胞传导通路

（1）JAK‐STAT 细胞内信号通路　JAK-STAT 细胞内信号通路在银屑病及 PsA 的发病机制中发挥作用。Fiocco 等的研究表明，PsA 患者滑液中的 T 淋巴细胞可通过 JAK-STAT 细胞内信号转导通路使 Th17 细胞异常增殖和分化，产生 IL-17、IL-21、IL-22 等相关细胞因子，以致在关节等处发生炎症。

（2）丝裂原活化蛋白激酶信号通路　银屑病关节炎皮损及骨关节症状的机制目前尚不明确，有诸多通路细胞因子分别作用于皮肤及骨关节。近年的研究显示银屑病关节炎中，丝裂原活化蛋白激酶信号通路（mitogen-activated protein kinase，MAPK）不仅对皮损作用，同时对骨关节炎症及局部骨代谢也有重要的调控作用。MAPK 信号通路在骨髓间充质干细胞向成骨细胞分化过程中发挥着重要调控作用，尤其对于 PsA 患者的骨破坏与骨重建异常有着密切的关系。

银屑病关节炎既有骨重建异常、骨代谢紊乱的症状，通常又有寻常银屑病皮损的表现。信号通路与银屑病及银屑病关节炎的皮损息息相关。现有研究表明 MAPK 信号通路的相关蛋白在银屑病关节炎的皮损和骨关节中均有发现，并且蛋白活性与症状明显相关。

（3）NF-κB 信号通路　NF-κB 是一类具有多向转录调节作用的核蛋白因子，其影响炎症反应、免疫应答及细胞增殖、转化、凋亡等重要的病理生理过程。由于 NF-κB 活化广泛牵涉炎性疾病，国内外许多研究重点针对 NF-κB 研发抗炎性药物。银屑病与 NF-κB 过度或持续激活密切相关。

3. 体液免疫

免疫球蛋白是最早被学界认识的免疫指标，它由 B 淋巴细胞产生，参与体液免疫。IgG、IgA、IgM 被世界公认在体液免疫中起重要作用。Langewouters 等报道银屑病患者外周血 CD3$^+$ 及 CD4$^+$T 细胞显著增高，而 CD8$^+$T 细胞则无明显变化。Ozturk G 等报道银屑病患者外周血 IgG、IgA 及补体 C3、C4 的表达水平比正常对照组显著增高，而 IgM 则无明显变化。各家研究结果不一致可能与病例选择及样本量较小等因素有关。尚智伟等研究通过对大样本量寻常型银屑病患者外周血 T 淋巴细胞亚群、免疫球蛋白及补体水平同时进行检测，结果发现，与正常对照组相比，寻常型银屑病患者外周血中 CD3$^+$ 及 CD4$^+$T 细胞变化不明显，但 CD8$^+$T 细胞增多，且随着银屑病皮损面积和严重程度指数（PASI）的增高而增多，两者呈正相关；原因可能是 CD8$^+$T 细胞是重要的免疫效应细胞，外周血 CD8$^+$T 细胞增多，就会有更多的 CD8$^+$T 细胞浸润到皮损局部，加重红斑和浸润的临床症状。补体可与多种免疫细胞相互作用，银屑病患者局部皮损免疫反应过程需要大量补体参与应答和调节，导致外周血补体系统中最重要的补体成分 C3 的损耗和减少。

4. 趋化因子

随着研究的深入，发现银屑病存在趋化因子及趋化因子（CCL）受体异常。趋化因子的相对分子质量在 8000～12000 之间，对中性粒细胞、淋巴细胞、单核细胞等多种细胞均有趋化作用。趋化因子受体是特异性结合趋化因子的细胞膜蛋白，属于 7 次跨膜的 G 蛋白偶联受体超家族。体外研究发现，表皮的 T 细胞，角质形成细胞（KC），真皮的单核细胞、巨噬细胞、CD3$^+$T 细胞、成纤维细胞、外周血单核细胞等均能产生 CCL2，其能趋化单核细胞、嗜碱性粒细胞、T 细胞等。银屑病皮损处 KC 基底层的 CCL2 表达明显上升，与真表皮交界处浸润的单核细胞及巨噬细胞增多相关，与 T 细胞、中性粒细胞无明显相关，提示 CCL2 对巨噬细胞具有选择性趋化作用。近年研究发现，CD4$^+$CD25$^+$Foxp3$^+$ 调节性 T 细胞与效应性 T 细胞的免疫失衡，导致效应性 T 细胞过度活化是银屑病发生发展的重要环节。在蛋白质水平上 Foxp3 不稳定，进展期的银屑病患者体内炎症微环境下，Foxp3$^+$Treg 可转化为 Th17 效应细胞，分泌 IFN-γ 和 IL-17 等细胞因子，加重免疫反应进而加重银屑病病情。

（三）感染因素

银屑病的发生与感染密切相关，微生物的存在可诱发银屑病。由感染而导致银屑病发病或使病情加剧的情况很多，最常见的是上呼吸道感染，它既是银屑病的始发因素也是其复发因素，尤其是儿童和急性点滴状银屑病患者，绝大多数是由上呼吸道感染引发，其致病菌主要是口腔链球菌、化脓性溶血性链球菌、葡萄球菌、分枝杆菌等，其次还有真菌、病毒等微生物感染。随着超抗原的发现和研究的深入，对微生物在银屑病发病中的作用有了进一步的认识，T 细胞活化在银屑病发病机制中起关键作用，细菌、真菌及病毒超抗原可能是银屑病淋巴细胞增殖的一种诱发因素。

栾红等研究发现银屑病患者咽拭子培养链球菌阳性率及抗链球菌抗体（ASO）阳性率高于正常人群，且点滴状银屑病的 ASO 阳性率明显高于斑块状银屑病。提倡在临床中常规进行 ASO 检测及咽拭子培养，根据结果加用敏感抗生素治疗。幽门螺杆菌（HP）感染与银屑病的发生有关，邵笑红等研究发现 HP 感染与寻常型银屑病具有密切相关性，对异常型银屑病有 HP 感染阳性患者进行抗 HP 治疗，有助于提高异常型银屑病的治疗疗效。段西凌等发现 EB 病毒感染与银屑病发生有关，银屑病患者血清抗 EB 病毒早期抗原 -D/IgG 抗体阳性率高于健康人群，体内 EB 病毒可能处于激活状态。尚有研究发现单纯疱疹病毒、人巨细胞病毒、腺病毒、乙型肝炎病毒等感染也可诱发银屑病。

（四）环境因素

各种环境因素与银屑病的发病密切相关。在对银屑病患者饮食调查中，患者日常饮食多嗜酒、鱼虾等，且感染、药物、潮湿环境、吸烟等因素接触较多。魏瑾等对辽宁地区 426 例寻常型银屑病的诱发因素进行了单因素及多因素分析，显示受潮、感染、外伤、饮酒、食鱼虾、精神紧张及吸烟与银屑病发病有关，且独特的饮食因素也是其重要因素之一，进食鱼虾是重要的诱发因素。Yasuda 等对 338 例银屑病患者调查发现，有 22.5% 银屑病患者居住于潮湿环境。

银屑病与季节有明显相关性，我国银屑病流行病学研究表明，银屑病初次发病以春季最多见，在冬季和春节明显加重，在夏季一般都能得到缓解。有研究者认为，紫外线指数对银屑病皮损和银屑病关节炎的影响具有天气模式，即"冬重夏轻"，这种现象已被大家所熟知。另有报道表明，吸烟能激活体内中性粒细胞活化释放氧化酶，改变吞噬细胞的氧化代谢，增加炎症反应的氧化代谢，促进酶的释放，加重患者皮损。此外，烟草烟雾中的诸多有害成分可影响红细胞变形能力，降低血红蛋白与氧的结合能力，导致血管内皮细胞损伤。

二、病理

银屑病是一种免疫性疾病，主要表现在抗原可将病毒转发在皮肤表面导致疾病，且在皮肤表面的伤害下可将细胞转变激活，释放动细胞，增加皮肤表面的伤害。病理特征表现为表皮细胞过度增殖、炎性细胞浸润和真皮组织血管增生。患者表皮有丝分裂细胞的数量是正常人的 40 倍，细胞通过活性层的转换时间从 12 天减少到 3 ～ 5 天。

银屑病患者皮肤屏障功能的缺陷。德国科隆大学学者发现，皮肤屏障破坏后大量坏死的角质形成细胞释放出损伤相关因子，活化免疫系统，诱发皮肤出现炎症反应，因此，当皮肤屏障功能破坏后，可使许多免疫相关的炎症性皮肤病如银屑病加重。正常情况下，皮肤 pH 值维持在 4.5 ～ 6.5 之间，正常角质层含水量为 20% ～ 35%。银屑病患者皮肤干燥，水分丢失严重，可出现 pH 值、经皮水分丢失（trans epidermal water loss，TEWL）值高，角质层含水量降低。银屑病患者皮肤破损后，屏障功能破坏，造成大量抗原物质进入，引起炎症反应。

1. 银屑病皮损

银屑病皮损可见大量 T 细胞浸润，其主要表型是 $CD3^+CD2^+CD45RO^+$ CLA^+，这群细胞还高表达 CD25（细胞活化标志物）、HLA-DR 和 CD27。这些 T 细胞依其分泌的主要细胞因子不同（IFN-γ、IL-17 或 IL-22），分别被定义为 Th1、Th17 和 Th22 细胞。银屑病皮损也存在 $CD8^+T$ 细胞，其分泌细胞因子的格局与 Th 细胞相似，因此相应地被分别命名为 Tc1、Tc17 和 Tc22。近期研究发现，γT 细胞和固有淋巴样细胞（ILC）也会通过产生 IL-17 参与银屑病发病。

银屑病样红斑的产生是由于皮肤固有细胞系统中先天和后天性免疫系统关系失调引起的。当一些致病因素突破机体皮肤，局部会产生大量自体 DNA 及 RNA。抗菌肽 LL37 可以破坏机体对自身 DNA/RNA 的天然免疫耐受，并与之结合形成免疫复合物，运送至树突状细胞，在 TLR8 的介导下产生大量 IFN-α，导致银屑病的持续发病。

现在一般认为在银屑病的发病过程中涉及树突状细胞、活化的淋巴细胞和角质细胞的相互作用。角质细胞的异常终末分化导致银屑病斑块的脱落，这是银屑病的典型特征，最终导致皮肤保护屏障的破坏。患者皮损血清中可见白细胞介素 -10（IL-10）、白细胞介素 -12（IL-12）、肿瘤坏死因子 -α（TNF-α）等免疫因子，尤其是 T 细胞介导的免疫，在该疾病的发生与发展中均起到了非常重要的作用。巨噬细胞分泌白细胞介素 -1（IL-1）、干扰素 -γ，均可诱导内皮细胞表达黏附因子并与内皮细胞黏附，进而造成白细胞外渗，细胞因子再借助其他细胞参与免疫反应，同时角质细胞又对细胞因子的表达起到了一定的协助作用，因此出现表皮免疫反应。银屑病一般不影响患者的正常功能，但是对患者的自我评价和社会交往有显著的负面效应。部分银屑病患者会发展为银屑病关节炎，出现关节受损，甚至导致残疾。

2. 关节炎表现

银屑病关节炎是一种与银屑病相关的慢性炎性关节病，是银屑病中的一个亚型，包括一系列炎症性改变，如指（趾）甲病变、关节滑膜炎、附着点炎等，病情迁延，易复发，晚期导致关节强直等。银屑病关节炎的主要受累部位为骶髂关节和脊柱，病理改变分别为骨髓水肿和新骨形成。外周关节受累的银屑病关节炎有许多与类风湿关节炎的炎性表现相似，如关节腔积液、滑膜炎、腱鞘炎及骨侵蚀、骨赘等结构性损害。

（1）附着点炎　附着点炎即肌腱、韧带、关节囊与骨连接处的炎症，是 PsA 的特征性表现之一，发生率为 30% ~ 50%。由于正常人附着端可出现慢性损伤及退行性改变，故亦可出现附着点炎。附着点的慢性炎症通常引起肌腱与骨连结处的囊性和侵蚀性变化，继而出现骨膜变化、骨刺形成、骨膜下新骨和韧带骨赘，因此，附着点炎包含炎症变化（血管增多、炎细胞浸润）和结构变化（骨赘、钙化和侵蚀）。研究发现，附着点炎下肢发生率远高于上肢发生率，好发于脊柱、足跟及骶髂、颞颌、胸锁、肩锁、跖趾、指（趾）间关节等肌腱端附着点部位。研究表明，PsA 发生附着点炎后，炎症逐渐移行到滑膜而出现滑膜炎的表现。

（2）关节滑膜炎　PsA 滑膜的组织病理表现：在 PsA 早期阶段，滑膜弥漫水肿，滑膜内层细胞轻度增生和肥大，滑膜下组织可见中度炎症浸润，起初在血管周围，继之弥漫性浸润，以淋巴细胞、浆细胞为主；随着病情发展，淋巴样细胞减少，成纤维细胞增加，提示在 PsA 中晚期，成纤维细胞是维持滑膜炎症的主要因素。

关节中滑膜受到损伤或者刺激时，可引起一系列反应，表现为滑膜血管的扩张及滑膜细胞的增生活跃，使滑膜增生肥厚、粘连，破坏关节软骨，因此，滑膜的炎症被认为是导致软骨降解、引起患者临床体征和疾病症状进展的风险相关联的一个主要因素。

在滑膜组织中发现的神经肽主要有 P 物质、CGRP（降钙素基因相关肽）、NPY（神经肽 Y）、VIP（血管活性肠肽）及炎性递质。一方面这些物质不仅可以直接刺激游离神经末梢，即外周伤害性感受器，还可以降低其兴奋阈值，少量的神经肽物质即可以导致局部的疼痛及痛觉敏化；另一方面，这些神经肽还可以作用于血管，使血管的通透性增强，导致炎症反应的发生。

3. 关节外表现

银屑病关节炎的关节外表现也复杂多样。银屑病关节炎常伴有指 / 趾甲改变，尤其是远端关节受累者，而且关节炎较严重的患者甲损害也常常较重，炎症不仅限于关节和脊柱，也可累及骨膜、肌腱和肌腱端部位。约1/3 银屑病关节炎患者伴有炎症性眼病，包括结膜炎、巩膜炎、虹膜炎、虹膜睫状体炎及角膜炎等。另外还有发热、口腔溃疡、主动脉瓣关闭不全、窦性心动过缓等。

指（趾）炎是指整个指（趾）的弥漫性肿胀，包括屈肌腱鞘炎、甲损害和软组织水肿。一般认为 80% 银屑病关节炎的患者伴有甲损害，而无关节炎的银屑病患者只有 20% 有甲损害。甲损害主要表现为甲表面有顶针样凹陷，甲板增厚、浑浊、失去光泽、色泽发乌或白甲，甲面常高低不平，有横沟及纵嵴，常有甲下角质增生、油滴样变色，重者可有甲剥离。患指（趾）甲的"顶针样"凹陷和"腊肠指（趾）"是 PsA 患者特征性的临床表现。

（马桂琴　马迪　华华）

参考文献

[1] 赵辨.中国临床皮肤病学 [M].南京：江苏科学技术出版社，2009.

[2] 中华医学会风湿病学分会.银屑病关节炎诊断及治疗指南 [J].中华风湿病学杂志，2010，14（9）：631-633.

[3] 刘瓦利，何伟.银屑病的病因与发病机制 [J].中国临床医生，2009，37（8）：7-8.

[4] 赵恬，罗权，林玲，等.银屑病易感基因的研究进展 [J].中国中西医结合皮肤性病学杂志，2015，14（5）：333-337.

[5] Duffin KC，Woodcock J，Krueger GG. Genetic variations associated with psoriasis and psoriatic arthritis found by genome-wide association[J]. Dermatol Ther，2010，23（2）：101-113.

[6] Afaq F，Zaid MA，Pelle E，et al. Aryl hydrocarbon receptor is an ozone sensor in human skin[J].J Invest Dermatol，2009，129：2396-2403.

[7] Esser C，Rannug A，Stockinger B. The aryl hydrocarbon receptor in immunity[J].Trends Immunol，2009，30：447-454.

[8] Hauben E，Gregori S，Draghici E，et al. Activation of the aryl hydrocarbon receptor promotes allograft-specific tolerance through direct and dendritic cell-mediated effects on regulatory T cells[J].Blood，2008，112：1214-1222.

[9] Lowes MA，Suárez-Farinas M，Krueger JG. Immunology of psoriasis[J].Annu Rev Immunol，2014，32：227-255.

[10] Goodman WA，Cooper KD，McCormick TS. Regulation generation：the suppressive functions of human regulatory T cells[J].Crit Rev Immunol，2012，32（1）：65-79.

[11] Palmer MT，Weaver CT. Autoimmunity：increasing suspects in the CD4+ T cell lineup[J].Nat Immunol，2010，11（1）：36-40.

[12] Bos JD，De Rie MA. The pathogenesis of Psoriasis：immunological

facts and speculations[J]. Immunology Today，1999，20（1）：44-46.

[13] Lowes MA，Suárez-Farinas M，Krueger JG. Immunology of psoriasis[J].Annu Rev Immunol，2014，32：227-255.

[14] Baliwag J，Barnes DH，Johnston A. Cytokines in psoriasis[J/OL]. Cytokine，2015，pii：S1043-4666.

[15] Xue Y，Jiang L，Cheng Q，et al. Adipokines in psoriatic arthritis patients：the correlations with osteoclast precursors and bone erosions[J]. PLoS One，2012，7：46740.

[16] Yawalkar N，Tscharner GG，Hunger ER，et al. Increased expression of IL-12 p70 and IL-23 by multiple dendritic cell and macrophage subsets in plaque psoriasis[J].J Dermatol Sci，2009，54：99-105.

[17] Sarika J，Iqbal RK，Shukla D，et al. T helper 1 to T helper2 shift in cytokine expression：an autoregulatory process in superantigen-associated psoriasis progression[J]. Med Microbiol，2009，58：180-184.

[18] 周淑华，宋亚丽，金德蕙，等 . 银屑病发病机制中细胞因子研究的某些进展 [J]. 中国麻风皮肤病杂志，2011，27（09）：628-630.

[19] 沈平，通佩文，张学广，等 . 银屑病患者血清 TNF-α、IL-17、IL-23 水平相关性探究 [J]. 临床合理用药，2015，8（4A）：147-148.

[20] Haniffa M，Gunawan M，Jardine L. Human skin dendritic cells in health and disease[J]. J Dermatol Sci，2015，77（2）：85-92.

[21] Mease P. TNFalpha therapy in psoriatic arthritis and psoriasis[J].Ann Rheum Dis，2004，63（7）：755-758.

[22] Partsch G，Steiner G，Leeb BF，et al. Highly increased levels of Tumor necrosis factor -alpha and other proinflammatory cytokines in psoriatis arthritis synovial fluid[J]. J Rheumatol，1997，24：518-523.

[23] Das RP，Jain AK，Ramesh V. Current concepts in the patjogenesis of psoriasis[J]. J Leukoc Biol，2009，54（1）：7-12.

[24] Mease P. TNF alpha therapy in psoriatic arthritis and psoriasis[J]. Ann

Rheum Dis，2004，63（7）：755-758.

[25] Partsch G，Steiner G，Leeb BF，et al. Highly increased levels of tumor necrosis factor-alpha and other proinflammatory cytokines in psoriatis arthritis synovial fluid[J].J Rheumatol，1997，24：518-523.

[26] Fiocco U，Accordi B，Martini V，et al. JAK/STAT/PKC8 molecular pathways in synovial fluid T lymphocytes reflect the in vivo T helper-17 expansion in psoriatic arthritis[J]. Immunol Res，2014，58（1）：61-69.

[27] Colucci S，Brunetti G，Cantatore FP，et al. Lymphocytes and synovial fluid fibroblasts support osteoclastogenesis through RANKL，TNFα，and IL-7 in an in vitro model derived from human psoriatic arthritis[J]. J Pathol，2007，212：47-55.

[28] Kauppinen A，Suuronen T，Ojala J，et al.Antagonistic crosstalk between NF-kappaB and SIRT1 in the regulation of inflammation and metabolic disorders[J]. Cell Signal，2013，25：1939-1948.

[29] Sun XF，Zhang H. NFKB and NFKBI polymorphisms in relation to susceptibility of tumour and other diseases[J]. Histol Histopathol，2007，22：1387-1398.

[30] 辛昊洋，王澎澎，马玉琛 . 银屑病关节炎中医辨证分型与免疫炎症指标、细胞因子相关性研究 [J]. 天津中医药大学学报，2016，35（2）：84-87.

[31] A.M.G. Langewouters，P.E.J van Erp，E.M.G.J de Jong，et al.Lymphocyte subsets in peripheral blood of patients with moderate to severe versus mild plaque psoriasis[J].Arch Dermatol Res，2008，300（3）：107-113.

[32] Ozturk G，Erbas D，Gelir E，et al.vulgaris Natural killer cell activity，serum immunoglobulins，complement proteins，and zine levels in patients with psoriasis[J].Immunol Invest，2001，30（3）：181-190.

[33] 尚智伟，李其林，李晓辉，等 .173 例寻常型银屑病患者外周血 T 淋巴细胞亚群、免疫球蛋白及补体水平与 PASI 相关性分析 [J]. 岭南皮肤性病科杂志，2009，16（4）：228-231.

[34] Yu SL，Kuan WP，Wong CK，et al. Immunopathological roles of cytokines，chemokines，signaling molecules，and pattern recognition receptors in systemic lupus erythematosus[J]. Clin Dev Immunol，2012，2012：715190.

[35] Mabuchi T，Chang TW，Quinter S，et al.Chemokine receptors in the pathogenesis and therapy of psoriasis[J].J Dermatol Sci,2012,65（1）：4-11.

[36] 栾红，孟宪敏，李静，等 . 寻常型银屑病与咽部链球菌感染的相关性 [J]. 中国麻风皮肤病杂志，2012（10）：706-708.

[37] 邵笑红，徐云升 .幽门螺杆菌感染与寻常型银屑病的相关性研究 [J]. 中华医院感染学杂志，2013（5）：1100-1102.

[38] 段西凌，邱练芬，胡开华，等 . 银屑病患者血清抗 EB 病毒抗体的检测 [J]. 临床皮肤科杂志，2003（1）：13-15.

[39] 魏瑾，刘梅，肖汀，等 .寻常型银屑病诱发因素分析 [J]. 中国全科医学，2011（24）：2783-2785.

[40] Yasuda H，Kobayashi H，Ohkawara A. A survey of the social and psychological effects of psoriasis[J]. Nihon Hifuka Gakkai Zasshi，1990，100（11）：1167-1171.

[41] Balato N，DI Cosstanzo L，Patruno C，et al. Effect of weather and environmental factors on the clinical course of psoriasis[J]. Occup Environ Med，2013，70（8）：600.

[42] Grifiths CE.The immunologic basis of Psoriasis[J].J Eur Acad Dermatol Veneol，2010，17（Supp 12）：1-5.

[43] Herron MD，Hinckley M，Hoffman MS，et al.Impactof obesity and smoking on psoriasis presentation and management[J]. Arch Dermatol，2005，141（12）：1527- 1534.

[44] 赵君谊，陈仁寿 .陈仁寿教授以"扶正"论治银屑病经验浅析 [J]. 浙江中医药大学学报，2016，40（4）：303-305.

[45] Griffiths CE，Barker JN. Pathogenesis and clinical features of

psoriasis[J]. Lancet，2007，370（9583）：263-271.

[46] Schon MP，Boehncke WH. Psoriasis[J]. N Engl J Med，2005，352（18）：1899-1912.

[47] 顾华，李娜，涂颖，等．银屑病患者皮肤屏障功能受损的研究 [J]. 中华皮肤科杂志，2012，45（2）：134-135.

[48] 李芳梅，杨志波．银屑病患者皮肤屏障损伤的观察及相关指标分析 [J]. 右江医学，2013，41（1）：15-17.

[49] 刘秋慧，徐子刚，李丽，等．特应性皮炎患儿与健康儿童皮肤屏障功能的对比 [J]. 中国皮肤性病学杂志，2012，26（2）：109-111.

[50] 何黎．皮肤屏障与保湿 [J]. 实用医院临床杂志，2009，6（2）：25-27.

[51] Di Meglio P，Perera GK，Nestle FO. The multitasking organ：recent insights into skin immune function[J].Immunity，2011，35（6）：857-869.

[52] Cai Y，Fleming C，Yan J.New insights of T cells in the patho-genesis of psoriasis[J].Cell Mol Immunol，2012，9（4）：302-309.

[53] Spits H，Cupedo T.Innate lymphoid cells：emerging insights in development，lineage relationships，and function[J].Annu Rev Immunol，2012，30：647-675.

[54] JIANG W，ZHU FG，BHAGAT L，et al. A Toll-like receptor 7，8，and 9 antagonist inhibits Th1 and Th17 responses and inflammasome activation in a model of IL-23 induced psoriasis[J]. Invest Dermatol，2013，133（7）：1777-1784.

[55] Nestle FO，Conrad C. The IL-12 family member p40 chain as a master switch and novel therapeutic target in psoriasis[J]. J Invest Dermatol，2004，123（6）：14-15.

[56] Lowes MA，Bowcock AM，Krueger JG. Pathogenesis and therapy of psoriasis[J]. Nature，2007，445（7130）：866-873.

[57] 沈慧，杨志波．MiRNAs 易感基因及细胞因子系统生物学网络在银屑病发病机制的研究进展 [J]. 中国中西医结合皮肤性病学杂志,2017,16（2）：

181-183.

[58] Troughton PR，Morgan AW. Laboratory findings and pathology of psoriatic arthritis[J]. Baillieres Clin Rheumatol，1994，8（2）：439-463.

[59] Ritchlin CT，Colbert RA，Gladman DD. Psoriatic Arthritis[J]. Engl J Med，2017，376（10）：957-970.

[60] Fransson ME. The T-cell pool is anergized in patients with multiple sclerosis in remission[J]. Immunology, 2009, 126（1）: 92-101.

[61] Wilson NJ, Boniface K, Chan JR, et al. Development, cytokine profile and function of human interleukin-17-producing helper T cells[J]. Nat Immunol, 2007, 8（9）: 950-957.

[62] Aggarwal S, Gurney AL. IL‑17: prototype member of an emerging cytokine family[J]. Journal of Leukocyte Biology, 2002, 71（1）:1-8.

[63] Veldhoen M, Hocking RJ, Atkins CJ, et al. TGF-β in the Context of an Inflammatory Cytokine Milieu Supports De Novo Differentiation of IL-17-Producing T Cells[J]. Immunity，2006,24（2）:179-189.

[64] Raychaudhuri SP. Role of IL-17 in psoriasis and psoriatic arthritis[J]. Clinical Reviews in Allergy & Immunology,2013,44（2）:183-193.

[65] Filer C, Ho P, Smith RL, et al. Investigation of association of the IL-12B and IL-23R genes with psoriatic arthritis[J]. Arthritis & Rheumatology,2008,58（12）:3705-3709.

[66] Suzuki E, Mellins ED, Gershwin ME, et al. The IL-23/IL-17 axis in psoriatic arthritis[J]. Autoimmunity Reviews,2014,13（4-5）:496-502.

[67] Jacques Peggy, Lambrech Stijn, Verheugen Eveline, et al. Proof of concept :enthesitis and new bone formation in spondyloarthritis are driven by mechanical strain and atromal cell[J].Annals of the Rheumaic Diseases,2014, 73（2）:437.

第三章

银屑病关节炎的诊断与鉴别诊断

第一节 诊断要点

本病起病隐匿，约 1/3 呈急性发作，起病前无诱因。其临床主要表现为关节及皮肤指（趾）甲损伤，少数有发热、体质量减轻和贫血等。

一、临床表现

1. 关节表现

关节症状多种多样，除四肢外周关节病变外，部分可累及脊柱。受累关节疼痛、压痛、肿胀、晨僵和功能障碍，一般临床特点分为 5 种类型，60% 类型间可相互转化，合并存在。

（1）单关节炎或少关节炎型 该型占 70%，多见于男性，通常只累及 2～3 个关节，以手、足远端或近端指（趾）间关节为主，膝、踝、髋、腕关节亦可受累，分布不对称，因伴发远端和近端指（趾）间关节滑膜炎和腱鞘炎（图 3-1），受损指（趾）可呈现典型的腊肠指（趾）（图 3-2），常伴有指（趾）甲病变，此型患者 1/3～2/3 可演变为多关节炎型。

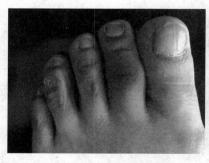

图3-1　早期远端趾间关节炎呈腊肠指样

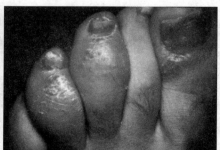

图3-2　典型的银屑病腊肠趾

（2）远端指（趾）间关节型 此型占 5%～10%，病变累及远端指（趾）间关节。有学者认为远端指（趾）间关节受累可能是 PsA 早期表现，通常与 PsA 另外两个特征病变即指（趾）炎和指甲病变相伴随（图 3-3）。

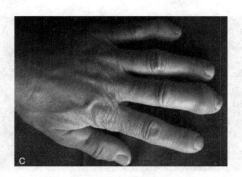

图 3-3　银屑病远端指间关节炎

（3）残毁性关节炎型　此型占5%，是 PsA 的严重类型，好发年龄为
20 ～ 30 岁，受累指、掌、跖骨可有骨溶解，指节为望远镜式的套叠状，
病变关节可发生强直、畸形，常伴有发热和骶髂关节炎，皮肤病变严重
（图 3-4、图 3-5 ）。

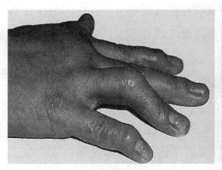

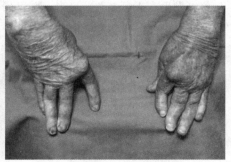

图 3-4　残毁性关节炎　　　　　图 3-5　晚期对称性残毁性关节炎

（4）对称性关节炎型　此型占15%，受侵犯的关节数目多而且对称，
病变以近端指（趾）间关节为主，可累及远端指（趾）间关节及大关节如
腕、肘、膝和踝关节等。与类风湿关节炎极为相似，关节畸形或关节破坏
常比类风湿关节炎轻，部分患者为血清类风湿因子阳性。远端指间关节的
受累及伴随的腊肠指改变常有助于与类风湿关节炎鉴别。如果仅有银屑病
皮疹和类风湿因子高滴度阳性，则考虑为银屑病和类风湿关节炎合并存在
（图 3-6 ）。

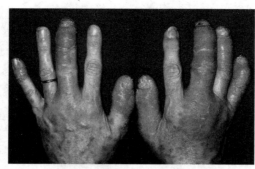

图 3-6　对称性关节炎伴皮损

（5）脊柱关节病型　此型约占 5%，男性、年龄大者多见，以脊柱和骶髂关节病变为主，受累常不对称，常为单侧，下背痛或胸壁痛等症状可缺如或很轻，双侧骶髂关节病变者与人类组织相容性抗原（HLA）-B27 高度相关。脊柱炎表现为韧带骨赘形成，严重时可引起脊柱融合，骶髂关节模糊，韧带骨赘可发生在无骶髂关节炎者，并可累及脊柱的任何部分，通常不发生在边缘而是在椎体的前面和侧面。颈椎易受累是 PsA 的特征，可影响颈椎导致寰椎和轴下不全脱位。

由于 PsA 患者颈椎病变常无临床症状，尤其是病程迁延者应在消炎止痛治疗前常规进行颈椎的影像学检查。

也有学者将 PsA 分为 3 种类型：①类似反应性关节炎伴附着点炎的单关节和寡关节类型；②类似风湿性关节炎的对称性多关节炎型；③类似强直性脊柱炎的以中轴关节病变为主（脊柱炎、骶髂关节炎和髋关节炎），伴有或不伴有周围关节病变的脊柱病型。

2. 皮肤表现

通常认为 PsA 皮肤病变较严重，但临床多数患者只有轻至中度的皮肤损害，根据银屑病的临床特征，一般可分为寻常型、脓疱型、关节病型及红皮病型 4 种类型。皮肤银屑病变好发于头皮及四肢伸侧，尤其肘、膝部位，呈散在或泛发分布，要特别注意隐藏部位的皮损如头发、会阴、臀、脐等；皮损表现为丘疹或斑块，圆形或不规则形，表面有丰富的银白色鳞屑，去除鳞屑后为发亮的薄膜，除去薄膜可见点状出血（Auspitz 征），该特征对银屑病具有诊断意义。存在银屑病是与其他炎性关节病的重要区别，皮肤病变严重性和关节炎症程度无直接关系，仅 35% 病例显示二者相关。

（1）寻常型银屑病　该型银屑病以境界清楚的红斑丘疹鳞屑性皮损为特征，慢性病程，反复发作，好发于青壮年，一般多于冬季加重，夏季减轻，好发部位可累及皮肤任何部位，但以头皮、躯干、四肢伸侧为主，可伴有不同程度的瘙痒，早期皮损为点滴状；皮损可不断增大，形成不同斑片，皮损表面覆盖成层鳞屑，蜡滴现象，轻轻刮去鳞屑，可见一层淡红色发亮薄膜，称为薄膜现象，去除薄膜可见到湿润的表面伴有针尖样点状出血，称为 Auspitz 征（图 3-7）。

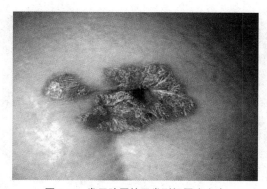

图 3-7　发于脐周的寻常型银屑病皮疹

（2）脓疱型银屑病

①泛发性脓疱型银屑病：临床以红斑及无菌性脓疱为主要表现，发病急骤，全身症状重，皮肤可有烧灼感，几天后脓疱会消失，出现广泛的鳞屑，呈周期性发作，预后较差。

②局限性脓疱型银屑病：慢性病程，无全身症状，皮疹限于掌、跖部，指（趾）甲常被累及呈混浊且肥厚。

（3）关节型银屑病　关节型银屑病临床有银屑病皮损的表现，男性多见，少数伴有发热等全身症状，任何关节均可累及，可伴发关节及周围软组织疼痛、肿胀、僵硬和运动障碍，部分患者可有骶髂关节炎和（或）脊柱炎，晚期可发展为关节强直，导致残疾。

（4）红皮病型银屑病 红皮病型银屑病以泛发红斑及鳞屑为特征，起病渐进，也可呈急性起病，临床可伴有发热，迁延数日不愈，皮损弥漫潮红，大量脱屑，仅有少数正常皮肤，指（趾）甲肥厚、脱落。

3. 指（趾）甲表现

约80%PsA患者有指（趾）甲病变，而无关节炎的银屑病患者指甲病变为20%，因此指（趾）甲病变是PsA的特征。常见表现为顶针样凹陷，炎症远端指间关节的指甲有多发性凹陷是PsA的特征性变化，其他有甲板增厚、浑浊、色泽发乌或有白甲、表面高低不平、有横沟及纵嵴，常有甲下角质增生，重者可有甲剥离，有时形成匙形甲（图3-8）。

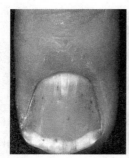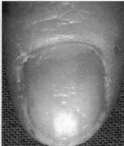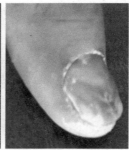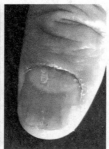

图3-8 甲损害

4. 其他表现

（1）眼部病变 7%～33%患者有眼部病变。

①结膜炎：银屑病结膜炎常表现为慢性非特异性炎症，约有20%的关节型银屑病患者发生银屑病结膜炎，结膜炎症状包括红眼、疼痛、流泪和分泌脓性分泌物，进一步可导致眼睛疼痛、睑球粘连、倒睫及角膜损害。

②葡萄膜炎：葡萄膜炎是一种严重影响视力的炎症性病症，其往往是双侧受累，病期较长，症状严重。大约30%的银屑病关节炎患者眼部受累，其中7%为急性前葡萄膜炎，有研究显示，在HLA-B27阳性的情况下，葡萄膜炎症状更严重，且发生频率更高。

③角膜炎：银屑病角膜损害发病多位于角膜缘，最常见的是点状上皮性角膜炎，病变包括浅表或深部混浊、间质浸润、浅表新生血管形成及角

膜溃疡等。其病变类似于银屑病皮肤损害，表现为角膜上皮的增厚、角化不全及血管增生。

④眼睑炎：眼睑炎是银屑病患者最常见的眼部症状，临床表现为眼睑典型的银屑病鳞屑性皮损或单纯眼睑红斑、水肿。慢性的眼睑炎症可导致倒睫、睑外翻、睑组织缺损、睫毛脱落、红眼或累及角膜等，甚至出现视觉损害。

⑤鸟枪弹伤样视网膜脉络膜病变（BSCR）：BSCR 是一种潜在致盲、慢性的后葡萄膜炎，是以多重视网膜、脉络膜色素减退为特点的视网膜脉络膜病，可导致视网膜及视神经盘萎缩。

（2）心血管表现　银屑病皮损可产生一些对心血管发育和功能有影响的因子，从而产生系统性损伤使心血管疾病风险升高。值得注意的是这些发现只存在于中重度银屑病患者。而 Lu 等在银屑病患者检测出与心血管疾病、高血脂等相关的基因变异或单核苷酸多态性（SNPs），从而进一步支持银屑病与心血管疾病的发病密切相关，使心肌梗死发病率增加。同时接近 4% 患者出现主动脉瓣关闭不全，常见于疾病晚期，另有心脏肥大和传导阻滞等。

（3）慢性炎性肠病（IBD）　银屑病和 IBD 二者在生物学通路中存在部分重叠。Th17 及相关细胞因子如 IL-23、IL-17、TNF-α、IFN-γ 和调节性 T 细胞均参与银屑病及 IBD 的发病过程，Th17 在银屑病和 IBD 的炎症过程和组织损伤中起重要作用。

（4）肾脏表现　银屑病合并肾脏病变较为少见，国内外仅有少数零星的病例报道，多为合并 IgA 肾病、膜增生性肾炎、肾淀粉样变等，临床表现主要是水肿、大量蛋白尿。

（5）附着点炎　附着点炎是韧带、肌腱、关节囊或筋膜的骨附着处出现的炎症，特别在跟腱和跖腱膜附着部位。足跟痛是附着点炎的表现。

二、实验室检查

本病无特殊实验室检查，病情活动时可出现以下实验室检查指标异常。

1. 白细胞、中性粒细胞

中性粒细胞在炎症性疾病中有至关重要的作用。银屑病皮损及外周血中中性粒细胞活化产物明显升高。研究发现血白细胞、中性粒细胞在 PsA 患者中明显增加。

2. 血小板

PsA 患者活动期可有血小板增多的表现，关节滑膜侵蚀性炎症的活动程度恰恰与血小板增高有一定的关系。以往关于血小板在关节炎的研究多集中在类风湿关节炎（RA），有研究发现有些参与关节炎症的细胞因子包括 IL-3、血小板生成素（TPO）、IL-11 等可能作为促进巨核细胞及血小板生长的因子在反应性血小板增多的机制中发挥作用。PsA 与 RA 的炎症因子水平变化是相似的，所以其血小板升高的机理可能亦相同。

3. 血沉（ESR）

临床中 40%～60% 的 PsA 可见血沉增快，患者 ESR 与 PsA 炎症反应的程度一致，特别是多关节炎型患者，可反映皮肤病变的严重性。但血沉为非特异性指标，可以受到许多因素的影响，例如贫血或者药物所致等。

4. C-反应蛋白（CRP）

CRP 是由肝细胞产生的一种急性时相反应蛋白，正常情况下仅少量存在于人体液中，在机体遭受各类炎症和损伤后 6～8 小时，血清 CRP 能迅速升高并在 24～48 小时达到高峰。CRP 是评价 PsA 病情活动性的最敏感和最有效指标，是反映机体组织炎症急性期的物质，临床中治疗有效可以使其水平下降，通常比血沉的变化更敏感；但是 CRP 反映的是整个机体的炎症水平，故也并不是 PsA 的特异指标。

5. 免疫球蛋白

部分 PsA 患者可以出现免疫球蛋白 A（IgA）水平升高，并且 IgA 血清浓度与 CRP 水平显著相关；其他免疫球蛋白 IgM、IgG、IgE 增高与 PsA 的相关性均有报道，可作为 PsA 病情活动的观察指标之一。

6. 免疫学指标

免疫学指标认为类风湿因子（RF）阴性是 PsA 的重要特征，RF 阴性有助于排除类风湿关节炎。但有研究提示银屑病关节炎患者可出现类风湿因子和抗核抗体呈现低滴度阳性。

7. 人类白细胞抗原（HLA–B27）

HLA-B27 抗原是一种免疫遗传标记抗原，PsA 患者如出现 HLA-B27 阳性，提示此患者约 50% 会出现骶髂关节和脊柱受累，有助于临床分型。

8. 血清白介素 6（IL–6）

IL-6 作为炎症反应的标志物，比常规实验指标红细胞沉降率、CRP 特异性高。在一项 219 例银屑病患者参与的研究中，134 例银屑病关节炎患者的 IL-6 水平显著高于银屑病患者，而且 IL-6 的水平与关节改变的数量相关，表明 IL-6 可能是筛查 PsA 的生物标志物。

三、病理学检查

对于关节滑膜的病理学研究尚处于起步阶段。与其他血清阴性脊柱关节病一样，PsA 周围关节的病理常见滑膜增生、淋巴样浸润和血管翳形成，软骨下肉芽组织增生常引起软骨破坏，指（趾）炎、腱鞘滑膜炎和肌腱端炎是 PsA 的病理标志。

四、影像学检查

1. X 线表现

X 线平片检查是作为评估关节受损程度的重要检查方法。

（1）骶髂关节及脊柱　与强直性脊柱炎类似，PsA 表现为不对称骶髂关节炎（图 3-9），主要表现为关节面毛糙，关节间隙变窄、消失、融合。脊柱炎表现为边缘骨质增生，椎旁韧带钙化；椎间隙变窄、强直，也可呈"竹

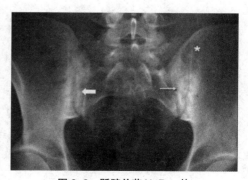

图 3-9　骶髂关节 X–Ray 片

不对称骶髂关节炎，双侧骶髂关节面毛糙，关节面下骨质硬化，左侧为著，左侧骶髂关节间隙狭窄

节样"改变。

（2）四肢小关节　PsA四肢小关节典型表现为不对称性的远侧指（趾）间关节面破坏，远节指（趾）骨基底部膨大、中间指骨远端因侵蚀破坏变尖和远端指骨骨质增生，关节呈"笔套"征或"望远镜"样等改变；部分患者还可见手指（足趾）骨末节自基底部向远端逐渐变细表现，也称为"铅笔尖"样改变（图3-10、图3-11）。

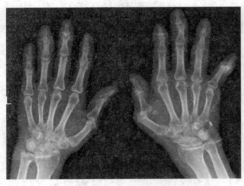

图3-10　PsA双手X-Ray片

双手、腕骨质疏松，PsA远端关节基底部膨大，呈笔帽征，受累关节间隙狭窄，伴部分关节半脱位

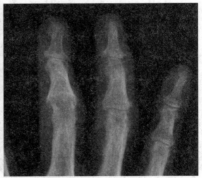

图3-11　PsA手X-Ray片

受累指间关节基底部及指骨出现毛绒样改变

（3）四肢大关节　PsA四肢大关节主要表现为骨质疏松、关节间隙变窄、局部骨小梁破坏等。但本病单独累及四肢大关节较少见，多在四肢小关节累及后发生，而且单侧发病多见。

（4）其他部位　还可累及胸肋关节、胸锁关节等。

2.CT影像学表现

CT能更好地显示细微结构，以及X线片不能发现的关节间隙及骨性关节面的轻微异常改变。主要表现为骶髂关节间隙狭窄、消失乃至融合；关节面下骨质毛糙、虫蚀样破坏、周围骨质增生硬化或骨质疏松；关节半脱位或脱位，关节畸形（图3-12、图3-13）。

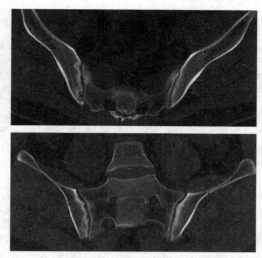

图 3-12　骶髂关节 CT（上图轴位，下图冠状位）

PsA 非对称性骶髂关节炎，两侧关节面毛糙、关节面下虫噬样改变，右侧为著，髂骨关节面下见骨质硬化

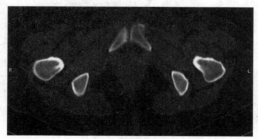

图 3-13　双髋关节 CT（轴位）

PsA 耻骨联合关节炎，右侧关节面毛糙、虫噬样改变

3. MRI 影像学表现

　　MRI 软组织分辨率较高，能更好地观察早期异常表现，也有助于评估疾病的活动度。主要表现为附着点炎、骨髓水肿、骨膜炎伴随的关节或屈肌腱滑膜炎（图 3-14），后期可见伴随着骨质破坏的骨质改变、关节半脱位或骨质增生，晚期可见骨强直表现。

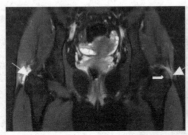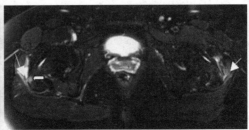

图 3-14　PsA 双髋关节 MRI（左图冠状位，右图轴位）

PsA 臀中肌止点肌腱炎（细箭头标识）、邻近股骨大粗隆肌腱附着处骨髓水肿（宽箭头标识）

4. 超声检查

超声可以早期检测 PsA。高频超声主要表现包括皮下软组织弥漫性肿胀，关节腔积液，关节滑囊损伤，滑膜增厚，肌腱及韧带末端回声减低，指（趾）伸、屈肌腱鞘炎；多普勒超声主要表现为血流信号增多，肌腱韧带出现血管侵蚀，骨及软骨损伤等。

（1）外周关节附着点　附着点炎的超声征象可以分为两类。一类为组织的炎性改变，包括附着处肌腱回声减弱、附着处肌腱增厚及附着处肌腱内的血流信号；另一类为组织的结构改变，包括附着处肌腱内的钙化、附着处骨皮质表面骨赘及附着处骨皮质表面骨侵蚀。附着处肌腱回声减弱，组织学上是由于肌腱损伤后水肿或者是形成不规则瘢痕，从而导致肌腱失去正常的纤维样结构所致。

超声可见：①受累韧带、肌腱在其骨插入点处回声增厚、异常。②附着点韧带能量多普勒信号增多。③伴或不伴骨侵蚀等骨质改变；附着点病变常伴滑囊炎、关节腔滑膜炎、关节软骨受累、微小骨侵蚀、韧带鞘膜积液、腱周炎、肌肉筋膜炎等，但目前仍缺少超声与人活体组织病理学的对比研究；晚期骨破坏加剧、新骨形成、骨刺形成，最终可致关节僵硬、肿胀、压痛、功能障碍等严重关节损害，甚至致残。

（2）外周关节　超声下可见关节腔积液和滑膜增厚，积液表现为关节腔被同质的无回声占据，滑膜增厚在关节腔内可探及簇或丛样等回声和 / 或均匀等回声。如连续 2 个相互垂直的切面均能显示骨皮质表面连续性中断，常提示关节内骨侵蚀。但超声对于关节内病变的评估不具特异性，而关节内病变同样可能发生在骨关节炎和类风湿关节炎中。

（3）中轴关节　超声检查对深部区域组织的敏感性不高，只能显示骶髂关节表面和周边软组织，但通过超声造影（CEUS）可明显提高对深部区域检查的敏感度。Spadaro 等研究发现 CEUS 检查，骶髂关节的炎性渗出与患病关节的活动性密切相关。

（4）指（趾）炎　超声下主要表现为皮下软组织弥漫性水肿，屈肌腱鞘肿胀，回声减低等。Ash 等也提出银屑病指甲病变者较无指甲病变者更易发生系统性附着点炎，提示超声及早发现指甲病变对银屑病及 PsA 的评估具有重要作用。超声发现指（趾）炎的病理改变多种多样，认为主要由屈肌腱鞘炎导致的观点较多，也可合并弥漫性皮下软组织炎症和滑膜炎的参与。

（5）皮肤和甲病　超声最常见的皮肤病变是银屑病皮疹处的表皮和真皮层较正常皮肤均增厚、回声减低且能量多普勒提示血流增加。银屑病甲病的早期，腹侧高回声甲板的锐度开始逐渐丧失，随疾病进展，中间的无回声层也开始出现局灶或完全的消失，最终导致全甲板的增厚和融合。

（马桂琴　罗萍　马迪　华华）

参考文献：

[1] 张玉军，丁峰 . 银屑病关节炎的临床表现 [J]. 山东医药，2009，49（43）：107.

[2] 王承德 . 中成药临床应用指南 - 风湿病分册 [M]. 北京：中国中医药出版社，2017.

[3] Amin KA，Belsito DV. The aetiology of eyelid dermatitis：a 10-year retrospective analysis[J]. Contact Dermatitis，2006，55（5）：280-285.

[4] Rehal B，Modjtahedi BS，Morse LS，et al. Ocular psoriasis[J]. J Am Acad Dermatol，2011，65（6）：1202-1212.

[5] 张顺莲，胡云峰，邓列华 . 银屑病患者眼部临床表现及治疗现状 [J]. 实用皮肤病学杂志，2013，6（3）：157-159.

[6] Mannis MJ，Macsai MS，Huntley AC. Eye and skin disease[M]. Hong Kong：Lippincott-Raven Publishers，1996.

[7] Lu Y，Chen H，Nikamo P，et al. Association of cardiovascular and metabolic disease genes with psoriasis[J]. J In-vest Dermatolus，2013，133：836-839.

[8] 邓维，于瑞星，张晓艳 . 银屑病与慢性炎症性肠病的相关性研究进展 [J]. 国际皮肤病学杂志，2017，43（5）：285-287.

[9] 张苏华，刘志红，陈惠萍，等 . 银屑病相关性膜性肾病的临床与病理特点 [J]. 肾脏病与透析肾移植杂志，2008，17（3）：229-235.

[10] 王倩，刘伟，张丽霞，等 . 中性粒细胞 / 淋巴细胞比值与寻常性银屑病及银屑病关节炎的关系 [J]. 中国皮肤性病学杂志，2016，30（10）：1017-1019.

[11] 王吉波 . 银屑病关节炎的实验室及病理学检查 [J]. 山东医药，2009，49（43）：108.

[12] Alenius GM，Eriksson C，Rantapaa Dahlqvist S.Interleukin-6 and soluble interleukin-2 receptor alpha-madrkers of inflammation in patients with psoriatic arthritis[J].Clin Exp Rheumatol，2009，27（1）：120-123.

[13] 张跃，胡颖 . 关节病型银屑病的临床特点及影像学表现 [J]. 中国 CT 和 MRI 杂志，2017，15（5）：36-38.

[14] Spira D，Kotter I，Henes J，et al. MRI findings in psoriatic arthritis of the hands[J]. AJR Am J Roentgenol，2010，195（5）：1187-1193.

[15] 张雷，刘美含，王琳琳，等 . 超声技术与 MRI 在银屑病性关节炎中的意义 [J]. 中国实验诊断学，2016，20（9）：1554-1555.

[16] Wakefield RJ，Balint PV，Szkudlarek M，et al.Musculoskeletal ultrasound including definitions for ultrasonographic pathology. J Rheumatol[J]，2005，32：2485–2487.

[17] Bandinelli F，Prignano F，Bonciani D，et al.Ultrasound detectsoccult entheseal involvement in early psoriatic Arthritis independently of clinical features

and psoriasis severity[J].Clin Exp Rheumatolian，2013：219-224.

[18] 甘伦胜，颜可，胡君，等 . 肌骨超声在银屑病性关节炎中的应用进展 [J]. 中国医学影像技术，2017，33（7）：1109-1111.

[19] Spadaro A，Iagnocco A，Baccano G，et al.Sonographic-detected joint effusion compared with physical examination in the assessment of sacroiliac joints in spondyloarthritis[J].Ann Rheum Dis，2009，68（10）：1559-1563.

[20] Olivieri I，Barozzi L，Favaro L，et al.Dactylitis in patients with seronegative spondylarthropathy.Assessment by ultrasonography and magnetic resonance imaging[J]. Arthritis Rheum，1996，39（9）：1524-1528.

[21] Kane D，Greaney T，Bresnihan B，et al. Ultrasonography in the diagnosis and management of psoriatic dactylitis[J]. J Rheumatol，1999，26（8）：1746-1751.

[22] 邓雪蓉，赵娟，王昱 . 超声在银屑病关节炎中的应用价值 [J]. 中华风湿病学杂志，2017，21（8）：569-570.

第二节　诊断标准

银屑病关节炎（PsA）是系统性炎症疾病脊柱关节炎的一种，在临床中并不少见，但常常被误诊误治，源于临床医生很少会把患者的皮疹和关节疾病联系起来，尤其银屑病出现在关节炎后，此类患者的诊断较困难，应注意临床和放射学线索，如银屑病家族史，寻找隐蔽部位的银屑病变，注意受累关节部位，有无脊柱关节病等来作出诊断并排除其他疾病。长期以来，随着银屑病关节炎的逐渐被认识，国际的一些研究小组也相继出台了一些诊断标准。

一、Moll-Wright 诊断标准

1973 年 Moll 和 Wright 最早提出了 PsA 的诊断标准（表 3-1），该标准最为简单且应用最广泛。

表 3–1　Moll–Wright 诊断标准

1. 至少有 1 个关节炎并持续 3 个月以上
2. 至少有银屑病皮损和（或）1 个指（趾）甲上有 20 个以上顶针样凹陷的小坑或甲剥离
3. 血清 IgM 型 RF 阴性（滴度 < 1∶80）

二、Bennett 标准

Bennett 在 1979 年提出了一个新的分类标准（表 3-2），提高了 PsA 诊断的特异性。

表 3–2　Bennett 标准

1.必要条件
（1）银屑病临床表现：皮肤或指（趾）甲
（2）至少 1 个关节疼痛、软组织肿胀和（或）活动受限（经医师诊断并持续 6 周以上）
2.辅助条件
（1）1 个或 1 个以上关节疼痛、软组织肿胀和（或）活动受限（经医师诊断）
（2）远端指（趾）间关节炎症性关节炎表现，应排除 Bouchard 或 Heberden 结节
（3）"腊肠样"指（趾）表现
（4）手、足关节炎，不对称分布
（5）无皮下结节
（6）血清类风湿因子阴性
（7）炎症性滑膜液中 C3 或 C4 水平正常或升高，无感染（包括抗酸杆菌）和尿酸盐或焦磷酸盐结果
（8）滑膜活检显示为滑膜内层增生，以单核细胞浸润为主，排除肉芽肿或肿瘤
（9）外周关节 X 线检查显示无明显骨质疏松的小关节侵蚀性关节炎，应排除侵蚀性骨关节炎
（10）中轴关节 X 线检查有以下任一表现：骶髂关节炎、韧带骨赘和脊柱旁骨化

备注：确诊 PsA：必要条件加辅助条件中的 6 项；
　　　很可能的 PsA：必要条件加辅助条件中的 4 项；
　　　可能的 PsA：必要条件加辅助条件中的 2 项。

三、Vasey 和 Espinoza 标准

该标准简化了 Bennett 标准，相对而言，Vasey-Espinoza 标准（表 3-3）的敏感性更高，认为只需要银屑病加上外周关节或脊柱关节病变 2 项中的 1 项即可临床诊断 PsA。

表 3-3　Vasey 和 Espinoza 标准

确诊银屑病关节炎须符合标准 I 和标准 II 或 III 中的 1 项:
标准 I: 银屑病，累及皮肤或指甲
标准 II: 外周关节病变
1. 远端指间关节疼痛、软组织肿胀和（或）活动受限，持续 4 周以上
2. 不对称性外周关节疼痛、软组织肿胀和（或）活动受限，持续 4 周以上，包括腊肠指（趾）
3. 对称性外周关节炎，持续 4 周以上，类风湿因子阴性和无皮下结节
4. 放射学检查显示: "杯中铅笔"样畸形，末端指骨变尖，羽毛状骨膜炎和骨关节强直
标准 III: 中轴关节病变
1. 脊柱疼痛、僵硬伴运动受限，持续 4 周以上
2. 2 级对称性骶髂关节炎（符合纽约标准）
3. 3 级或 4 级单侧性骶髂关节炎

四、CASPAR 分类标准

2006 年由新西兰、加拿大等国风湿病学家组成的研究小组对目前临床应用的 7 种银屑病关节炎分类标准的敏感性和特异性进行了分析比较，并制定出新的 PsA 分类标准——CASPAR（Classification Critetia for Psoriatic Arthritis）分类标准。

表 3-4　CASPAR 分类标准

炎症性关节病（关节、脊柱或肌腱），并伴有下述的 5 项分类中的 3 项者，即符合 CASPAR 分类标准:
1. 现发银屑病、银屑病个人史或银屑病家族史:
现发银屑病: 指就诊时经风湿病医师或皮肤病医师诊断，有银屑病皮疹或头皮病变表现
银屑病个人史: 指由患者本人、家庭医师、皮肤病医师、风湿病医师或其他可信任的健康中心证实患者曾患有银屑病
银屑病家族史: 指患者陈述其一级或二级亲属中有银屑病病史
2. 体检可见典型的银屑病指甲病变，包括甲剥离、顶针样改变、过度角化等
3. 类风湿因子检查阴性。类风湿因子检测可用除凝胶法外的其他任何方法，但最好采用 ELISA 试验或比浊法，依据当地实验室检查的参考值范围
4. 现发指（趾）炎，指一个整只指/趾肿胀；或有风湿病医师记录的指（趾）炎病史
5. 影像学显示关节周围新骨形成，手足平片可见关节边缘境界不清的骨化（需排除骨赘形成）

CASPAR 分类标准特异性 98.7%，敏感性 91.4%。

（王海舰　马桂琴　华华）

参考文献

Taylor W，Dafna Gladman，Philip Helliwell，et al.Classification criteria for Psoriatic Arthritis：development of new criteria from a large international study[J].Arthritis Rheum，2006，8（54）：2665.

第四章

银屑病关节炎的
中医治疗

第一节　辨证论治

银屑病关节炎的病因病机较为复杂，与外感六淫邪气、脏腑阴精亏损、禀赋体质、饮食不节有关，病机无非正虚与邪实两端；在病程中往往是首先出现银屑病皮肤病变，早中期主要为邪实，后期或经历数年出现关节损害，病机为正虚邪实交错，在病程中出现瘀血痰浊病理产物同时又作为致病因素加诸于病。另外，伏邪致病是一个很重要的病机，其内在病理基础是脏腑阴精亏损尤其是肾精亏损为主。

1. 风寒阻络证

【症状】关节游走疼痛，遇风冷加重，得热则舒，皮损多见于头皮或四肢，冬季加重或复发，皮损红斑不显，鳞屑色白而厚。舌质正常，脉弦紧。

【辨证要点】关节游走疼痛，皮损红斑不显，鳞屑色白而厚。

【治法】祛风通络，活血止痛。

【方药】黄芪桂枝五物汤（《金匮要略》）合补阳还五汤（《医林改错》）加减。

生黄芪 30g，桂枝 12g，白芍 10g，秦艽 12g，当归 12g，桃仁 10g，红花 10g，地龙 10g，怀牛膝 15g，防风 10g，炙甘草 10g，羌活 12g，白鲜皮 10g，生姜 3 片，大枣 15g。

【临床体会与加减】大部分银屑病属于血燥风热，本型在银屑病关节炎比较少见，一般儿童或初发病例可能见到。风为百病之长，风寒之邪侵袭人体，易伤营卫，方用黄芪桂枝五物汤调和营卫、祛风通络，补阳还五汤益气活血通络而奏效。加减：皮损色暗者可加赤芍 10g；上肢关节痛加伸筋草、桑枝；下肢关节痛加威灵仙、独活；皮损鳞屑较厚者可加白鲜皮 15g；关节痛甚可加地龙 10g，没药 8g。营卫不和，气虚恶风，上肢关节疼痛者，亦可选用蠲痹汤（《杨氏家藏方·风湿方捌道》）合补阳还五汤化裁，药用生黄芪、防风、当归、羌活、赤芍、白芍等，皮损色暗者可配伍身痛逐瘀汤（《医林改错·痹症有瘀血说》）化裁。注意本证虽有恶风的表现，但因病本质为血分燥热，切不可用川草乌、附子等大辛大热之品，以免温燥助热而引动皮损的发作。

【中成药】风湿液，金乌骨通胶囊。

2. 湿热内蕴证

【症状】关节红肿热痛，斑块样皮疹或蛎壳样皮疹，色红，鳞屑厚或垢厚，胃脘痞闷，纳呆，甚或呕恶不欲食，小便黄赤，大便黏腻不爽，舌红苔黄腻，脉滑数。

【辨证要点】皮疹色红，鳞屑垢厚，关节红肿疼痛，舌红苔黄腻，脉象滑数。

【治法】清热利湿，消肿止痛。

【方药】四妙丸（《成方便读·补阴之剂》）、四妙勇安汤（《验方新编·手部》）、土槐饮（《赵炳南临床经验集·经验方与常用方》）合方。

苍术 15g，黄柏 9g，薏苡仁 30g，牛膝 15g，金银花 30g，玄参 12，当归 15g，生甘草 10g，土茯苓 30g，生槐花 30g。

【临床体会与加减】此证候虽为湿热阻络证候，但与一般关节炎湿热阻络证有所不同，因关节肿痛与皮损交叠，内在病理有血分燥热的基础，就两个病机而言，血分燥热为本，湿热阻络为标，必须标本兼顾，清热利湿、通络止痛的同时应用凉血活血法。方中四妙丸清热利湿、通络止痛，其中苍术配黄柏燥湿化湿；牛膝壮腰脊兼引热下行；生薏苡仁清热利湿；金银花清热解毒，使血分内热透达到气分，如叶天士所谓"入营尤可透热转气"；玄参清热养阴；当归凉血活血，合方使用既能清营凉血，又能清热利湿；土茯苓既能除湿、清热、解毒，又善通利关节；槐花凉血解毒，清解血分之热。三方合用由内到外，使药力自气分透达至血分。

气虚湿热者亦可用拈痛汤（当归拈痛汤）（《兰室秘藏·腰痛门》）加味。原文云："治湿热为病，肩背沉重，肢节疼痛，胸隔不利。"方中用羌活透关节，防风散风湿，为君药。升麻、葛根引清气上行，散肌肉间风湿；白术甘温、苍术辛温，可健脾燥湿，为臣药。湿热合邪，肢节烦痛，用苦寒之苦参、黄芩、知母、茵陈而泄之；血变不流则痛，以当归辛温散之；甘草补养正气，使苦寒不致伤脾胃，为佐药。治湿不利小便非其治也，配猪苓、泽泻甘淡咸平，导其湿浊，为之使也。立法组方依据《素问·至真要大论》"湿淫所胜，平以苦热，佐以酸辛，以苦燥之，以淡泄之"。

若皮损基底色红，鳞屑垢厚，生长迅速者加生地黄 30g，牡丹皮 15g，赤芍 15g；鳞屑呈壳状，加炒三棱 6g，莪术 6g；关节肿痛以下肢为主者，加络石藤 15g，红藤 15g，上肢为主者加伸筋草 15g，桑枝 20g；关节疼痛较甚者加乳香 6～8g，没药 6～8g；关节肿甚变形可加土贝母 10g，关节疼痛肿胀较甚者可加用雷公藤 15g（先煎 1 小时）。

皮疹色红，鳞屑垢厚可外用黄连、黄柏等（分研极细末，香油调敷患处）。

【中成药】湿热痹颗粒（片）、滑膜炎颗粒（胶囊）、新癀片、四妙丸、风痛安胶囊、当归拈痛丸（颗粒）、雷公藤多苷片。

3. 热毒痹阻证

【症状】关节红肿热痛，皮疹色红或连成片，或斑疹红赤，皮肤鳞屑生长快，皮肤焮热肿胀，或恶寒发热，口干渴欲饮，小便黄赤，大便干结。舌质红，苔薄黄，脉滑数。

【辨证要点】关节红肿热痛，斑疹红赤，皮肤鳞屑生长快，皮肤焮热肿胀，舌质红，苔薄黄，脉滑数。

【治法】清热解毒，凉血祛风，消肿止痛。

【方药】黄连解毒汤（《外台秘要·卷一崔氏方十五首》）合皮炎汤（《朱仁康临床经验集 - 皮肤外科》）化裁。

黄连 10g，黄芩 15g，黄柏 10g，炒栀子 12g，金银花 30g，连翘 20g，生石膏（先煎）30g，知母 10g，生地黄 30g，牡丹皮 12g，赤芍 15g，丹参 20g，竹叶 9g，络石藤 20g，秦艽 12g。

【临床体会与加减】火热毒盛，充斥三焦，外见皮肤红肿焮赤，斑疹连成片，古籍谓之火赤丹，火邪毒热痹阻经络，关节红肿热痛。故用黄连泻心火兼泻中焦之火；黄芩清肺热，泻上焦之火；黄柏泻下焦之火；栀子通泻三焦之火；石膏泄阳明气分之热；生地黄、牡丹皮、赤芍泄血分燥热；

竹叶清心火，导热从小便而泄。

　肌肤大片红斑，触之灼热者，加水牛角 30g（先煎），大青叶 15g 凉血消斑；皮肤瘙痒明显加珍珠母 30g（先煎），生龙骨 30g（先煎），生牡蛎 30g（先煎）；高热者加滑石 18g，寒水石 15g；心烦、皮肤瘙痒加羚羊角粉 0.6g（冲服）；大便干结加生大黄 6g（后下），尿黄赤加白茅根 30g，茜草根 15g。热毒较盛，加大青叶 30g，板蓝根 15g，或加白花蛇舌草 15g，败酱草 15g，伴有肺热咳嗽者加鱼腥草 20g，野菊花 20g；关节疼痛剧烈者加络石藤 20g，红藤 10g，石见穿 30g，上肢关节疼痛较甚加防风 10g，桑枝 15g，下肢关节痛较甚加防己 10g。

【中成药】复方青黛胶囊、新癀片。

4. 阴虚血燥证

【症状】病程久，关节疼痛不甚或有畸形，病情反复，皮疹干燥淡红，鳞屑细碎，舌淡苔净，脉细滑。

【辨证要点】关节疼痛不甚或有畸形，皮疹干燥淡红，鳞屑细碎，舌淡苔净，脉细滑。

【治法】养血祛风，蠲痹止痛。

【方药】蠲痹汤（《杨氏家藏方·风湿方捌道》）合四物汤（《太平惠民和剂局方·治妇人诸疾》）化裁。

　生黄芪 30g，当归 15g，赤芍、白芍各 10g，鸡血藤 15g，秦艽 10g，桑枝 15g，桂枝 9g，生地黄 20g，川芎 10g，防风 10g，炙甘草 10g。

【临床体会与加减】阴虚血燥证一般见于白疕日久伤及关节，或银屑病静止期或急性关节肿痛后期，症见皮损淡红，干燥鳞屑不甚多，关节肿痛不甚。乃因病程日久，血分燥热伤及营血津液，阴液已亏，生风化燥，不仅肌肤失却濡养，宗筋、关节亦失荣润，但病势不剧，肿痛不甚。相对而言，血分阴虚燥热为本，关节肿痛为标，故方以生四物养血凉血活血治其本，以蠲痹汤通络止痛治其标。皮肤干燥，口干者加麦冬 15g，北沙参 15g，以滋阴润燥；乏力者加太子参 15g，健脾益气滋阴；关节局部色紫暗，可加桃仁 12g，红花 12g 活血化瘀；疼痛较剧者加莪术 15g，苏木 15g

活血通络止痛；下肢关节痛者可加川牛膝 10g，怀牛膝 15g 壮骨止痛，下肢关节肿者可合四妙散化裁加苍术 10g，关黄柏 8g，生薏苡仁 30g；上肢关节肿者加土茯苓 30g，伸筋草 15g，或桑枝 15g；肩关节痛者加片姜黄 10g。

【中成药】消银颗粒、风湿液、百令胶囊、痹祺胶囊、白芍总苷片。

5.瘀血阻络证

【症状】病程久，关节肿痛或有畸形，痛如针刺，痛处拒按，疼痛夜甚，关节及皮损色紫黯，舌暗或舌上有瘀斑，脉涩。

【辨证要点】关节疼痛或有畸形，关节及皮损色紫黯，痛如针刺，痛处固定拒按，疼痛夜甚，关节及皮损色紫黯，舌暗或舌上有瘀斑。

【治法】活血化瘀，通络止痛。

【方药】身痛逐瘀汤（《医林改错·痹症有瘀血说》）加味。

秦艽 10g，羌活 12g，桃仁 15g，红花 10g，赤芍 15g，五灵脂 10g，没药 10g，地龙 10g，炙甘草 10g，制香附 15g。

【临床体会与加减】瘀血作为病理产物同时又作为致病病因加重风湿痹病的病情，贯穿以关节病变为主要表现的风湿病。王清任身痛逐瘀汤（《医林改错·痹症有瘀血说》）来源于趁痛散（《丹溪心法·卷四痛风六十三》）。处方中以川芎、当归、桃仁、红花为君，以五灵脂、没药、牛膝、地龙等活血化瘀为臣，配伍香附、羌活、秦艽为使。其中香附以行气为见长，《本草正义·卷上气品》谓："香附，其甚烈，香气颇浓，皆以气用事，故专治气结为病。"本方用香附意在行气，推动血行。方中羌活、秦艽过去认为用以祛风除湿，实则羌活、秦艽两味药都是辛味之品，除祛风除湿外尚有行气之功，能行能散，在活血化瘀的药物中配伍羌活、秦艽可以增强行气活血的功能。全方不仅活血化瘀，而且能宣能散，共奏通络蠲痹止痛之效。疼痛较甚者可加莪术 15g，土鳖虫 10g；一般因活血药耗气伤津，故临证时常配伍黄芪 10g，茯苓 12g 等益气健脾。伴有胸痛者亦可用血府逐瘀汤为主方加通络蠲痹止痛之品，另外注意活血药辛香走窜易伤脾胃而出现纳呆、恶心等症，可加砂仁 6g，陈皮 10g 和胃止呕，亦可随症加入炒稻芽 15g，炒麦芽 15g，炒神曲 15g 等。

【中成药】瘀血痹胶囊（片）、独圣活血片。

6. 痰瘀阻络证

【症状】关节肿痛畸形，有硬结、瘀斑，或关节肌肤紫黯、肿胀，按之稍硬，肢体顽麻或重着，或肌肉瘦削，痛处固定，疼痛夜甚，关节局部皮色紫黯，舌质黯，苔薄白或白腻或薄黄，脉细滑或细涩。

【辨证要点】关节肿痛畸形，痛处固定，疼痛夜甚，关节局部皮色紫黯或舌质黯，舌上有瘀斑。

【治法】化痰通络，活血化瘀，蠲痹止痛。

【方药】双合散（《万病回春·麻木》）合身痛逐瘀汤（《医林改错·痹症有瘀血说》）。

桃仁 15g，红花 12g，川芎 10g，当归 15g，白芍 12g，陈皮 10g，法半夏 9g，白芥子 6g，茯苓 12g，竹沥 9g，姜汁 6g，羌活 10g，没药 6g，五灵脂 8g，香附 10g。

【临床体会与加减】内生痰浊，随病上下，无处不在，流注肢体关节经络，故见关节肿胀、发硬，肢体顽麻重浊。王清任发挥叶天士久病入络理论，提出久病"痹症有瘀血说"，瘀血阻于关节经络，则见关节痛处固定不移，性质多为刺痛，疼痛每夜甚为重，关节局部色紫暗，或舌色紫暗。对银屑病关节炎而言，久病服药过杂，且病本为血分燥热，清热凉血为本病的根本治法，但该类药性寒、易伤脾胃，久服必然导致脾胃功能受损，化源无力，痰浊内生，痰与瘀互结，既为病理产物又为新的病理因素。临证时一般可合四藤汤一仙汤（《祝谌予临床经验集·方药纵横》）加减，加夜交藤 15g，鸡血藤 15g，威灵仙 15g；痰瘀化热者可酌加忍冬藤 15g，络石藤 15g，红藤 10g；若痰留关节、皮下有结节者，可加胆南星 9g，远志 15g；内生痰浊宜责之于脾，再加之活血通络之品辛温耗气，一般方中均加太子参 10g，黄芪 10g 益气健脾；上肢关节肿痛者加伸筋草 15g，桑枝 15g；下肢关节肿痛者可加牛膝 10g，威灵仙 10g；痰瘀不散，疼痛不已者，加炮穿山甲 6g，乌梢蛇 10g 等搜剔消癥，但切忌虫蛇之品辛温走窜，易加重银屑病皮损或引起泛发，使用需慎重。

【中成药】定风止痛胶囊、银屑胶囊。

7. 肝肾亏虚证

【症状】病程日久，皮损静止消退期，色淡暗，鳞屑不厚，关节肿痛或有畸形，疼痛隐隐或酸痛，活动后加重，关节僵硬，屈伸不利。伴有腰膝酸软，手足心热，舌质红或舌瘦，苔无或苔少，脉细或涩。

【辨证要点】关节肿痛或有畸形，疼痛隐隐或酸痛，活动后加重，关节僵硬。舌质红或舌瘦，苔无或苔少，脉细或涩。

【治法】补肾壮骨，蠲痹止痛。

【方药】独活寄生汤（《备急千金药方·偏风第四》）加减。

独活 15g，秦艽 12g，防风 10g，当归 15g，赤芍、白芍各 10g，生地黄 15g，熟地黄 20g，茯苓 10g，杜仲 15g，牛膝 15g，炙甘草 10g，桂枝 10g，太子参 10g。

【临床体会与加减】银屑病病位在皮毛内合于肺，在血分气热，在上焦。肺合皮毛，故始以皮肤病变为主，久病不已，或热毒灼津耗热，伤及真阴，荣养筋骨无力，病位深入至肝肾，至下焦，出现关节病变。《素问·痹论篇》："痹在于骨则重，在于脉则血凝不流，在于筋则屈不伸，在于肉则不仁。"

邪气流连，病久入深，或着于筋脉，或着于肌骨，荣卫凝涩不通，气血运行不畅，而成肝肾不足，气血两虚之证。故其病除痹着重痛之外，并见腰膝酸软不用。正气虚邪气深伏，治当搜风祛湿，以止痹痛；益肝肾，补气血，扶正以祛邪。全方祛邪扶正，标本兼顾。若疼痛屈伸不利较甚者，加乌梢蛇 15g，疼痛较甚者可加莪术 15g，苏木 10g；关节病变以上肢为主者加桑枝 15g，下肢为主者加威灵仙 15g，下肢沉重者可配伍防己黄芪汤（《金匮要略》）化裁。注意因银屑病关节炎病机基础是血分燥热，即使晚期出现关节疼痛畸形，也不宜用辛温燥热之补肾壮骨药，以免耗津灼液，加重银屑病病情或引起皮损复发。

（马桂琴）

参考文献

[1] 李克光. 金匮要略讲义 [M]. 上海：上海科学技术出版社，1985.

[2] 马桂琴. 李博鑑教授论治皮肤病经验 [J]. 中国中西医结合皮肤性病学杂志，2009，8（4）：225-226.

[3] 马桂琴，于斌. 李博鑑教授辨治银屑病经验简介 [J]. 中国中西医皮肤与性病杂志，2012，11（2）：125-126.

[4] 马桂琴. 学习冯兴华教授治疗瘀血痹学术思想体会 [J]. 中国中医要现代远程教育杂志，2018，（16）4：68-70.

[5] 王承德. 中成药临床应用指南 - 风湿病分册 [M]. 北京：中国中医药出版社，2017.

[6] 北京中医医院. 赵炳南临床经验集 [M]. 北京：人民卫生出版社，2006.

[7] 郭霭春. 黄帝内经素问校注 [M]. 北京：人民卫生出版社，2013.

[8] 唐·王焘. 外台秘要（影印本）[M]. 北京：人民卫生出版社，1987.

[9] 中国中医研究院广安门医院. 朱仁康临床经验集 - 皮肤外科 [M]. 北京：人民卫生出版社，2005.

[10] 宋·杨倓. 杨氏家藏方 [M]. 台北：新文丰出版公司印行，1989.

[11] 浙江省中医管理局《张山雷医集》编委会. 张山雷医集（上）·本草正义 [M]. 北京：人民卫生出版社，1995.

[12] 董振华，李元. 祝谌予临床经验集 [M]. 北京：人民卫生出版社，2012.

第二节　症状治疗

银屑病关节炎发展及病程或许与银屑病不一致，但其发病病机与银屑病的内在病机是相同的。症状治疗是根据银屑病关节炎伴发的症状给予辨证论治的入口，可给诊治提供不同的思路。

一、辨皮损形态

"有诸于内必形诸于外"，皮肤之疾虽然发于体表肌肤分肉之间，但脏腑内在病变、气血盛衰是其发病的基础，故《外科启玄·卷一》曰："大凡疮疡皆由五脏不和，六腑壅滞则令经络不通而所生焉。"

皮损可呈点滴状、钱币状、地图状、环状或回状以及蛎壳状等。

1. 点滴状

银屑病又称发疹性银屑病，皮疹泛发于躯干、四肢。发病前常有上呼吸道感染等链球菌感染，偶见药物过敏。皮疹呈直径范围小于 1.5cm 的红斑、丘疹，疹色鲜红，蔓延迅速，常伴有咽痛、发热、咳嗽、尿黄赤等症状，舌质红，苔薄黄。证属卫分气热波及血分。宜轻宣肺卫。方选银翘散（《温病条辨·上焦篇》）加减。

处方：金银花 30g，连翘 20g，竹叶 6g，荆芥穗 10g，淡豆豉 10g，薄荷 6g（后），生甘草 10g，茅根 15g，芦根 15g，防风 10g，牛蒡子 6g。咽痛甚者，加玄参 10g；皮疹头部较多者，加升麻 10g，玄参 10g。

2. 钱币状、地图状

钱币状皮损浸润较肥厚，呈圆形扁平斑块，形状如钱币。地图状邻近的皮损相互融合，形成边缘呈地图状的斑块，皮疹基底色淡红，鳞屑不厚，多见于静止消退期。证属血虚风燥证。治宜滋阴养血，祛风润燥。方选养血润肤饮（《外科证治全书·面部证治》）加减。

处方：当归 15g，鸡血藤 15g，生地黄 15g，熟地黄 15g，天冬 15g，麦冬 15g，白芍 20g，生黄芪 15g，白蒺藜 9g，北沙参 15g。加减：瘙痒明显者可加蝉衣 6g，甚者加生龙骨 20g（先），生牡蛎 20g（先）；皮肤浸润肥厚，苔藓化者加黄精 20g，白鲜皮 15g。

3. 环状、匐行性

银屑病皮损中心消退时呈环状或回状，环、回状银屑病皮损向两侧延伸或数个单一斑块融合，形成迂回状弯曲的斑块，好发于躯干部。匐行性银屑病是皮损不断向周围扩展。多见于急性或亚急性损害，病情复发时，或经治疗病情趋于向愈者。伴有皮色较红，口渴，心烦，舌质边尖红，苔薄黄。证属血分风热。方选土茯苓丸（汤）（《朱仁康临床经验集·皮肤外科·经验方与常用方》）加减。

处方：土茯苓 30g，白鲜皮 15g，草河车 15g，大青叶 30g，忍冬藤 30g，虎杖 15g，白花蛇舌草 30g，黄芩 15g，丹参 20g。

若皮损分布在腰围、项圈、颈后衣领处，或下肢局限性皮损，固定分布，有边界，或皮损基底色暗，舌质暗，或患者眼窝发黑，或面生黑斑弥漫，属"瘀血生风"，治以活血化瘀，以血府逐瘀汤（《医林改错·方叙》）加减，成药有大黄䗪虫丸。

处方：生地黄 30g，桃仁 9g，红花 9g，赤芍 10g，炒枳壳 9g，柴胡 6g，川芎 6g，桔梗 6g，牛膝 10g。

4. 蛎壳状

蛎壳状银屑病多发于下肢，多见于小腿，亦可见于躯干、头皮及其他部位。皮损糜烂，有渗出，上覆污褐色鳞屑，如蛎壳状。伴有口渴不欲饮，恶心，大便黏腻不爽，小便黄赤。舌质红，苔黄腻，脉滑数。多见于病程较长者及慢性进展期。证属湿热毒邪波及血分。宜清热利湿解毒。方选甘露消毒丹（《温热经纬·方论》）加味。

处方：茵陈 30g，滑石 18g，通草 6g，黄芩 15g，连翘 15g，射干 10g，白蔻仁 12g，草河车 15g，苦参 10g，当归 12g。

二、辨皮损部位

1. 上部

发于头皮的银屑病皮损好发于前额发际及两鬓，可散在或扩展至整个头皮。皮损界清，也可引起脱发，皮肤潮红或黄红，融合成黄红斑片，覆有细薄或油腻鳞屑，如糠似秕，或油腻厚痂，状如脂膏，多有黄痂，伴瘙痒不绝，心烦口干，舌红苔薄白或舌红苔黄腻，脉数。证属血热或湿热内蕴，生风化燥，肌肤失养。血热者治宜凉血消风，润燥止痒。方选消风散（《太平惠民和剂局方·治诸风》）合白虎汤（《伤寒论·辨阳明病脉证并治》）

化裁。

处方：生地黄 30g，当归 12g，荆芥 10g，蝉衣 10g，苦参 10g，白蒺藜 9g，知母 10g，生石膏 30g（先下），牡丹皮 10g。

若患处结痂垢浊，污秽垢腻，形如膏脂，伴舌红苔腻，脉象滑数者，为湿热内蕴，上蒸头面。治宜清热利湿，凉血止痒法。方选龙胆泻肝汤（《医方集解·泻火之剂》）合清脾除湿饮（《朱仁康临床经验集 - 皮肤外科·经验方及常用方》）化裁。

处方：龙胆草 10g，泽泻 10g，六一散 10g（包），生地黄 30g，黄芩 10g，茵陈 20g，车前子 10g（包），茯苓 12g，当归 12g，地肤子 15g，苍术、白术各 10g，苦参 10g，当归 12g，连翘 12g。

皮损发于颜面。红斑以两颊及前额发际处居多，患处发红，高出皮肤，匡廓鲜明，或有鳞屑，或自觉肿热，或瘙痒，伴口干口渴欲饮，舌质红，脉滑数。证属平素血燥，或过食辛辣厚味，肺胃蕴热，气血燔灼而致。治宜轻宣肺卫，凉血消斑。方选调升降散（《伤寒温疫条辨·医方辨引》）合凉血五花汤（《赵炳南临床经验集·经验方与常用方》）化裁。

处方：炒僵蚕 9g，蝉衣 6g，姜黄 8g，酒大黄 6g，红花 10g，金银花 30g，玫瑰花 10g，鸡冠花 15g，凌霄花 10g，槐花 15g，野菊花 15g。

如颜面皮损表面干燥，上覆银白鳞屑，前额发际处及鼻唇沟皮损多见，以斑片状为主，舌红赤、苔薄白或少苔，脉滑。证属热伤营阴。治宜凉血化斑，清热解毒。方选玄参升麻汤合升麻鳖甲汤（《金匮要略·百合狐惑阴阳毒病脉证治第三》）化裁。

处方：生地黄 30g，生石膏 30g（先），赤芍 10g，大青叶 15g，牡丹皮 10g，知母 10g，玄参 10g，甘草 10g，升麻 10g，制鳖甲 30g（先），丹参 15g，地骨皮 10g，北沙参 15g，麦冬 10g。

2. 小腿部

小腿部皮损急性或亚急性期，肤生红斑，小若银元，大似手掌，匡廓鲜明，燉赤肿胀，灼热疼痛如火燎，好发于单侧腿胫，起病急骤，蔓延迅速。证属血热发斑，热毒下注。治宜凉血活血，解毒化斑。方选凉血五根汤（《赵炳南临床经验集·经验方与常用方》）合四妙勇安汤（《验方新编·手部》）化裁。

处方：白茅根 15g，瓜蒌根 12g，茜草根 10g，紫草根 10g，板蓝根 15g，玄参 12g，金银花 30g，生甘草 15g，当归 12g。灼热肿痛明显者加忍冬藤 15g，紫花地丁 15g，关黄柏 10g，龙葵 10g，牡丹皮 10g，赤芍 10g，以解毒消肿。

小腿处斑片皮损紫暗，浸润肥厚，鳞屑不厚，伴舌质暗，或口唇暗，口渴不欲饮，瘙痒不甚。心情不佳时皮损比较明显，月经期时或较严重。证属气血凝滞肌肤。方选活血散瘀汤（《赵炳南临床经验集·经验方与常用方》）合黄芪赤风汤（《医林改错·痹症有瘀血说》）加减。

处方：桃仁 12g，红花 10g，当归 12g，三棱 8g，莪术 8g，鸡血藤 15g，丹参 15g，白花蛇舌草 12g，陈皮 8g，生黄芪 15g，防风 8g，赤芍 12g。兼有热象者加牡丹皮 12g；伴有月经量少、血块多或痛经者加益母草 15g；有湿热者加土茯苓 30g，槐花 15g；皮损位于下肢者加牛膝 15g，病程长，皮损肥厚明显者可适当加藏红花 0.5g（另煎兑服）；肝郁气滞者加柴胡 10g，枳壳 9g，香附 12g；瘙痒明显者加首乌藤 15g，钩藤 15g。

3. 躯干四肢泛发

（1）红皮病　周身皮肤嫩赤肿胀，如汤烫火燎，大片脱屑，伴壮热口渴，烦躁谵语，小溲黄赤，大便干结，烦躁不堪，甚者谵语，舌质绛，苔薄白或薄黄，脉洪数。证属热毒充斥体肤。治宜清热解毒，凉血消斑。方选消斑青黛饮（《伤寒六书·杀车槌法》）化裁。

处方：生地黄 30g，牡丹皮 10g，赤芍 10g，生石膏 30g（先），生大黄 10g（后），大青叶 15g，金银花 30g，连翘 15g，莲子心 6g，大青叶 15g，青黛 6g（包）。水煎服。

若红皮病伴身热烦躁，渴饮干呕，头痛如劈，昏狂谵语，吐衄，身热肢冷，舌绛唇焦，脉沉伏，皮肤色泽赤，如泼沸水火灼，触之热痛，起病急骤，进展迅速。证属火热毒邪，充斥表里，卫气营同病。急以清热解毒，凉血救阴。方选清瘟败毒饮（《疫疹一得·疫疹诸方》）加减。

处方：生石膏45～60g（先煎），生地黄30g，犀角（现用水牛角丝30g代），黄连10g，桔梗10g，黄芩15g，知母10g，赤芍15g，玄参15g，连翘15g，生甘草15g，生大黄10g（后下），青黛6g，炒栀子15g，牡丹皮15g，大青叶30g。

若皮肤赤肿，干燥灼热，脱屑层层，如糠似秕，伴口干咽燥，少气懒言，舌红少苔，脉细无力者，为热毒已灼伤气阴。治宜养阴解毒，生津益气。方选解毒养阴汤（《赵炳南临床经验集·经验方与常用方》）化裁。

处方：生地黄40g，沙参15g，麦冬10g，石斛12g，玉竹10g，五味子6g，太子参10g，金银花15g，连翘15g。水煎服。

（2）泛发性脓疱型银屑病　脓疱泛发于躯干和四肢，也可见于口腔黏膜，舌呈沟纹状。轻者在红斑基础上出现粟粒大小的黄色浅表性脓疱，起病急骤，肤色娇红，严重者出现密集状疱，湿烂浸渍，并伴高热畏寒，关节肿痛，身热烦渴，小溲黄赤。证属心火炽盛，湿毒郁久，复感毒邪，发于肌肤。治宜清热除湿，解毒凉血。方选解毒凉血汤（《赵炳南临床经验集·经验方与常用方》）加减。

处方：水牛角丝30g（先煎），生地黄30g，丹参15g，玄参20g，金银花30g，连翘15g，竹叶10g，白茅根30g，紫草根10g，土茯苓45g，槐花30g，苦参10g。

热势不甚，湿重于热者。方选清脾除湿饮（《朱仁康临床经验集-皮肤外科·经验方及常用方》）。

处方：茯苓皮15g，苍术、白术各10g，生薏苡仁30g，六一散10g（包），牡丹皮10g，生地黄30g，栀子10g，赤芍10g，茵陈15g。水煎服。

若病程日久，水疱渐消，患处结痂，伴咽干口渴，大便干结，小溲短赤，舌红少苔，脉象细数者，为气阴两伤，余邪未尽。治宜益气养阴，清解余毒。方选增液解毒汤（《朱仁康临床经验集-皮肤外科·经验方及常用方》）化裁。

处方：生地黄30g，麦冬10g，石斛12g，沙参12g，玄参12g，金银花10g，竹叶6g，生甘草10g，太子参10g，连翘9g，炙鳖甲12g，白花蛇舌草 12g，板蓝根 10g。水煎服。外治可用青黛 30g，蛤粉 10g，黄柏 15g，冰片 3g，研末和匀，渗水多时，干撒患处，结痂多时，香油调擦。

4. 掌跖部

掌跖脓疱性银屑病多发于 40～60 岁成年女性。皮疹位于掌跖部，相对而生，对称分布。痛痒，呈粟粒大小的角层下脓疱或水疱。初为黄色，后为黄棕色，浸淫生长，形成黄色薄痂或小片鳞屑后自行脱落。时瘥时发，病程日久，病情稳定时掌跖皮肤增厚发红，表面有大量鳞屑脱落，可伴干裂疼痛。病初起黄白脓疱疹连成片，发红，瘙痒，流黄白水，大便秘结，小溲溲赤，舌红苔腻，脉象滑数。证属湿热蕴毒。治宜清热凉血，除湿解毒。方选芩连平胃散（《外科证治全书·腹部证治》）加味。

处方：黄芩 10g，黄连 10g，苍术 15g，厚朴 10g，生甘草 10g，生地黄 30g，牡丹皮 10g，赤芍 10g，金银花 15g，连翘 15g。水煎服。

亦可选用防己黄芪汤合掌趾脓疱方。

处方：生黄芪 15g，防己 10g，炒白术 10g，生薏苡仁 60g，冬瓜仁 30g，六一散 10g（包），金银花 30g，苍术 10g，牡丹皮 10g，茯苓 12g，赤芍 15g，牛蒡子 6g。可随症加减。

若疱近干涸，鳞屑翘起，中心较干，口渴，乏力气短，舌赤少苔，或裂如龟纹，脉象细数者，为湿热毒邪，灼伤阴液。治宜滋阴清热，解毒除湿。方选解毒养阴汤（《赵炳南临床经验集·经验方与常用方》）加减。

处方：生地黄 30g，牡丹皮 10g，赤芍 10g，麦冬 12g，沙参 15g，石斛 12g，金银花 15g，玉竹 15g，萆薢 15g，白及 30g，黄连 15g，水煎服。外治可用黄柏 15g，白及 30g，黄连 15g，煎汤外洗。

三、辨关节疼痛肿胀

银屑病关节炎疼痛及肿胀是重要的辨证指征。银屑病型关节炎通常表现为关节暗红或紫红色肿胀，与银屑病皮肤的进展无相关性，或皮损重、关节症状亦突出，或皮损向愈而关节症状突出。若见关节、肌肉疼痛，疼痛较重，甚者疼痛剧烈，局部红热，或自觉局部发热，或触之而热，或兼身热、汗出、口渴、尿黄赤、大便干结者。舌质红或绛，苔黄，脉滑数。属热性疼痛。血分热毒炽盛者，宜清热解毒，通络止痛，方选白虎加桂枝汤（《金匮要略·疟病脉证并治第四》）合皮炎汤（《朱仁康临床经验集 - 皮肤外科·经验方及常用方》）化裁。

处方：桂枝 8g，生石膏（先下）30g，知母 10g，赤芍 15g，生甘草 10g，生地黄 30g，丹参 15g，牡丹皮 10g，络石藤 20g，红藤 15g，玄参 12g，桑枝 15g，威灵仙 10g。水煎服，日一剂。

若见关节疼痛、肿胀而热，或肤色红，常兼身热、汗出、口渴、面赤、皮肤起红斑。舌质红，苔黄厚腻，脉滑数。证属湿热证候，湿热阻络。方选四妙散合四妙勇安汤化裁（详见辨证论治节），亦可选宣痹汤（《温病条辨·上焦篇湿温》）加味。

处方：防己 12g，杏仁 9g，滑石 15g，连翘 12g，山栀子 10g，薏苡仁 30g，法半夏 9g，晚蚕沙 10g，赤小豆 30g，生甘草 10g。

若见关节、肌肉、皮肤疼痛，痛如针刺或刀割，痛处不移，夜间痛甚，疼痛局部可见肤色紫黯，肌肤甲错，毛发不荣，可触及皮下结节。舌质黯，或有瘀斑、瘀点，脉细涩等。属瘀血疼痛。宜活血化瘀，通络止痛。除身痛逐瘀汤（详见辨证论治节）外，可选血府逐瘀汤加味。

处方：生地黄 30g，桃仁 12g，红花 12g，赤芍 15g，柴胡 10g，炒枳壳 9g，川芎 12g，牛膝 12g，莪术 20g，威灵仙 15g，土鳖虫 10g，炙没药 6g。水煎服，日一剂。

若见关节、肌肉、皮肤疼痛而兼肿胀，痛处固定，缠绵难愈，肢节屈伸不利。亦可触及皮下结节。舌质淡，舌上有瘀斑、瘀点，舌体胖，舌苔白厚或白腻，脉滑。证属痰瘀肿胀。宜化痰通络，蠲痹止痛。方选白芥子散（《妇人大全良方·众疾门》）、二陈汤（《太平惠民和剂局方·治痰饮》）合四妙勇安汤（《验方新编·卷二手部》）化裁。

处方：陈皮 15g，法半夏 12g，茯苓 12g，白芥子 6g，木香 8g，香附 15g，当归 12g，络石藤 15g，鸡血藤 15g，玄参 12g，当归 12g，土贝母 10g，炙甘草 10g，生姜 3 片。水煎服，日一剂。

　　若见关节肿胀日久，不易消除，肿胀固定不移，按之如泥或硬如橡皮，肿胀之处皮肤紫黯，皮下结节，其痛如针刺或刀割，疼痛夜甚。舌质紫黯，有瘀点、瘀斑，脉滑或细涩。证属痰瘀肿胀。除选双合散外（详见辨证论治节），亦可选血府逐瘀汤（《医林改错·方叙》）合小金丸（《中华人民共和国药典·成方制剂和单味制剂》一部）合二陈汤（《太平惠民和剂局方·治痰饮》）化裁。

　　处方：生地黄 30g，桃仁 12g，红花 12g，赤芍 15g，柴胡 10g，炒枳壳 9g，川芎 12g，牛膝 12g，莪术 20g，威灵仙 15g，陈皮 15g，远志 10g，胆南星 9g，炙没药 8g，醋五灵脂 8g，茯苓 12g，炒白术 10g。水煎服，日一剂。

　　银屑病关节炎晚期可出现骨吸收、骨破坏，症见手足关节疼痛，关节局部肿胀畸形，舌质淡暗，或舌质有裂纹，舌形瘦，舌苔白腻或薄白。证属气虚湿蕴，肝肾亏虚，虚热内生。治宜滋补肝肾，益气化湿。可选用经方联合使用，方选防己黄芪汤（《金匮要略·痉湿暍病脉症第二》）合桂枝芍药知母汤（《金匮要略·中风历节病脉证并治第五》）加减化裁。

　　处方：生黄芪 30g，防己 10g，炙麻黄 9g，桂枝 10g，白芍 30g，知母 10g，防风 10g，炒白术 10g，苍术 10g，炙甘草 9g，莪术 20g，土贝母 10g，女贞子 10g，生杜仲 15g，怀牛膝 15g。水煎服，日一剂。

　　若见关节肌肉肿胀不甚，疼痛呈酸痛或隐隐作痛，痛势绵绵，活动或劳累后加重，舌质红或瘦，苔少津或无。证属肝肾亏虚。宜滋补肝肾。除选独活寄生汤化裁外（详见辨证论治节），女性亦可选归芍地黄汤（《症因脉治·咳嗽总论》）化裁，补其冲任亦能达到补肝肾效果。

　　处方：当归 15g，赤芍 12g，白芍 15g，生地黄 15g，熟地黄 15g，山药 12g，山茱萸 12g，杜仲 15g，桑寄生 15g，怀牛膝 15g，防风 15g，鸡血藤 15g。水煎服，日一剂。

　　若见腰骶关节酸痛，或骶髂隐痛，痛势绵绵，或腰臀弛痛，活动或劳累后加重，休息后痛稍减，或伴晨起僵硬，活动受限者，或有时灼热胀痛，足跟痛，头晕耳鸣，口干咽燥，低热梦多，舌质红，少苔，脉象细数或弦数。证属肾阴偏虚，督脉瘀滞。治疗宜滋补肾阴，填精益髓，通调督脉。

方选左归丸（《景岳全书·补阵》方）加减。

处方：鹿角胶 10g（烊化），龟甲胶 15g（烊化），菟丝子 10g，熟地黄 15g，山茱萸 10g，枸杞子 10g，生川续断 15g，生白芍 10g，骨碎补 10g，净地龙 10g，生鹿角 10g，大生地黄 30g，生杜仲 15g。

四、辨汗

若银屑病关节炎初起，肤出冷汗，劳动尤甚，遇风怕凉，皮损基底淡红，鳞屑细碎如糠皮，伴周身酸楚，时有发热，舌苔薄白，脉缓者，证属卫表不固，腠理开泄，营阴失守。宜益气固表，调和营卫。方选玉屏风散（《丹溪心法·自汗》）合桂枝汤（《伤寒论·辨太阳病脉证并治》）。

处方：生黄芪 20g，防风 10g，炙甘草 10，桂枝 10g，赤白芍 10g，荆芥穗 10g，桑枝 15g，路路通 10g。

若见关节炎初起，时自汗出，汗出不多，恶风，肢体关节酸困沉重，皮损色淡红，鳞屑较厚、色白黏腻，舌苔薄白，脉浮滑。证属风湿蕴结肌肤。治宜益气除湿。方选玉屏风散（《丹溪心法·自汗四十九》）、防己黄芪汤（《金匮要略·痉湿暍病脉症第二》）合薏苡竹叶散（《温病条辨》）加减。

处方：生黄芪 20g，防风 10g，粉防己 10g，薏苡仁 30g，茯苓 20g，竹叶 6g，连翘 12g，滑石块 15g，白豆蔻 10g，通草 6g。

若见头面处蒸蒸汗出，关节红肿疼痛，痛处游走，皮损基地红，鳞屑生长快，舌质红，苔薄黄。证属阳明内热蒸腾。血分毒热。可选用白芷石膏汤（《症因脉治·疟疾总论》）合羌活汤《重订严氏济生方·白虎历节论治》加减。

处方：羌活 15g，白芷 10g，秦艽 15g，桂枝 10g，木香 6g，川芎 12g，当归 15g，川牛膝 10g，生石膏（先）30g，桃仁 10g，防风 20g，炙甘草 10g。

若见汗出较多，常湿衣襟，手足心亦热蒸汗出，日久不愈，伴皮损鳞屑垢厚黏腻，色灰黄或黄白，关节红肿热痛，心烦，屈伸不利，口干口黏不欲饮，舌苔黄厚腻，脉滑数。证属中焦湿热内蕴，蕴肤阻络。治宜清热利湿通络。方选芩连平胃散（《外科证治全书·腹部证治》）合宣痹汤（《温病条辨·中焦篇》）加减。

处方：黄芩 12g，黄连 10g，苍术 12g，陈皮 9g，厚朴 8g，防己 12g，杏仁 9g，滑石 15g，连翘 12g，山栀子 10g，薏苡仁 30g，法半夏 9g，晚蚕沙 10g，赤小豆 30g，生甘草 10g。关节痛甚，加片姜黄 10g，海桐皮 15g。

若见手足心汗出湿冷，常见于银屑病临床痊愈期，可伴腋下汗出，汗出清澈、气味不重，关节肿痛不甚，劳则关节更痛，为心气、心血虚弱不能荣养肌肤、关节。治宜养血润肤柔筋。方选养心汤（《证治准绳·杂病类方证治》）加味。

处方：生黄芪、炙黄芪各 10g，茯苓 12g，茯神 15g，当归 12g，川芎 10g，五味子 6g，炙甘草 10g，半夏曲 9g，枣仁 15g，柏子仁 12g，远志 10g，太子参 12g，桂心 3g，鸡血藤 15g。

（马桂琴）

参考文献

[1] 陈凯，孙丽蕴.衷中参西论治银屑病 [M].北京：人民军医出版社，2009.

[2] 马桂琴.李博鑑教授论治皮肤病经验 [J].中国中西医结合皮肤性病学杂志，2009，8（4）：225-226.

[3] 马桂琴，于斌.李博鑑教授辨治银屑病经验简介 [J].中国中西医皮肤与性病杂志，2012，11（2）：125-126.

[4] 马桂琴.风湿病皮肤损害的辨治 [J].北京中医药，2011，30（8）：595-598.

[5] 马桂琴.经方辨治风湿病 [J].世界中西医结合杂志，2012，7（2）157-159.

[6] 马桂琴.论"治风先治血，血行风自灭"在皮肤科临证中的意义 [J].北京中医药，2009，28（10）：814-815.

[7] 马桂琴.透热转气法治疗皮肤病的体会 [J].中国中医药现代远程教

育杂志，2010，8（10）：3-4.

[8] 马桂琴 . 温病学说治疗皮肤科辨证举隅 [J]. 江西中医药,2009,40(6)：34-35.

[9] 北京中医医院 . 赵炳南临床经验集 [M]. 北京：人民卫生出版社：2006.

[10] 中国中医研究院广安门医院 . 朱仁康临床经验集 - 皮肤外科 [M]. 北京：人民卫生出版社，2005.

[11] 李克光 . 高等医药院校教材 . 金匮要略讲义 [M]. 上海：上海科学技术出版社，1985.

[12] 清·鲍相璈 . 验方新编 [M]. 天津：天津科学技术出版社，1991.

[13] 李培生 . 高等医药院校教材·伤寒论讲义 [M]. 上海：上海科学技术出版社，1985.

[14] 宋·陈子明 . 妇人大全良方 [M]. 北京：人民卫生出版社，1985.

[15] 明·王肯堂 . 证治准绳 [M]. 北京：人民卫生出版社，1991.

[16] 明·申斗垣，外科启玄 [M]. 北京：人民卫生出版社，1955.

第三节　外治法（其他疗法）

银屑病关节炎的病因病机较为复杂，与外感六淫邪气等有关，风寒湿热诸邪不仅客于肌肤腠理，而且邪气客于肢体经络而发为痹病。该病皮肤病位表浅，皮肤、关节病灶外露，中医外治法有着其特有的优势。外用药或其他疗法可以直达病所，透达毛窍，舒畅经络，调和气血而发挥局部直接治疗作用。现将中医外治疗法在临床上的应用分类概述如下：

一、毫针疗法

银屑病易反复发作，而针刺治疗具有一定的远期疗效，大量研究表明针刺治疗银屑病可以延长复发时间，降低复发率。同时，针刺治疗还可以避免因药物使用产生的不良反应，安全性好，且成本较低，操作简便，为治疗银屑病提供了经济便捷、安全有效的方法。

1. 选穴原则

临证选穴为临床针刺治疗疾病的重要环节，直接影响着治疗效果，被历代医家所重视。而腧穴是处方的基本内容，各个腧穴的作用、主病范围之间存在共性。

银屑病发病部位在体表皮肤，病性属热，病机属血分燥热，根据八纲辨证原则，表热属阳，因此选穴多以阳经为主，以足太阳膀胱经的背俞穴、督脉的大椎穴为主。针灸治疗通过对局部皮损的刺激可以改善微循环，调节细胞新陈代谢；通过对穴位的刺激可循经传导以达到内外兼治、调理脏腑阴阳平衡的目的，对机体免疫、内分泌、代谢都具有良性调整作用。

2. 适应证

对于寻常型银屑病进行期（血热证）的皮损，可选用刺络拔罐、耳背割治等放血疗法，起到泄热解毒、祛风止痒的作用，针刺手法多采用泻法；对于顽固性斑块型银屑病（血瘀证），皮损浸润肥厚者，多选用火针、刺络放血、走罐等方法，以达到行气活血、化瘀通络的目的，针刺手法应通补兼施。

选择毫针时，应根据患者的性别、年龄、形体的肥瘦、体质的强弱、病情的虚实、病变部位的表里深浅和腧穴所在的部位，选择长短、粗细适宜的毫针。《灵枢·官针第七》曰："九针之宜，各有所为，长短大小，各有所施也……病痹气暴发者，取以员利针。病痹气痛而不去者，取以毫针。病在中者，取以长针。病水肿不能通关节者，取以大针。"临床上选择毫针应长于腧穴应至之深度，针身应有部分露在皮肤外。一般在病症局部取穴，对皮损进行围刺，在癣块四周 2 ～ 3cm 处进针，针尖向皮损区中心，呈 15° 斜刺，视病灶大小取 4 ～ 8 针，用泻法，留针 20 ～ 30 分钟。或在病变所属经络进行循经取穴，或进行辨证取穴。

3. 配穴方法

银屑病的发病机制是风邪客于肌肤，郁久化热，以致血热、血燥、血瘀，或营血不和，脏腑阴阳失调。经络受阻，气血凝滞是发病转归的一个重要环节。针灸治疗银屑病多采用远端取穴与近端取穴相结合，辨证取穴与特殊取穴相结合的方法。银屑病针刺疗法的常用主穴有大椎、合谷、曲池、血海、三阴交、足三里等。合谷能疏风解表；曲池能清热祛风；血海能调经统血、化湿止痒；三阴交能健脾利湿、调补肝肾；足三里能疏通经络、调和气血、健脾扶正。瘙痒者酌加风市、风门、风池等穴祛风止痒；有灼热感者局部刺出血，以清热凉血化瘀；病情顽固者，因肺主皮毛，取肺俞以治其本，刺膈俞以治其标，"血行风自灭"，再配足三里，加强养血活血之功，标本同治，促进迅速康复。

4. 常用针刺处方

（1）按皮损部位取穴

①皮损在头面上肢者，主穴取曲池、支沟、外关、风池、合谷；配穴为血海、三阴交；面部皮损多者加迎香、素髎；皮损在下肢者，主穴取血海、三阴交。

用法：泻法，留针20～30分钟，每天1次。

②主穴：合谷、三阴交、血海、曲池及皮损局部。

配穴：瘙痒、皮损多发于四肢加风市；多发于头皮加曲池；多发于躯干加风门；病情反复难愈或病程长者，加肺俞、膈俞、足三里；失眠者加神门。

用法：皮损局部采用"围刺法"，即根据皮损大小，在其周围取4～6点，针尖由皮损边缘向中心平刺；合谷、曲池、血海、风市、风池、风门、神门等穴用泻法，三阴交、肺俞、膈俞、足三里用补法。皮损局部有灼热感者，在皮损周围用较粗的毫针刺出血。留针30分钟，每日1次，10次为1个疗程。

（2）按银屑病分类取穴

第一组主穴：大椎、陶道、身柱、至阳、脊中、腰阳关穴。

第二组主穴：肺俞、委中、三阴交、曲池穴。

功效：清热凉血，疏风泄热，疏通经络，调畅气血。

主治：寻常型银屑病。

用法：采用三棱针挑刺两组穴位。每周挑刺2次，第1次挑刺第一组穴位，第 2 次挑刺第二组穴位，同时分别口服药物。

（3）按四时节气取穴

主穴：三阴交、血海、膈俞、心俞。

配穴：根据就诊时间有所不同。春取厉兑、商阳，夏取内庭、大椎、曲池，秋取解溪、阳溪，冬取足三里、合谷、肝俞、肾俞。

主治：寻常型银屑病。

（4）按循经取穴

主穴：双侧肺俞、膈俞、肝俞、脾俞、肾俞，根据皮损所在部位而循经选取配穴。

主治：寻常型银屑病。

（5）腹针治疗银屑病关节炎

选穴：中脘，关元，大横（调脾气），上、下风湿点（双侧），滑肉门（患侧），外陵（患侧），气旁（健侧），下风湿点下点三角（患侧）。

操作：针刺上述穴位后，依据得气和患者疼痛改善情况，调整针刺深度，直至疼痛消失。之后留针 30 分钟，用红外理疗仪照射脐部 30 分钟。

5. 操作方法

选定穴位并常规消毒后，右手持针，左手按压在所刺部位上，根据针具的长短，选用适当的进针法。短针可用指切进针法；针具稍长时可采用夹持进针法；若针刺部位皮肤松弛，可采用舒张进针法；皮肉浅薄可用提捏进针法。

进针时还要选用适当的进针角度、方向和深度。关于针刺的深度，可根据患者的体质、年龄、病情及针刺部位而定。身体瘦弱者、小儿或老人、皮薄肉少者及头面胸背处的穴位宜浅刺；体强肥胖者、青壮年、四肢臀腹及肌肉丰厚处的穴位宜深刺。

将针刺入穴位后，为了使患者针下得气，调节针感及进行补泻还要实施各种操作手法，这一过程叫作行针，也叫运针。行针的基本手法包括提插法和捻转法。通过运用行针手法，患者针下可出现酸、胀、麻、重等感觉，同时医者自觉针下徐和或沉紧，这就是经气感应，又称得气、针感。

针刺得气后，针对患者病情的虚实，还要采用相应的补泻手法，如捻转补泻、提插补泻、徐疾补泻、迎随补泻、呼吸补泻、开阖补泻、平补平泻等单式补泻手法。

6. 注意事项

（1）患者在过于饥饿、疲劳，精神过度紧张时，不宜立即进行针刺。对身体瘦弱、气虚血亏的患者，进行针刺时手法不宜过强，并应尽量选用卧位。

（2）妇女怀孕 3 个月以内者，不宜针刺小腹部的腧穴。若怀孕 3 个月以上者，腹部、腰骶部腧穴皆不宜针刺。至于三阴交、合谷、昆仑、至阴等一些通经活血的腧穴，在怀孕期也禁刺。

（3）小儿囟门未合时，头顶部的腧穴不宜针刺。

（4）常有自发性出血或损伤后出血不止的患者，不宜针刺。

（5）皮肤有感染、溃疡、瘢痕或肿瘤的部位，不宜针刺。

（6）银屑病皮损苔藓化者不宜针刺，针刺穴位要避开皮损部位，即不在皮疹斑块处进针。

（7）对胸、胁、腰、背脏腑所居之处的腧穴，不宜直刺、深刺。

（8）针刺眼区穴和项部的风府、哑门等穴，以及脊椎部的腧穴，要注意掌握一定的角度，不宜大幅度地提插、捻转和长时间留针，以免伤及重要组织器官，产生严重的不良后果。

（9）针刺小腹部的腧穴时，也应掌握适当的针刺方向、角度、深度等，以免误伤膀胱等器官，出现意外事故。

二、耳针疗法

耳为"宗脉之所聚"，耳部穴位与全身经络、脏腑联系密切。耳针就是在耳郭穴位上用针刺或其他方法进行刺激，从而疏通经络、运行气血、调理脏腑，其治疗范围广泛，操作方便。《灵枢·卷之五·五邪第二十》中记载："邪在肝。则两胁中痛。寒中恶血在内……取血脉，以散恶血，取耳间青脉，以去其掣。"《灵枢·厥病第二十四》中记载："耳聋无闻，取耳中。

耳鸣，取耳前动脉。"说明我国利用耳穴诊治疾病的历史已很悠久。

1. 耳穴选穴原则

（1）按相应部位选穴　当机体患病时，在耳郭的相应部位上有一定的敏感点，它便是本病的首选穴位。

（2）按脏腑辨证选穴　根据脏腑学说的理论，按各脏腑的生理功能和病理反应进行辨证取穴。

（3）按经络辨证选穴　根据十二经脉循行和其病候选取穴位。

（4）按西医学理论选穴　耳穴中一些穴名是根据西医学理论命名的，如"交感""肾上腺""内分泌"等，这些穴位的功能基本上与西医学理论一致。

（5）按临床经验选穴　临床实践发现有些耳穴具有治疗本部位以外疾病的作用。

2. 耳穴割治法

耳穴割治法是指用针具刺破耳背静脉，放出少量血液，达到防治疾病目的的一种外治方法。结合银屑病的病因病机，有清热凉血、疏通经络、解毒祛邪、活血化瘀、通调气血的作用，从而濡养肌肤，达到治疗银屑病的目的。

（1）张娟用三棱针在耳背静脉点刺放血，并用手术刀片在耳根、神门、肾上腺、内分泌、对耳轮上脚、对耳轮下脚、风溪、肺、脾等耳穴上做2～3mm的切口，然后用新鲜大蒜汁擦涂，15例寻常型银屑病患者中痊愈2例，好转9例，无效4例。

（2）崔炳南等用耳部割治联合常规中药治疗血热型银屑病25例，疗程为3周。结果观察组愈显率68.0%，内服中药组愈显率32.0%。

（3）姜振华等用手术刀在耳窝内根部中央，采用耳穴割治放血疗法治疗银屑病。割治放血3～5滴，第1次一般为黑褐色血，隔日割治放血1次，连续10次为1个疗程。

3. 耳穴贴压法

选穴：耳舟穴位风溪、耳屏穴位肾上腺、对耳屏穴位对屏尖、耳甲14

区等。

功效：调节脏腑，疏通经络。

主治：各型银屑病，耳部无皮损。

用法：将中药王不留行籽贴在 0.6cm × 0.6cm 大小胶布中央，用镊子夹住，贴敷在选用的耳穴上。每日自行按压 3 ～ 5 次，每次每穴按压 30 ～ 60 秒，3 ～ 7 日更换一次。双耳交替。刺激强度视患者情况而定，一般儿童、孕妇、年老体弱者、神经衰弱者用轻刺激法，急性疼痛性病证宜用强刺激法。

4. 耳穴针刺法

主穴：大椎、阳溪、合谷、肺俞、曲池。

配穴：大耳轮、耳下脚、耳背穴。

主治：寻常型银屑病。

用法：针刺治疗。

三、穴位埋线法

穴位埋线指把特定的线埋有关穴位中，运用其持续刺激作用疏通经络、调和气血，且线体本身作为异体埋入穴位可提高机体应激、抗炎能力，用于银屑病的治疗疗效确切。

王乖娟等运用穴位埋线治疗 60 例寻常型银屑病患者，以银屑病皮损面积及严重度指数（PASI）评价疗效，并检测治疗前后血清白介素（IL-2）水平，结果总有效率为 80%，治疗后血清 IL-3 水平升高，无严重不良反应。注意事项：严格无菌操作，勿将线头露在皮外以防止感染；严格掌握埋线深度，切不可伤及内脏、大血管、神经干或造成气胸；5 天内禁止洗澡，忌酒、辛辣刺激性食物 1 周；避免重体力劳动及剧烈运动，以免线头露出皮面；避开皮损部位埋线。

四、穴位注射法

穴位注射是针刺和西医封闭疗法相结合的一种治疗手段，通过在穴位内注射药物，既可发挥药物的缓释治疗作用，又可对穴位产生持续性刺激，增强刺激时间与强度。临床应用中在注射药物的选择上各有不同。

孙泉风运用穴位注射疗法治疗银屑病患者 48 例，注射药物：维生素 B_1 注射液 50mg 配维生素 B_{12} 注射液 0.5mg。取穴：大椎、肺俞、膈俞、脾俞、合谷、足三里等穴位，每穴注入 0.1 ～ 0.3mL 药液，每 3 ～ 5 天治疗 1 次，10 次为 1 个疗程。穴位注射操作应注意进针时不宜直刺，针与皮肤呈 45°～ 75° 为宜，按经络循行方向取穴进行补泻手法操作。注射完毕，出针时宜慢不宜快，出针后按补泻的要求不同，在注射部分的上方或下方顺着经络做快速按摩，促使药物向病变组织方向运行。

五、刺血疗法

刺络放血疗法即刺血疗法，在临床中应用广泛。早在《黄帝内经》中就有刺血疗法的记载，将"锋针"定为刺血的工具。《灵枢·官针第七》指出："病在五藏固居者，取之锋针。"即对于久治不愈的疾病，适宜用刺血疗法。现代研究认为，刺络放血能够促进局部血液循环，加速新陈代谢，促进损伤组织的修复。

（1）背俞穴刺血拔罐

主穴：肺俞、心俞、肝俞、脾俞、肾俞、大椎、委中。

主治：寻常型银屑病。

用法：点刺穴位，刺后用闪火法拔罐，留罐 10 ～ 15 分钟，以拔出 0.3 ～ 0.6mL 血液为度；每日或隔日治疗 1 次，15 次为 1 个疗程。

（2）刺血配合药罐疗法

主治：斑块型银屑病。

用法：先用皮肤针叩刺局部皮损至轻微出血，再用闪火法将注入土槐汤的药罐吸附于皮肤上，留罐 8 分钟；隔日治疗 1 次，5 次为 1 个疗程。

六、围刺疗法

功效：活血化瘀，疏通经络，止痒。

主治：血虚证或血瘀证的银屑病。

用法：在癣块四周 2 ～ 3cm 进针，针尖向癣区中心，呈 15° 斜刺，视病灶大小取 4 ～ 8 针，用泻法，留针 20 ～ 30 分钟。

七、中药浸渍法

1. 功效

清热凉血，利湿止痒，消肿。

2. 机理

通过湿敷的传导与辐射作用，使局部因炎症而引起的灼热感得以减轻，并抑制末梢神经的病理性冲动，减轻自觉症状，发挥消炎、镇痛、止痒和抑制渗出的作用。在湿敷过程中，表皮角化层膨胀，有利于药物透入皮内，达到活血通络之功效。湿敷垫可吸收皮损表面的浆液，软化并清除皮损表面的痂皮或其他附着物，湿敷的同时也起到了洗涤清洁和保护皮肤的作用。

3. 主治

脓疱型银屑病；寻常型银屑病皮损颜色鲜红，或有红晕，或有渗出；红皮病型银屑病颜色鲜艳、肿胀显著。

4. 用法

取 6 ～ 8 层脱脂纱布，浸湿药液，轻轻绞干，以不滴水为度，然后将湿敷垫敷于患处；根据病情，每次 20 ～ 30 分钟，每日 2 ～ 3 次。

5. 临床经验处方

组成：自拟涤银洗剂，生地黄、金银花、土茯苓、荆芥、防风、乌梅、红花、赤芍、三棱、莪术、蒺藜、板蓝根、连翘。

用法：将自拟涤银洗剂水煎取液，后用无菌纱布浸湿，湿敷患处。

八、外搽疗法

中药涂搽法是银屑病常用治疗方法之一，临床上常把药物制成药液、糊剂、油剂、酊剂、洗剂、软膏等剂型，涂搽于患处，起到局部治疗作用，也可在中药熏蒸、药浴治疗后使用。根据中成药治疗寻常型银屑病专家共识（2014 版）推荐，常用的中成药膏剂有镇银膏、冰黄肤乐软膏、喜树碱软膏等。现将外搽疗法常用剂型的外用药总结如下：

1. 红粉膏

组成：红粉 6g，玉黄膏 30g。

功效：润肌止痒。

主治：牛皮癣。

用法：薄涂皮损上，大面积皮损宜慎用。

2. 红油膏

组成：红信 250g，棉子油 2500mL，黄蜡 250 ～ 500g。

功效：润肤止痒。

主治：银屑病，手癣，手足皲裂。

用法：薄涂一层，无过敏反应后可继续使用。

3. 皮癣水

组成：土槿皮 620g，紫荆皮 310g，苦参 310g，苦楝根皮 150g，生地榆 150g，千金子 50 粒，斑蝥 100 只，蜈蚣 30 条，樟脑 310g。

功效：灭菌止痒。

主治：银屑病。

4. 普连软膏

组成：黄柏面、黄芩面、凡士林。

功效：清热除湿，消肿止痛。

主治：银屑病关节炎进行期或血热型患者。

用法：均匀涂于皮损处，每日 2 次。

5. 黑红软膏

组成：黑豆油、京红粉、利马锥、羊毛脂、凡士林。

功效：软坚杀虫，润肤脱厚皮，收敛止痒。

主治：牛皮癣（白疕）。

注意事项：急性皮肤病、对汞过敏者不宜用，不宜大面积使用。

6.黑豆馏油软膏（10%）

组成：黑豆馏油 10g，凡士林 90g。

功效：软化浸润，角质形成，消炎止痒。

主治：银屑病、慢性湿疹、神经性皮炎等。

用法：外涂患处。

7.豆青膏

组成：白降丹 3g，巴豆油 4.5g，青黛面 1g，羊毛脂 30g，凡士林 120g。

制法：搅匀成膏。

功效：软化浸润，破瘀散结。

主治：银屑病静止期、神经性皮炎、皮肤淀粉样变等。

用法：外用薄敷。

注意事项：对汞过敏及急性皮肤病者不宜用。

8.双黄解毒乳膏

组成：黄芩、黄柏。

功效：清热除湿，凉血解毒。

主治：血热内蕴型寻常型银屑病。

10.润肤止痒乳剂

组成：生地黄、当归、何首乌、大风子、杏仁、桃仁、蚕沙、地肤子、苦参、红花、瓜蒌霜、薄荷、冰片。

功效：活血通络，祛风润燥，杀虫止痒。

主治：寻常型银屑病血虚风燥型。

用法：外擦涂抹于皮损处。

11.镇银膏

组成：白鲜皮、黄连、花椒、知母、麻油等。

主治：银屑病关节炎。

用法：外涂皮损处，后用聚乙烯塑料薄膜包封；5 天换药 1 次，两个月为 1 个疗程。

九、熏洗、沐浴疗法

中药熏蒸时借助药液轻清之气，直进腠理，透过皮肤、孔窍、腧穴等部位直接吸收进入血络经脉以散热除湿、发汗祛风、温通经络、调和气血、除痛止痒，从而达到开通玄府的作用。熏蒸时产生温热效应，可促进局部和周围的血液循环及淋巴循环，改善新陈代谢，清除鳞屑，软化上皮，纠正患者皮损区细胞的角化异常，抑制角质形成细胞增生，促进受损细胞功能恢复正常。

煎煮产生的药气熏蒸患者皮肤，可增强药物的吸收渗透，同时药气的温热刺激使皮肤温度升高，皮肤毛细血管扩张，促进血液和淋巴液的循环，促进新陈代谢，降低神经兴奋性，有镇静止痒作用，加速皮损消退。

中药沐浴是按照中医辨证施治的原则，不同的疾病，加入不同的药物于浴水中，采用温热法使药物透过皮肤、穴位，直接进入经络，分布全身，通过物理效应与药理效应发挥治疗作用。中药沐浴中的药物不经胃肠道吸收，具有较高的安全性，疗效可靠，不良反主应少。具有疏通经络、活血化瘀、通行气血、清热解毒、消肿止痛、杀虫止痒等作用。临床用于治疗银屑病、慢性湿疹、毛发红糠疹、结节性痒疹、神经性皮炎、扁平苔藓、皮肤瘙痒症等多种皮肤疾病。

1. 柏叶洗方

组成：侧柏叶 30g，苏叶 20g，蒺藜 20g。

功效：清热，润肤，止痒。

主治：银屑病。

2. 卞氏外洗方

组成：苦参 9g，地肤子 9g，蛇床子 15g，黄柏 9g，明矾 6g，白鲜皮 15g，土茯苓 15g，野菊花 9g。

用法：600mL/次，经 XJZE-I 智能型中药熏蒸汽自控治疗仪熏蒸 30 分钟，每周 2 次。4 周为 1 疗程，治疗 3 个疗程。并分别记录患者用药前后红斑、鳞屑、皮肤浸润变化情况，按 PASI 评分进行量化统计。总有效率达到 93.33%。

3. 马齿苋洗剂

组成：马齿苋 200g。

功效：清热除湿解毒，止痒收敛。

主治：银屑病皮疹鲜红，处于过敏状态时，或皮疹倾向渗出者。

用法：煎汤外洗皮损处。

4. 龙葵洗剂

组成：龙葵 200g。

功效：清热解毒止痒。

主治：银屑病皮疹瘙痒较重者。

用法：煎汤外洗皮损处。

5. 苍肤水剂

组成：苍耳子 15g，地肤子 15g，土荆皮 15g，蛇床子 15g，苦参 15g，百部 15g，枯矾 6g。

功效：燥湿润肤止痒。

主治：银屑病皮疹粗糙肥厚、浸润较著者。

用法：煎汤外洗皮损处。

6. 中药浴组方 1

组成：透骨草 100g，大皂角 50g，生侧柏叶 100g，白鲜皮 50g。

功效：疏通经络，活血化瘀，消肿止痛，杀虫止痒。

主治：银屑病。

用法：加水 5000mL，煎煮 30 分钟后做药浴用；隔日 1 次，30 天为 1 个疗程。

7. 中药浴组方 2

组成：蜂房、豨莶草、地骨皮、生地黄、透骨草各 50g，苦参、白鲜皮各 40g，丹参、蛇床子各 30g，红花 20g。

功效：疏风凉血，祛湿活血。

主治：寻常型银屑病，皮损表现为境界清楚的红斑、白色鳞屑和浸润。

用法：取药液约 1000mL，加入木制浴盆中，加水约 100L，调水温为 38 ～ 42℃，患者裸身入浴液中浸泡，每次浸泡 20 分钟，每日 1 次，连续泡浴 3 周。

8. 自拟活血化瘀方

组成：鸡血藤 50g，桃仁 50g，赤芍 30g，桑枝 30g，红花 20g。

功效：活血化瘀止痒。

主治：寻常型银屑病。

用法：按处方量称取药材，于中药气疗仪舱体内煎煮，舱内达到适合温度后，患者进入舱体，开始熏蒸；隔天 1 次，每次 30 分钟，治疗 15 次为 1 疗程。

9. 杨氏中药熏蒸方

组成：

1 号方（木槿皮、黄柏、苦参、白鲜皮、金银花、连翘、防风各 30g）。

2 号方（生地黄、玄参、百部、忍冬藤、蛇床子、蝉蜕、荆芥各 30g）。

3 号方（木贼、麻黄、紫荆皮、白鲜皮、地肤子、苍术、黄柏各 20g）。

功效：清热解毒，活血润燥，散寒除湿，发汗祛风，温通经络，除痛止痒。

主治：寻常型斑块状银屑病、关节病型银屑病及红皮病型银屑病稳定期。

用法：根据患者的证型，选择适宜的方剂放入锅内煎煮，同时患者沐浴。舱内气体温度达 37℃时扶患者进入舱体，将头部暴露在舱体外，关好舱门，进行熏蒸治疗。

10. 王氏中药蒸气方

组成：当归 15g，艾叶 15g，蛇床子 30g，地肤子 30g，白鲜皮 30g，土茯苓 30g，桂枝 15g，附片 15g，秦艽 15g，鹤虱 30g，夜交藤 40g。

功效：凉血、清热、止痒，提高免疫力。

主治：寻常型银屑病。

用法：煎煮熏蒸皮损处。

11. 消银洗剂

组成：土茯苓 30g，白花蛇舌草 30g，紫草 15g，白鲜皮 30g，苦参

20g，丹参 20g，莪术 15g，白芷 10g。

主治：头部银屑病。

用法：按比例将上述药物提取萃取物，并加入其他配方制成洗剂。

12. 祛风活血洗药

组成：蛇床子、地肤子、苦参、黄柏、透骨草各 15g，大黄、白鲜皮、乳香、没药、苏木、大枫子各 10g。

主治：银屑病关节炎。

用法：水煎 500mL，熏洗四肢关节及皮损，每日 1 次。

13. 中药熏蒸治疗方

组成：鸡血藤、威灵仙各 20g，青风藤、秦艽、防风、白鲜皮各 15g，苦参 12g，独活、地肤子、黄柏各 9g。

主治：银屑病关节炎。

用法：选用 HH-QL 型中药汽疗仪，将中药装入纱布袋封好，放入蒸发器，加水 3000mL，浸泡 1 小时，开始中药熏蒸 20～30 分钟，每日 1 次。

14. 温泉浴

组成：白花蛇舌草、半枝莲、土茯苓、金银花、丹参、薏苡仁、大青叶、生地黄、当归、赤芍、党参、山药、甘草。

主治：关节病型银屑病。关节症状与银屑病皮损呈平形关系，主要为非对称性外周多关节炎。以手、腕、足等小关节多见。

用法：温泉浴治疗采用全身浸浴法，水温控制在 38～41℃，入浴后取半卧位或坐位，1 日 1 次，30 分钟 1 次。温泉浴后再给予中药熏蒸治疗，加入过滤后的中药滤液 200mL，温度 37～43℃，每日 1 次，15 日为 1 个疗程，一般为 2～3 个疗程。

15. 矿水浴治疗

主治：银屑病关节炎。

用法：矿水浴治疗，温泉水温度为 38～39℃，每日 1 次，每次 20 分钟。患者经过矿水浴加超短波电疗治疗 2 个月后，从皮损改变、关节肿胀数、关节压痛数、血沉方面的变化进行观察。

十、中药离子导入法

中药离子导入法是以中医药基础理论为指导，通过直流电将中药离子经皮肤或黏膜引入病变部位从而发挥作用的治疗方法。其优点为将药物的有效成分直达病灶，较口服药更利于吸收，减少了肝脏的"首过效应"；局部用药，不需经过消化系统，避免了对消化系统的刺激，毒副作用小。

1. 温经除痹汤

组成：丹参、川乌、牛膝、杜仲、独活。

主治：急性阳虚寒凝证关节型银屑病。

用法：采用天长福 T99-A 温热型离子导入仪器作用于关节处。

（马迪 马桂琴 黄雪琪）

参考文献

[1] 赵炳南，张志礼. 简明中医皮肤病学 [M]. 北京：中国中医药出版社，2014.

[2] 闫小宁，赵连皓. 皮肤病中医特色诊疗 [M]. 西安：世界图书出版公司，2017.

[3] 北京中医医院. 赵炳南临床经验集 [M]. 北京：人民卫生出版社，2006.

[4] 中国中医研究院广安门医院. 朱仁康临床经验集 - 皮肤外科 [M]. 北京：人民卫生出版社，2005.

[5] 王承德，沈丕安，胡荫奇. 实用中医风湿病学 [M].2 版. 北京：人民卫生出版社，2009.

[6] 吴家萍，谷世喆. 针灸治疗寻常型银屑病 30 例临床随机对照观察 [J]. 针刺研究，2011，36（1）：62-65.

[7] 常胜男. 矿水浴加超短波治疗 36 例银屑病关节炎的疗效观察 [J]. 中

国疗养医学，2007（4）：201-202.

[8] 张娟 . 耳穴割治法治疗银屑病 15 例 [J]. 山西中医，2000（1）：7.

[9] 崔炳南，吴小红，宋坪，等 . 耳部割治联合常规中药治疗血热型银屑病临床观察 [J]. 上海针灸杂志，2014，33（2）：129-131.

[10] 姜振华 . 耳穴割治放血疗法治疗银屑病 23 例观察 [J]. 中医药学刊，2001（3）：266.

[11] 刘西良 . 凉血地黄汤加减配合针灸治疗 60 例寻常型银屑病的体会 [J]. 求医问药，2012，10（6）：684-685.

[12] 王乖娟，刘卫兵，张明昱，等 . 穴位埋线治疗寻常性银屑病疗效观察及其机制研究 [J]. 现代中西医结合杂志，2012，21（30）：3358-3359.

[13] 孙泉凤 . 穴位注射疗法治疗银屑病 48 例临床观察 [J]. 青岛医药卫生，2005（5）：34.

[14] 阚丽君，王淑荣 . 刺血拔罐治疗寻常型银屑病 79 例 [J]. 中国中医药科技，2012，19（4）：296.

[15] 唐春蕾，杨晶，杨海东 . 刺血疗法配合药罐治疗斑块型银屑病 64 例 [J]. 上海针灸杂志，2012，31（1）：53-54.

[16] 刘建，赵丽，刘玉华，等 . 中药外敷法治疗寻常型银屑病疗效观察 [J]. 现代中西医结合杂志，2011，20（6）：701-702.

[17] 刘晓明 . 中国银屑病治疗专家共识（2014 版）[J]. 中华皮肤科杂志，2014，47（3）：213-215.

[18] 佟长顺，张宝军，李金平 . 挑刺穴位合消银片治疗寻常型银屑病 75 例疗效观察 [J]. 北京中医，2000（3）：49.

[19] 王元，黄秀君，东贵荣 . 四时针刺与银屑病的相关研究 [J]. 针灸临床杂志，2005，21（3）：46-47.

[20] 何馨 . 针刺治疗银屑病 115 例疗效分析 [J]. 中国针灸，1999（3）：29-30.

[21] 高源，郭菲，刘朝霞，等 . 双黄解毒乳膏治疗血热内蕴型寻常型银屑病的临床疗效观察 [J]. 新疆医科大学学报，2012，35（4）：420-423.

[22] 祁林，刘丽芳. 润肤止痒乳剂治疗寻常型银屑病血虚风燥证 30 例 [J]. 河南中医，2010，30（11）：1099-1100.

[23] 杜锡贤，袁玮，汪五清，等. 镇银膏外用寻常性银屑病的临床与实验研究 [J]. 山东中医药大学学报，1999，23（3）：199-200.

[24] 张晶，鲍身涛. 银屑病的中医外治研究进展 [J]. 现代中医临床，2014，21（4）：58.

[25] 蓝宏荣，连婉仪，吴允波. 中医外治寻常型银屑病研究进展 [J]. 江西中医药，2015，10（46）：78.

[26] 张志礼. 常见皮肤病中医辨证论治的临床应用（中）[J]. 中级医刊，1985（10）：46-50.

[27] 杨岚. 中药浴治疗寻常型银屑病 30 例临床观察 [J]. 北京中医，2007（11）：733.

[28] 冯燕君，赵庆利，李亚芹，等. 中草药药浴治疗寻常型银屑病的疗效观察 [J]. 中国麻风皮肤病杂志，2007（1）：88-89.

[29] 杜科涛，谢辉. 中药离子导入治疗膝关节骨性关节炎急性加重（阳虚寒凝证）的临床研究 [J]. 中国中医急症，2013，22（2）：310-311.

[30] 田溢卿，陶杰梅，张风肖，等. 中药熏蒸辅助治疗银屑病关节炎的临床观察 [J]. 中国康复，2009，24（6）：402.

[31] 严国卿. 活血化瘀方熏蒸治疗寻常型银屑病 40 例疗效观察 [J]. 中国中医药科技，2014，21（1）：88-89.

[32] 杨洪浦，吕兵波，蒋俊青，等. 中药熏蒸治疗银屑病 [J]. 中国麻风皮肤病杂志，2006（1）：41-42.

[33] 王是，刘晓明. 中药气疗治疗银屑病 30 例疗效观察 [J]. 时珍国医国药，2006（5）：819.

[34] 张红艳，姜功平，张禁. 温泉浴联合中药熏蒸治疗关节病型银屑病的护理 [J]. 当代护士（专科版），2010（12）：85-86.

第五章

银屑病关节炎的
西医治疗

第一节 治疗原则

银屑病的治疗不能单单局限于皮肤，还应关注已经存在或可能发展的并发症，治疗上第一要遵循正规化的治疗原则；第二要避免滥治；第三要让患者了解，疾病不能够根除，需长期治疗；第四要在治疗的同时，尽可能减少或避免复发。治疗中应禁用刺激性强的外用药，做到针对不同病因、类型，考虑患者的受益与风险，给予恰当的治疗。同时应重视心理治疗，消除思想顾虑，尤其是病程较长、复发频繁的患者，要注意劳逸结合，不要过于劳累。总之，治疗中应考虑患者整体的利益和弊端，根据患者的不同情况采用不同的治疗方案，即所谓"个体化"治疗。

2016 年起，Smolen 等组成的国际工作组汇集了 SpA 领域的风湿病专家、皮肤科专家和患者代表，对 2012 年的版本进行了修订和更新，总结了 11 条达标治疗的推荐（表 5-1），这些结果于 2017 年 7 月在线发表于 Ann Rheum Dis 杂志。

表 5-1 SpA 达标治疗的推荐（2017 更新）

推荐意见	证据等级	建议等级	认同水平（0-10） （$x \pm s$）
1. 治疗目标是肌肉骨骼和关节外表现（关节炎、指 / 趾炎、肌腱端炎、中轴病变）的临床缓解或疾病静止	5	D	9.2 ± 1.8
2. 应基于患者疾病的临床表现设定个体化的治疗目标；结合治疗方法考虑确定达到目标的时间	5	D	9.6 ± 0.8
3. 临床缓解或疾病静止的定义是无显著疾病活动的临床或实验室证据	2 c	B	9.6 ± 0.6
4. 低疾病活动度或最小疾病活动度（minimal disease activity，MDA）可成为替代的治疗目标	2 b/5[a]	B/D[b]	9.6 ± 0.9
5. 疾病活动度应基于临床症状、体征和急性期反应物水平计算得出	2 c	B	9.3 ± 0.9
6. 在临床实践过程中应对肌肉骨骼系统的疾病活动度和皮肤及（或）其他相关的关节外表现进行有效的评估；评估的频率取决于疾病活动的程度	5	D	9.4 ± 0.8

推荐意见	证据等级	建议等级	认同水平（0~10）（ $\bar{x} \pm s$ ）
7.对于中轴型 SpA，推荐用强直性脊柱炎疾病活动度评分评估；对于 PsA，可用银屑病关节炎疾病活动度评分或最小疾病活动度来定义治疗目的	2c	B	7.9 ± 2.5
8.治疗目标的选择和疾病活动度指标的评价应将并发症、患者因素和药物相关风险纳入考量	5	D	9.5 ± 1.7
9.除临床和实验室指标外，制定临床决策时应考虑影像学表现	5	D	9.1 ± 1.3
10.一旦确立治疗目标，在整个治疗过程中都应坚持该目标	2c	B	9.8 ± 0.5
11.在与患者的讨论过程中，应充分告知患者治疗的目标、达标治疗策略的风险和获益	5	D	9.9 ± 0.4

注：a 针对 PsA；b 针对中轴型 SpA。

第二节 治疗药物

PsA 的关节表现多种多样，可累及脊柱和外周关节，必须给予合理的个体化治疗来控制关节症状，延缓或阻止畸残的发生至关重要。目前治疗 PsA 常用药物如下：

一、非甾体类抗炎药物（NSAIDs）

NSAIDs 作为治疗 PsA 的一线药物，只能缓解 PsA 的症状，尚无研究表明其能阻止关节病变的进展。NSAIDs 适用于轻中度活动性关节炎者，具有抗炎、止痛和消肿的作用，对皮损和关节破坏均无效。其作用机制是通过抑制环氧化（COX）酶，阻止花生四烯酸转变为合成前列腺素 PG2、环前列腺素、血栓素 A2 等类花生酸的前体——前列腺素 H2，从而缓解炎症、疼痛和发热。长期应用此类药物易引起胃肠道溃疡、肾脏损害及严重的心血管副作用、心肌衰弱和中风。

（一）NSAIDs 的分类

NSAIDs 可根据药物作用方式、化学成分及半衰期长短不同进行分类。

具体分类如下：

1. 根据药物作用方式分类

根据药物作用方式分类，可分为非选择性（传统）NSAIDs 和选择性抑制剂。

（1）非选择性（传统）NSAIDs 如阿司匹林、布洛芬、舒林酸、消炎痛，均通过抑制 COX-1 和 COX-2 而发挥作用，但阿司匹林具有独特的机制，可通过不可逆地乙酰化两种酶的催化结构域中的丝氨酸残基而发挥作用。

（2）选择性抑制剂

① COX-1 选择性抑制剂：如莫苯唑酸、FR122047、SC-560、P6、ABEX-3TF、莫苯唑酸在临床上用以止痛，此类药物与产生溃疡有关。

② COX-2 选择性抑制剂：如塞来昔布、罗非昔布等（二芳基杂环化合物称为"昔布类"），该类药物避免了非选择性 NSAIDs 对胃肠道和肾脏的毒性作用，但增加了对心血管的副作用。

2. 根据化学成分分类

根据化学成分不同，NSAIDs 可分为如表 5-2 所示的种类。

表 5-2　NSAIDs 不同化学成分分类表

分类	药物
水杨酸类	阿司匹林、水杨酸钠、双水杨脂等
苯胺类	非那西汀、对乙酰氨基酚、贝诺酯等
吡唑酮类	安替比林、氨基比林、安乃近、保泰松等
苯乙酸类	醋氯芬酸、双氯芬酸等
苯丙酸类	布洛芬、酮洛芬、萘普生、吲哚洛芬等
灭酸类	甲芬那酸、格拉非宁、甲氯芬那酸等
烯醇酸类	吡罗昔康、美洛昔康、舒多西康等
萘酰碱酮类	萘丁美酮、尼美舒利等
昔布类	罗非昔布、塞来昔布、伐地昔布等
吲哚乙酸类	吲哚美辛、阿西美辛、舒林酸等

3.根据半衰期长短分类

（1）短效 NSAIDs　如如布洛芬、阿司匹林等，在体内的半衰期为 2～4 小时，需每日服用 3～4 次。

（2）中效 NSAIDs　如如塞来昔布、萘普生等，在体内的半衰期一般＞10 小时，每日只需服用 1～2 次。

（3）长效 NSAIDs　如美洛昔康、吡罗昔康等，在体内半衰期可达 20 小时，每日只需服用一次。

（二）合理选用 NSAIDs

1.在应用 NSAIDs 时，应该权衡患者的获益及不良反应发生的风险，严格掌握 NSAIDs 的适应证，避免药物滥用。

2.避免长时间大剂量用药，对于需要长期服药的患者，使用药物的最低有效剂量。

3.尽量避免多种 NSAIDs 联合运用，包括与抗血小板药（如低剂量阿司匹林）及抗凝剂联合应用。

4.缓解疼痛治疗时，根据病变的部位及程度选用适宜的剂型，局部且浅表的疼痛患者可选择外用剂型。

5.肾功能不全患者应选用半衰期短且对肾血流量影响小的药物。

6.为降低胃肠道不良反应，可适当选用选择性 COX-2 抑制剂，或者加用胃肠道黏膜保护剂。

7.避免超剂量给药。

（三）常用 NSAIDs 及使用方法（表 5–3）

表 5–3　常用 NSAIDs 及使用方法

药物名称	使用最大剂量（mg/日）	每次剂量（mg）	次/日
布洛芬	2400	400～600	3
洛索洛芬	180	60	3
酮洛芬	200	50	3
萘普生	1500	250～500	2
双氯芬酸	150	25～50	3

续表

药物名称	使用最大剂量（mg/日）	每次剂量（mg）	次/日
吲哚美辛	150	25～50	3
舒林酸	400	200	2
阿西美辛	180	30～60	3
依托度酸	1200	200～400	3
萘丁美酮	2000	1000	1
吡罗昔康	20	20	1
氯诺昔康	16	8	2
美洛昔康	15	7.5～15	1
尼美舒利	400	100～200	2
塞来昔布	400	100～200	2
依托考昔	120	120	1

二、改善病情的抗风湿药物

改善病情的抗风湿药物（DMARDs）可防止病情恶化，延缓关节组织的破坏。目前国内外均提倡早期应用DMARDs；联合使用DMARDs可以显著提高疗效。重症患者或有预后不良因素者已明确需要联合治疗，以期在不同的环节阻止细胞和组织的免疫及炎症损伤，达到不良反应不重叠，疗效相加或协同效果。2017年在美国风湿病学会上，为便于与生物制剂区分，将传统DMARDs改名为口服小分子药物（oral small molecule drugs，OSM）。

1. 甲氨蝶呤（methotrexate，MTX）

甲氨蝶呤是二氢叶酸还原酶的竞争性抑制剂，这种酶是四氢叶酸合成所需的。通过这种机制，MTX最终抑制DNA、RNA、胸苷酸和蛋白质的合成。目前FDA已批准MTX用于重症、难治性银屑病的治疗。其对皮损和关节炎均有效，可作为首选药。可口服、肌肉注射和静脉注射，开始7.5～25mg，每周1次，宜从小剂量开始；病情控制后逐渐减量，维持量5～10mg，每周1次。常见的不良反应有恶心、口炎、腹泻、脱发、皮疹、肝功能受损，少数出现骨髓抑制、听力损害和肺间质病变；也可引起流产、畸形和影响生育力。服药期间应定期查血常规和肝功能。

2. 柳氮磺吡啶（sulfasalazine，SSZ）

柳氮磺吡啶是一种免疫抑制药物，主要通过抗菌、抗炎、抑制炎症细胞的增殖等作用产生抗风湿效应。多项研究表明，柳氮磺吡啶对 PsA 的外周关节和中轴关节病变有明显疗效。用量：应从小剂量逐渐加量，有助于减少不良反应。使用方法：每日 250 ～ 500mg 开始，之后每周增加500mg，直至 2.0g，如疗效不明显可增至每日 3.0g。主要不良反应有恶心、厌食、消化不良、腹痛、腹泻、皮疹、无症状性转氨酶增高和可逆性精子减少，偶有白细胞、血小板减少，对磺胺过敏者禁用。服药期间应定期查血常规和肝功能。

3. 来氟米特（leflunomide，LEF）

来氟米特为异噁唑类化合物，其活性代谢产物 A771726 能通过抑制嘧啶的从头合成途径、抑制酪氨酸激酶活性、抑制细胞核因子 NF-κB、抑制 B 细胞增殖和抗体产生以及抑制细胞黏附分子表达而产生免疫抑制作用。越来越多的国际资料显示 LEF 治疗 PsA 有较好疗效，常用剂量为10 ～ 20mg/d，口服。主要不良反应有腹泻、瘙痒、高血压、肝酶增高、皮疹、脱发和一过性白细胞下降等。服药期间应定期查血常规和肝功能。

4. 硫唑嘌呤（azathioprine，AZA）

硫唑嘌呤目前已被 FDA 批准用于移植术后免疫抑制和类风湿关节炎的治疗。一项 6 个月的随机试验显示，硫唑嘌呤对银屑病关节炎患者皮肤和关节症状均有改善作用，对皮损也有效。常用剂量为 1 ～ 2mg/（kg·d），一般 100 ～ 150mg/d，维持量 50mg/d。不良反应有脱发、皮疹、骨髓抑制（包括白细胞减少、血小板减少、贫血），胃肠反应有恶心、呕吐，可有肝损害、胰腺炎，对精子、卵子有一定损伤，出现致畸，长期应用致癌。服药期间应定期查血常规和肝功能等。

5. 环孢素 A（cyclosporin A，CsA）

FDA 已通过将环孢素 A 用于重症银屑病治疗，对皮肤和关节型银屑病有效，FDA 认为 1 年内维持治疗，更长期使用对银屑病是禁止的。常用量 3 ～ 5mg/（kg·d），维持量是 2 ～ 3mg/（kg·d）。主要不良反应有高血压、肝肾毒性、神经系统损害、继发感染、肿瘤及胃肠道反应、齿龈增生、多毛等。不良反应的严重程度、持续时间均与剂量和血药浓度有关。服药期间应查血常规、血肌酐和血压等。

6. 羟氯喹（hydroxychloroquine，HCQ）

羟氯喹等抗疟药物也已被批准用于治疗类风湿关节炎，但其不经常用于治疗 PsA，可能因其可能会导致银屑病的病情恶化或爆发相关。然而，一项 32 例患者的病例对照研究并未显示羟氯喹治疗银屑病较安慰剂组风险增大，所以仍需进一步观察。该药起效缓慢，服用后 2～3 个月见效。常用量为每次 200mg，2 次 / 日。服药期间应注意每年查眼底，少见不良反应还包括过敏、皮肤色素沉着和心脏传导异常。

三、生物制剂

1. TNF–α 抑制剂

肿瘤坏死因子（TNF-α）在银屑病及 PsA 的发病中起着关键作用，因此可以通过阻断 TNF-α 来治疗银屑病及 PsA。该类药物可与血浆中可溶性的 TNF-α 及细胞膜表面的 TNF-α 高亲和结合并中和其作用，使 TNF-α 的生物活性丧失，从而达到阻断作用。目前已有 4 种生物制剂—抗肿瘤坏死因子（TNF-α）被 FDA 批准用于治疗 PsA：依那西普（etanercept）、英夫利西单抗（infliximab，IFX）、阿达木单抗（adalimumab，ADA）和戈利木单抗（golimumab，GLM）。

（1）依那西普（etanercept） 依那西普是一种由人类 TNFR2 二聚体与 Ig G_1 的部分 Fc 相融合组成的基因工程蛋白。2002 年美国 FDA 已批准以肿瘤坏死因子（TNF）为靶目标的生物制剂依那西普用于治疗 PsA。有研究显示依那西普可有效改善 PsA 的皮肤和关节症状。使用方法为皮下注射，25mg 每周 2 次或皮下注射，50mg 每周 1 次。依那西普的不良反应轻微，最常见的是注射部位炎症反应；感染不良反应少见，多为上呼吸道感染；个别患者出现抗核抗体阳性，但无狼疮样表现；严重不良事件发生率与安慰剂组近似，包括脓毒性滑膜炎、牙周脓肿、心肌梗死、晕厥、肾结石和多发性硬化等。

（2）英夫利西单抗（infliximab，IFX）　IFX 是一种嵌合性抗 TNF-α 单克隆抗体，75% 为人源性，25% 为鼠源性。2005 年 FDA 批准 IFX 单药治疗 PsA，欧盟批准 IFX 治疗中重度斑块型银屑病。对于 PsA，美国和欧盟均建议 IFX 5mg/kg 静脉滴注后，第 2、6 周及以后每 8 周给予相同剂量各一次；如果 14 周后仍无反应，则不再建议使用 IFX。IFX 可与 MTX 合用或单独使用。MTX 能够降低药物清除率，并通过减少抗体的形成降低免疫原性，获得更持久的疗效。IFX 常见不良反应包括头痛、上呼吸道感染、注射部位炎症反应。长期用药可能产生抗 IFX 抗体，这也是建议联合使用 MTX 的原因，这些抗 IFX 抗体可降低 IFX 疗效，导致 IFX 剂量增加。极少数病例出现脱髓鞘病变、狼疮样表现和机会感染，包括结核病。

（3）阿达木单抗（adalimumab，ADA）　ADA 是与 TNF 高效特异的完全人源化单克隆抗体，40mg 隔周皮下注射 1 次，如果患者反应不足，可每星期注射一次。2005 年 FDA 和欧盟批准 ADA 用于治疗活动期 PsA。与依那西普和 IFX 一样，ADA 与 MTX 联用效果明显。在为期 2 年的 ADEPT 研究中，多数患者对 ADA 耐受良好。常见不良反应事件包括上呼吸道感染、鼻咽炎、鼻窦炎。15 例患者发生严重不良反应，包括胆石症心肌梗死、急性阑尾炎、骨关节炎、抽搐、肾炎，4 例患者发生恶性肿瘤，包括 1 例皮肤神经内分泌肿瘤。无中枢神经系统脱髓鞘病变、狼疮样表现、心力衰竭和过敏反应的报道。

（4）戈利木单抗（golimumab，GLM）　GLM 是全人源性抗 TNF-α IgG_1k 单克隆抗体。2009 年 4 月，美国和加拿大批准其单药或和 MTX 联合治疗活动期 PsA，50mg 皮下注射，1 个月 1 次。2005～2007 年进行的多中心、随机安慰剂对照临床试验显示，GLM 可改善关节皮肤和肌腱附着点炎，并且患者的精神状态和生活质量也可得到改善。GLM 常见不良反应包括恶心、头痛、注射部位反应、咽炎和上呼吸道感染等。在 GO-REVEAL 研究中，3 例患者发生恶性肿瘤。感染、不良事件的发生率与安慰剂组相似。

2. 阿巴西普（abatacept）

阿巴西普是一种重组人融合蛋白，它可以与抗原提呈细胞（APC）表面的 CD80/CD86 结合，从而阻断 CD80/CD86 与 T 细胞表面的 CD28 介导的 T 活化第二信号，多项研究显示对类风湿关节炎（RA）有效。一项 6 个月的随机、双盲、安慰剂对照试验研究不同剂量阿巴西普对 PsA 的作用，结果显示该药可延缓关节侵蚀及骨炎、滑膜炎等影像学进展，从而改善身体机能，提高生活质量。根据患者体重不同，推荐剂量分别是：500mg（<60kg）、750mg（60 ～ 100kg）、1000mg（>100kg），分别在第 0、2、4 周经静脉给药，之后每 4 周注射 1 次。主要的不良反应是头痛、恶心，可能增加感染和肿瘤的发生率。

3. 利妥昔单抗（rituximab，RTX）

B 细胞抑制剂利妥昔单抗（美罗华）是人鼠嵌合的抗 CD20 单克隆抗体，它包括人 IgG₁ 和鼠可变区的 Kappa 恒定区。CD20 是只在前 B 细胞和成熟 B 细胞上表达的一种 B 细胞抗原，不能在干细胞上表达，在 B 细胞分化成浆细胞前丢失，因此美罗华只能暂时性、选择性地大量拮抗 CD20⁺B 细胞亚群。研究显示 PsA 患者关节滑膜中有 B 细胞团块聚集，可推测 B 细胞在 PsA 发病中有重要作用。推荐剂量为静脉输注 500 ～ 1000mg，两周后重复一次，根据病情可在 6 ～ 12 个月后重复治疗。RTX 治疗通常是可以耐受的，最常见的不良反应是输液反应，仅有少数患者发生严重不良反应如感染、心力衰竭等。

4. 白介素 –6 抑制剂（塔西单抗 tocilizumab）

塔西单抗是 IL-6 受体的人源化单克隆抗体，能有效抑制 IL-6 信号转导，已批准用于治疗 RA，对 PsA 的作用还在研究中。一项关于强直性脊柱炎的随机对照研究显示，对临床症状改善不明显，但 C 反应蛋白（CRP）水平下降。一项关于两例 PsA 病例的报道中，经过塔西单抗治疗后 CRP 水平降低，但皮肤及关节症状没有改善，而在使用 TNF-α 治疗后，皮肤和关节症状减轻。推荐的用法是 4 ～ 10mg/kg，静脉输注，每 4 周给药 1 次。其不良反应主要是肝酶升高、肠胃炎、感染及高血压等。

5. 白介素 –12/23 抑制剂

优特克单抗（ustekinumab）IL-23 参与 Th17 细胞活化，IL-12 是促进 Th1 细胞分化、活化的炎性细胞因子。优特克单抗是 IL-12 和 IL-23 的 p40 亚基的人源单克隆抗体，一项随机对照研究显示优特克单抗 45mg 及 90mg 剂量使用 16～24 周后，相比安慰剂组，PsA 患者关节及皮损症状有显著改善。优特克单抗最近已在美国和欧洲被批准用于活动性 PsA 患者，但不作为 PsA 一线治疗药物，仅在对 TNF-α 有禁忌者，或使用过一种或多种 TNF-α 无效时推荐单独或与 MTX 联合使用。其不良反应主要为注射部位反应。

6. 白介素 –17 抑制剂

白介素 -17 抑制剂是一种由 Th17 的 T 细胞和其他细胞释放的炎症因子，可以在银屑病斑块和处于炎症期的肌腱端找到。Blauvelt 等发现银屑病皮损中 IL-17 与 TNF-α 较正常对照组显著升高。将三种 IL-17 抑制剂用于临床研究，包括两种抗 IL-17A 单克隆抗体，诺华单抗（secukinumab）和 ixekizumab，一种抗 IL-17A 单克隆抗体 brodalumab，结果显示三者都可以改善患者银屑病皮肤损害。Secukinumab 的研究于 Ⅱb 期和 12 周后发现银屑病皮损面积和严重程度指数（PASI）75 的患者，分别为 81%、57% 得到 PASI 的改善，而对照组仅仅 9%；应用 ixekizumab 的随机试验发现，大于 77% 的患者 PASI 得到改善，而对照组仅仅 8%。将 Brodalumab 应用于 PsA 也做了试验：分别予以 140mg 和 280mg 皮下注射 12 周后得到 ACR 20（American College of Rheumatology criteria for 20% improvement）的效应（分别为 36.8%、39.3%，而对照组为 18.2%）。但应用 IL-17 抑制剂治疗 PsA 改善的有效程度需要进一步研究。

7. 磷酸二酯酶抑制剂（阿普斯特 apremilast）

阿普斯特是一种 PDE4 抑制药，对环单磷酸腺苷（cAMP）有特异性。细胞内高水平 cAMP 累积会下调促炎细胞因子表达，如 IL-12、IL-23、TNF、PDEs，尤其是 PDE4。PDE4 在 cAMP 的水解过程中起重要作用，对 PDE4 的抑制作用导致细胞内 cAMP 水平增加，从而可抑制免疫和炎症反应。一项双盲、随机、安慰剂对照试验评价阿普斯特安全及有效性，该试验包括 12 周治疗期（PsA 患者随机接受安慰剂、阿普斯特 20mg 每日 2 次、阿普斯特 40mg 每日 1 次）、12 周延长治疗期（安慰剂组的患者再接受阿普斯特治疗）及 4 周观察期，观察指标是达到 ACR20 的比例；安全性评价包括不良反应、体格检查、生命体征、实验室检查及心电图。在 165 例完成 12 周治疗期的患者中，应用阿普斯特 20mg 每日 2 次及 40mg 每日 1 次分别达到 ACR20 的比例是 43.5% 和 35.8%，而安慰剂组仅为 11.8%。在延长治疗期中，各组（阿普斯特 20mg 每日 2 次、阿普斯特 40mg 每日 1 次、安慰剂组再接受阿普斯特治疗）ACR20 比例都大于 40%。不良反应相对轻微，主要有腹泻、头痛、恶心、疲乏及鼻咽炎等。

8. JAK 激酶抑制剂

JAK 激酶分子是药物作用靶点，包括 JAK1、JAK2、JAK3、TYK2。这些胞内分子在细胞因子例如 IL-2、IL-12 及 IL-6 的信号转导中发挥重要作用。2012 年 FDA 批准 JAK 抑制剂托法替尼（tofacitinib）用于治疗 RA。二期临床试验显示可缓解严重银屑病，试验中每天两次给药，剂量为 5mg 和 15mg，12 周后疗效显著。最近，托法替尼被批准用于中、重度斑块状银屑病，但是还缺乏在 PsA 中的研究数据。目前报道最多的不良反应主要是轻、中度感染。

四、糖皮质激素

通过局部注射糖皮质激素可有效缓解关节炎、附着点炎或指（趾）炎等。但目前对于糖皮质激素的运用还存在着很多争议，大多专家认为糖皮质激素仅能起到暂时缓解症状的作用，并且停药后有可能加重皮损的病变。当用于 PsA 的全身性治疗时，临床医生应选择较小剂量，并且要警惕其不良反应。一般口服小剂量糖皮质激素仅用于等待病情改善，为其他药物起作用之前的过渡治疗。临床上累及单个关节的患者，关节内注射糖皮质激素有利于控制病情。

五、植物药制剂

1. 雷公藤多苷片

雷公藤多苷可能通过抑制 T 细胞产生细胞因子肿瘤坏死因子（TNF）和 IL-1，从而抑制细胞黏附分子（ICAM）分子的表达，同时可能抑制中性粒细胞产生细胞黏附分子（ICAM-1）、血管细胞黏附因子 1（VCAM-1），从而发挥对关节炎的治疗作用，可减轻关节肿痛。一般给予雷公藤多苷片 30 ～ 60mg/d，分 3 次饭后服用。长期使用可导致男性不育和女性闭经，可引起白细胞及血小板减少；其他不良反应还包括头晕、乏力、嗜睡、肌肉酸痛、四肢麻木等。以上不良反应的发生与损害的严重程度及雷公藤提取物的剂量相关。

2. 白芍总苷

白芍总苷具有抗炎和双向免疫调节作用，通过诱导 Th1 细胞耐受，激活 Th2、Th3 细胞而发挥抗炎及免疫调节作用，从而发挥抗炎机制，可减轻关节肿痛。常用剂量为 600mg，每日 2 ～ 3 次。不良反应较轻，胃肠道反应表现为大便变软或稀、次数增多及轻微腹痛。

3. 祖师麻片

祖师麻甲素有良好的镇痛抗炎作用，可能还会抑制白三烯与前列腺素的合成，从而产生抗变态和抗炎的反应。但也有文献指出，祖师麻皂苷是治疗炎症与肿痛的有效物质。用量一次 3 片，一日 3 次。服药期间个别患者出现胃部反应及头晕。

4. 青藤碱

青藤碱可以通过抑制 $CD4^+T$ 细胞的增殖，调节 $CD4^+CD8^+T$ 细胞的比例，抑制细胞合成肿瘤坏死因子 -α（TNF-α）和干扰素 -γ（IFN-γ），发挥免疫抑制的作用，有减轻关节肿痛的功效。每次 20 ～ 60mg，饭前口服，每日 3 次。主要不良反应有皮肤瘙痒、皮疹和白细胞减少等。

六、GRADE 推荐汇总

PsA 各临床领域的定量系统评价证据分级工具（GRADE）推荐汇总见表 5-4。

表 5–4 PsA 各临床领域的 GRADE 推荐汇总

适应证	强烈推荐	有条件的推荐
外周关节炎，未使用过 DMARD	DMARDs（甲氨蝶呤、柳氮磺砒啶、来氟米特），TNFi	NSAIDs，口服糖皮质激素，关节糖皮质激素，**PDE-4i**
外周关节炎，对 DMARDs 应答不充分	TNFi, IL-12/23i, PDE-4i	NSAIDs，口服糖皮质激素，关节内糖皮质激素，**IL-17i**
外周关节炎，对生物制剂治疗应答不充分	INFi	NSAIDs，口服糖皮质激素，关节内糖皮质激素，IL-12/23i，**IL-17i**，PDE-4i
中轴 PsA，未使用过生物制剂	NSAIDs，物理疗法，简单镇痛，TNFi	IL-17i，骶髂关节糖皮质激素注射，双磷盐酸类 **[IL-12/23i]**
中轴 PsA，对生物制剂应答不充分	物理疗法，简单镇痛	NSAIDs，TNFi，IL-12/23i，**IL-17i**
肌腱端炎	TNFi, IL-12/23i	NSAIDs，物理疗法，糖皮质激素注射（应极为谨慎，因为在负重的肌腱末端注射会导致肌腱断裂），**PDE-4i，IL-17i**
指 / 趾炎	TNFi（英夫利昔单抗、阿达木单抗、戈利木单抗、赛妥珠单抗）	糖皮质激素注射，DMARDs（甲氨蝶呤、柳氮磺砒啶、来氟米特），TNFi（依那西普），IL-12/23i，**IL-17i，PDE-4i**
银屑病（寻常型）	局部治疗，光疗，DMARDs（甲氨蝶呤、柳氮磺砒啶、来氟米特 / 环孢素 A），TNFi，IL-12/23i/IL-17i，PDE-4i	
甲病	TNFi, IL-12/23i	局部治疗，序列疗法，DMARDs（环孢素 A、来氟米特、维 A 酸、甲氨蝶呤），**IL-17i，PDE-4i**

（摘自中华风湿病学杂志银屑病关节炎治疗建议）

注：加粗字部分表示有条件推荐的药物，这些药物目前监管部门还没有批准或者仅基于

已发表的摘要信息推荐。方括号中的斜体内容表示仅基于一项小型、开放、概念验证试验且仅在摘要中发表的数据而有条件推荐。TNFi：肿瘤坏死因子拮抗剂；PDE-4i：磷酸二酯酶 4 抑制剂（阿普斯特，apremilast）；IL-12 ／ 23i：白细胞介素 12 ／ 23 拮抗剂；IL-17i：白细胞介素 17 拮抗剂。

第三节　关于银屑病关节炎治疗的国际指南与共识

一、欧洲抗风湿病联盟 PsA 药物治疗建议

2011 年，欧洲抗风湿病联盟（EULAR）组织了由多名风湿病学、感染疾病学、皮肤病学专家组成的工作组，以系统文献回顾及专家意见为依据，制定了新的 PsA 药物治疗 10 项建议。此建议简明扼要，便于临床医生在日常工作中使用。

1.非甾体类抗炎药（NSAIDs）可用于缓解 PsA 的骨骼肌肉症状和体征。

2.活动性 PsA 患者，特别是合并多关节肿胀、结构破坏、高红细胞沉降率（ESR）/C 反应蛋白（CRP）和（或）有临床相关的关节外表现，应考虑早期使用改善病情抗风湿药（DMARDs），如甲氨蝶呤、柳氮磺吡啶、来福米特。

3.活动性 PsA 合并有临床相关的银屑病皮疹患者，应优先考虑使用可改善银屑病皮疹的 DMARDs，如甲氨蝶呤。

4.局部注射糖皮质激素可作为 PsA 的辅助治疗手段，全身使用糖皮质激素应以最低有效剂量，且需谨慎。

5.对于关节病变活动且对至少一种 DMARDs（如甲氨蝶呤）治疗反应差的患者，可开始使用肿瘤坏死因子（TNF）抑制剂。

6.有活动性附着点炎和（或）指（趾）炎的患者，如果对 NSAIDs 或局部注射激素治疗反应差，可考虑使用 TNF 抑制剂。

7.以活动性中轴关节病变为主，且对 NSAIDs 治疗反应差的患者，应考虑使用 TNF 抑制剂。

8.对于病情活动度高且未使用过传统 DMARDs 的患者 [特别是合并多

关节肿胀、结构破坏、和（或）有临床相关的关节外表现，特别是广泛皮肤受累]，可考虑首先使用 TNF 抑制剂。

9. 一种 TNF 抑制剂治疗失败的患者，可考虑换用其他 TNF 抑制剂。

10. 应根据疾病活动度、伴随疾病和安全性等因素调整治疗方案。

二、ACR/ACR 临床治疗指南建议

2017 年美国风湿病学会（ACR）和美国国家银屑病及基金会（NPF）共同发布关于银屑病关节炎（PsA）的临床治疗指南（草案），治疗建议：

1. 对于未经治疗的活动性 PsA 患者，推荐首选 TNF 抑制剂（而非OSM、IL-17 抑制剂、IL-12/23 抑制剂）。如果患者不宜采用 TNF 抑制剂治疗，可以选用一种 OSM；甲氨蝶呤的治疗效果要优于 NSAIDs，IL-17 抑制剂优于 IL-12/23 抑制剂。

2. OSM 效果不佳的活动性 PsA 患者应改用 TNF 抑制剂，而非其他OSM 或其他生物制剂，如果换药后病情未缓解，可考虑 IL-17 抑制剂，而非 OSM 或其他生物制剂。如果仍未缓解，则可考虑 IL-12/23 抑制剂（而非 OSM、阿巴西普）。

3. 中轴型 PsA 患者 NSAIDs 效果不佳，应考虑 TNF 抑制剂，而非其他生物制剂，如果病情未缓解，则可考虑 IL-17 抑制剂（而非 IL-12/23 抑制剂）。

三、生物制剂在欧美国家关节病型银屑病治疗中的应用

1. 2015 年美国皮肤病学会 PsA 的治疗指南

银屑病与银屑病关节炎研究与评估工作组（GRAPPA）一直致力于银屑病及银屑病关节炎的研究，不断推出相关的指南及指导意见。2015 年年会上他们再次发布了银屑病关节炎治疗推荐，进一步细化了中轴脊柱关节炎治疗指南，以便更好地指导临床医师诊治银屑病关节炎。指南的推荐意见如下。

（1）未使用 DMARDs 的周围关节型　强推荐 DMARDs（MTX、柳氮磺吡啶、来氟米特）、TNFi。弱推荐 NSAIDs、口服糖皮质激素、关节内注射糖皮质激素、PDE4i（阿普斯特）。因为缺乏证据不推荐 IL-12/23 抑制剂、

IL-17 抑制剂。

（2）DMARD 效果不好的周围关节型　强推荐 TNFi、PDE4i。弱推荐 NSAIDs、口服糖皮质激素、关节内注射糖皮质激素、IL-17 抑制剂。

（3）生物制剂效果不好的周围关节型　强推荐 TNFi。弱推荐 NSAIDs、口服糖皮质激素、关节内注射糖皮质激素、IL-12/23 抑制剂、IL-17 抑制剂、PDE4i。

（4）未使用生物制剂的中轴关节型　强推荐 NSAIDs、物理治疗、简单止痛、TNFi。弱推荐 IL-17 抑制剂、糖皮质激素骶髂关节注射、二膦酸盐（IL-12/23 抑制剂）。强不推荐 DMARDs、IL-6 抑制剂、CD20 抑制剂。

（5）生物制剂效果不好的中轴关节型　强推荐 NSAIDs、物理治疗、简单止痛。弱推荐 TNFi、IL-12/23 抑制剂、IL-17 抑制剂。

（6）附着点炎　强推荐 TNFi、IL12/23i。弱推荐 NSAIDs、物理治疗、糖皮质激素（应高度注意承重部位附着点注射糖皮质激素可能导致附着点断裂）、PDE4i、IL-17 抑制剂。因为缺乏证据不推荐 DMARDs。

（7）指（趾）炎　强推荐 TNFi（英夫利昔单抗、阿达木单抗、戈利木单抗、赛妥珠单抗）。弱推荐糖皮质激素注射、DMARDs（MTX、来氟米特、柳氮磺吡啶）、TNFi（依那西普）、IL-12/23 抑制剂、IL-17 抑制剂、PDE4i。

（8）银屑病（斑块）　强推荐热疗、光疗、DMARDs（MTX、来氟米特、环孢素 A）、TNFi、IL-12/23 抑制剂、IL-17 抑制剂、PDE4i。

（9）甲银屑病　强推荐 TNFi、IL12/23 抑制剂。弱推荐热疗、程序性治疗、DMARDs（环孢素 A、来氟米特、阿维酸 A、MTX）、IL-17 抑制剂、PDE4i。

2. 法国风湿病协会 PsA 的治疗指南

法国风湿病协会 TNF-α 拮抗剂治疗强直性脊柱炎和 PsA 的指南推荐使用 Moll 和 Wright 标准作为 PsA 的诊断标准，并对 DMARDs 的标准治疗进行了定义：MTX≥15mg/w 或 LFN≥20mg/d 或 SSZ≥2g/d，至少 4 个月。当至少使用以上 3 种 DMARDs 中的 1 种效果不佳，即为疾病持续性活动，可考虑使用 TNF-α 拮抗剂治疗。活动期指标是指至少 3 个关节疼痛和关节肿胀（共计数 66 个关节）。对于以中轴关节改变为主的活动性疾病指数

BASDAI 评分大于 4，中轴关节疾病在至少 3 种 NSAIDs 使用最佳耐受剂量至少 3 个月，治疗反应不佳后推荐使用 TNF-α 拮抗剂治疗。指南选择疼痛 / 肿胀关节计数下降 30% 作为 TNF-α 拮抗剂的治疗反应标准。BASDAI 评分改善小于 2 分为抗 TNF 药治疗反应不佳。

四、伴并发症的 PsA 患者的治疗注意事项

GRAPPA2015 年 PsA 治疗建议发表于 2016 年 5 月的 Arthritis Rheumatol。对 PsA 患者伴有并发症治疗注意事项汇总如下。

1. 心血管疾病

谨慎使用 NSAIDs；数据不充分，但已引起关注的为糖皮质激素；尚无信息的有羟氯喹、柳氮磺吡啶、甲氨蝶呤、来氟米特、环孢素 A、依那西普、阿达木单抗、英夫利西单抗、赛妥珠单抗、戈里木单抗、优特克单抗、阿普斯特。

2. 充血性心力衰竭

谨慎使用 NSAIDs、糖皮质激素、依那西普、阿达木单抗、英夫利西单抗、赛妥珠单抗、戈里木单抗；尚无信息的有羟氯喹、柳氮磺吡啶、甲氨蝶呤、来氟米特、环孢素 A、优特克单抗、阿普斯特。

3. 肥胖

谨慎使用甲氨蝶呤；尚无信息的有 NSAIDs、糖皮质激素、羟氯喹、柳氮磺吡啶、来氟米特、环孢素 A、依那西普、阿达木单抗、英夫利西单抗、赛妥珠单抗、戈里木单抗、优特克单抗、阿普斯特。

4. 代谢综合征

谨慎使用糖皮质激素、甲氨蝶呤；尚无信息的有 NSAIDs、羟氯喹、柳氮磺吡啶、来氟米特、环孢素 A、依那西普、阿达木单抗、英夫利西单抗、赛妥珠单抗、戈里木单抗、优特克单抗、阿普斯特。

5. 糖尿病

谨慎使用糖皮质激素、甲氨蝶呤；尚无信息的有 NSAIDs、羟氯喹、柳氮磺吡啶、来氟米特、环孢素 A、依那西普、阿达木单抗、英夫利西单

抗、赛妥珠单抗、戈里木单抗、优特克单抗、阿普斯特。

6. 溃疡性结肠炎

数据不充分，但已引起关注的为 NSAIDs；尚无信息的有糖皮质激素、羟氯喹、甲氨蝶呤、来氟米特、依那西普、赛妥珠单抗、优特克单抗、阿普斯特；经批准为伴该并发症的一线治疗药物的为柳氮磺吡啶、阿达木单抗、英夫利西单抗、戈里木单抗；伴该并发症时的非适应证应用为环孢素 A。

7. 克罗恩病

数据不充分，但已引起关注的为 NSAIDs；尚无信息的有糖皮质激素、羟氯喹、来氟米特、环孢素 A、依那西普、戈里木单抗、优特克单抗、阿普斯特；经批准为伴该并发症的一线药物的为柳氮磺吡啶、阿达木单抗、英夫利西单抗、赛妥珠单抗；伴该并发症的非适应证应用为甲氨蝶呤。

8. 葡萄膜炎

首选糖皮质激素 [糖皮质激素用于葡萄膜炎的优选治疗时最常见的给药方式是局部和（或）眼内注射，而不是口服]、阿达木单抗、英夫利西单抗；尚无信息的有 NSAIDs、羟氯喹、柳氮磺吡啶、甲氨蝶呤、来氟米特、环孢素 A、赛妥珠单抗、戈里木单抗、优特克单抗、阿普斯特；数据不充分，但已引起关注的是依那西普。

9. 骨质疏松症

谨慎使用糖皮质激素；尚无信息的有 NSAIDs、羟氯喹、柳氮磺吡啶、甲氨蝶呤、来氟米特、环孢素 A、依那西普、阿达木单抗、英夫利西单抗、赛妥珠单抗、戈里木单抗、优特克单抗、阿普斯特。

10. 恶性肿瘤

尚无信息的 NSAIDs、糖皮质激素、羟氯喹、柳氮磺吡啶、甲氨蝶呤、来氟米特、环孢素 A、阿普斯特；谨慎使用的有依那西普、阿达木单抗、英夫利西单抗、赛妥珠单抗、戈里木单抗；数据不充分，但已引起关注的是优特克单抗。

11. 脂肪肝

谨慎使用的有 NSAIDs、柳氮磺吡啶、甲氨蝶呤、来氟米特；尚无信息的有糖皮质激素、羟氯喹、环孢素 A、依那西普、阿达木单抗、英夫利西单抗、赛妥珠单抗、戈里木单抗、优特克单抗、阿普斯特。

12. 慢性肾病

谨慎使用的有 NSAIDs、柳氮磺吡啶、甲氨蝶呤；尚无信息的有糖皮质激素、羟氯喹、依那西普、阿达木单抗、英夫利西单抗、赛妥珠单抗、戈里木单抗、优特克单抗、阿普斯特；数据不充分，但已引起关注的为来氟米特；需特殊监测的为环孢素 A。

13. 抑郁症

数据不充分，但已引起关注的为阿普斯特；尚无信息的有 NSAIDs、糖皮质激素、羟氯喹、柳氮磺吡啶、甲氨蝶呤、来氟米特、环孢素 A、依那西普、阿达木单抗、英夫利西单抗、赛妥珠单抗、戈里木单抗、优特克单抗。

14. 慢性乙型、丙型肝炎（如患者伴有能够影响肝脏的慢性感染时，请考虑咨询该领域的专业厂家）

慢性乙型、丙型肝炎均谨慎使用 NSAIDs、甲氨蝶呤、来氟米特；尚无信息的有糖皮质激素、羟氯喹、柳氮磺吡啶、环孢素 A、阿普斯特。慢性乙型肝炎数据不充分，但已引起关注的为优特克单抗；需特殊监测的有依那西普、阿达木单抗、英夫利西单抗、赛妥珠单抗、戈里木单抗。慢性丙型肝炎数据不充分，但已引起关注的有优特克单抗、依那西普、阿达木单抗、英夫利西单抗、赛妥珠单抗、戈里木单抗。

15. 艾滋病

尚无信息的有 NSAIDs、甲氨蝶呤、来氟米特、糖皮质激素、羟氯喹、柳氮磺吡啶、环孢素 A、阿普斯特；数据不充分，但已引起关注的为优特克单抗；需特殊监测的有依那西普、阿达木单抗、英夫利西单抗、赛妥珠单抗、戈里木单抗。

（王海舰　马桂琴）

参考文献

[1] 张幸国，胡丽娜.临床药物治疗性 [M].北京：人民卫生出版社，2015.

[2] 李在兵，陈军利.非甾体抗炎药的研发技术进展 [J].国外医药抗生素分册，2017，5（38）：113-116.

[3] Berg J，Christoph T，Widerna M，et al. Isoenzyme specific cyclooxygenase inhibitors：awhole cell assay system using the human erythroleukemic cell line HEL and the human monocytic cell line Mono Mac 6[J]. J Pharmacol Toxicol Methods，1997，37：179-186.

[4] Vitale P，Perrone MG，Malerba P，et al. Selective COX-1 inhibitionasa target of theranostic novel diarylisoxazoles[J].Eur J Med Chem，2014，74：606-618.

[5] Mukherjee D，Nissen SE，Topol EJ，et al.Risk of cardiovascular events associated with selective COX-2 inhibitors[J].JAMA，2001，286：954-959.

[6] Sostres C，Gargallo CJ，Lanas A，et al. Nonsteroidal antiinflammatory drugs and upper and lower gastrointestinal mucosal damage[J]. Arthritis Res Ther，2013，15（3）：1-8.

[7] Lanas A，Ferrandez A.NSAID - induced gastrointestinal damage：Current clinical management and recommendations for prevention[J].Chin J Dig Dis，2006，7（3）：127-133.

[8] 邓雪蓉，张卓莉.银屑病和银屑病关节炎研究评价组发布 2015 银屑病关节炎治疗建议 [J]. 中华风湿病学杂志，2016，9（20）：646-648.

[9] Bjarnason I. Gastrointestinal safety of NSAIDs and over the counter analgesics[J]. Int J Clin Pract Suppl，2013，67（178）：37-42.

[10] 郭雨凡，武剑，王鸣军.改善病情抗风湿药物不同组合治疗类风湿关节炎疗效观察 [J]. 风湿病与关节炎，2013，2（7）：19-21.

[11] 王子维，许阳，骆丹，等.银屑病关节炎药物治疗进展 [J].中国中西医结合皮肤性病学杂志，2017，16（2）：177-178.

[12] 中华医学会风湿病学分会.银屑病关节炎诊断及治疗指南 [J].中华风湿病学杂志，2010，9（14）：631-633.

[13] 程青青，万伟国.银屑病关节炎的药物治疗 [J].上海医药，2012，33（13）：5-6.

[14] Gravani A，Gaitanis G，Zioga A，et al. Synthetic antimalarial drugs and the triggering of soriasis do we need disease specific guide lines for the management of patients with psoriasis at risk of malaria[J]. Int J Dermatol，2014，2：327-330.

[15] 温丽英，冯冬梅，陈艳霞，等.银屑病性关节炎的诊断和药物治疗 [J].河北北方学院学报，2015，4（31）：109-111.

[16] 王苏，王再兴，张学军，等.生物制剂在银屑病关节炎治疗中的应用 [J].世界最新医学信息文摘，2015，15（60）：26-27.

[17] Mease PJ，Ory P，Sharp JT，et al.Adalimumab for long-term treatment of psoriatic arthritis：2-year data from the adali-mumdb effectiveness in psriatic arthritis trial（ADEPT）[J].Ann Rheum Dis，2009，68：702-709.

[18] Boyce EG，Halilovic J，Stan-Ugbene O.Golimumab：Review of the efficacy and tolerability of a recently approved tumornecrosis　factor-ainhibitor[J].Clin Ther，2010，32：1681-1703.

[19] Kay J，Rahman M.Golimumab：A novel human anti-TNF-amonoclonal antibody for the treatment　of rheumatoid arthtritis，ankylosing spondylitis and psoriatic arthritis[J].Core Evid，2010，4：159-170.

[20] Mazumdar S，Greenwald D.Golimumab[J].Mabs，2009，1：422-431.

[21] 熊菲，杨青.关节病型银屑病的治疗进展 [J].中国麻风皮肤病杂志，2017，4（33）：245-247.

[22] Canete JD，Santiago B，Cantaert T，et al. Ectopic lymphoidaggregates

in psoriatic arthritis[J]. Ann Rheum Dis，2007，66（7）：20-26.

[23] Sieper J，Porter-Brown B，Thompson L，et al. Tocilizumab（TCZ）is not effective for the treatment of ankylosing spondylitis（AS）：results of phase II international，multicenter，randomized，double-blind，placebo-controlled trial[J]. Ann Rheum Dis，2012，1（S3）：110.

[24] Ogata A，Umegaki N，Katavama I. Psoriatic arthritis in two patients with an inadequate response to treatment with tocilizumab[J]. Joint Bone Spine，2012，79（1）：85-87.

[25] Caso F，Del Puente A，Peluso R，et al. Emerging drugs for psoriatic arthritis[J]. Expert Opinion on Emerging Drugs，2016，21（1）：69-79.

[26] Joanne O，Connorl，Ricel S，et al. The clinical and costeffectiveness of ustekinumab for the treatment of psoriatic arthritis：A critique of the evidence[J].Pharmaco Economics，2016，34：337-348.

[27] Schett G，Wollenhautpt J，Papp K，et al. Oral apremilast in the treatment of active psoriatic arthritis：results of a multicenter，randomized，double-blind，Placebo-controlledstudy[J]. Arthritis Rheum，2012，64（10）：3156-3167.

[28] Mamolo C，Harness J，Tan H，et al. Tofacitinib（CP-690，550），an oral Janus kinase inhibitor，improves patient-reported outcomes in phase 2b，randomized，double-blind，placebo-controlled study in patients with moderate- to-severe psoriasis[J]. J Eur Acad Dermatol Venereol，2014，28（2）：192-203.

[29] Eder L，Chandran V，Ueng J，et al. Predictors of response tointra - articular steroid injection in psoriatic arthritis[J]. Rheumatology（Oxford），2010，49（7）：1367-1373.

[30] 刘为萍，刘素香，唐慧珠，等 . 雷公藤研究新进展 [J]. 中草药，2010，7（41）：1215-1216.

[31] 张莹，方勇飞，王勇，等 . 白芍总苷治疗类风湿关节炎药理作用研

究进展 [J]. 中医临床研究，2008，17（27）：4364-4365.

[32] 白玮，张娇，叶潇，等 . 祖师麻的研究进展 [J]. 现代中医药，2017，9（37）：113-114.

[33] 秦峰，蔡辉 . 青藤碱药理作用研究进展 [J]. 现代中药研究与实践，2016，30（4）：81-86.

[34] 吴新宇，叶华 . 欧洲抗风湿病联盟关于银屑病关节炎药物治疗十项建议 [J]. 中华风湿病学杂志，2011，12（15）：838.

[35] Coates LC，Kavanaugh A，Mease PJ，et al.Group for Research and Assessment of Psoriasis and Psoriatic Arthritis（GRAPPA）：Treatment Recommendations for Psoriatic Arthritis 2015[J].Arthritis Rheumatol，2015，67（Suppl 10）：1060-1071.

[36] Pham T，Fautrel B，Dernis E，et al. Recommendations of the French society for rheumatology regarding TNF-α antagonist therapy in patients with ankylosing spondylitis or psoriaticarthritis：2007 update[J]. Joint Bone Spine，2007，74（6）：638-646.

[37] Pham T，Guillemin F，Claudepierre P，et al. TNF-α antagonist therapy in ankylosing spondylitis and psoriatic arthritis：recommendations of the French society for rheumatology[J].Joint Bone Spine，2006，73（5）：547-553.

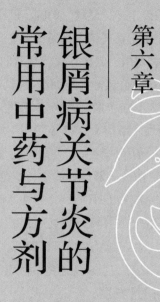

第六章

银屑病关节炎的
常用中药与方剂

第一节　常用中药

1. 荆芥

【性味归经】辛，微温。归肺、肝经。

【功能主治】祛风解表，透疹消疮，止血。

本品质轻透散，祛风止痒，透散邪气，宣通壅结，可宣散疹毒、疮毒。用治表邪外束，偏风湿者，如配羌活、独活、柴胡、茯苓、防风等治疗风湿疮毒，名人参败毒散（《摄生众妙方·伤寒感冒门》）。麻疹初起、疹出不畅，常与蝉蜕、薄荷、紫草等药同用。若配伍苦参、防风、白蒺藜等药，入肌肤腠理，治风疹瘙痒。如风热夹毒上窜攻目，可配柴胡、当归尾、川芎、生地黄、防风、薄荷、黄芩、炒栀子、桔梗、连翘、生石膏、蔓荆子、白蒺藜等，方名洗肝明目散（《增补万病回春·眼目》）。

本品可治疗银屑病关节炎中伴有皮损者，如配伍防风、连翘、麻黄、川芎、当归、生石膏、炒栀子、滑石、黄芩等，名为防风通圣散（《宣明论方·风门》），治疗表里俱实之疮疡肿毒、丹斑瘾疹。

【用法用量】煎服，4.5～9g，不宜久煎。发表透疹消疮宜生用；荆芥穗更长于祛风。

【古籍摘要】

（1）《神农本草经辑注·假苏》："治寒热，鼠瘘，瘰疬生疮，破结聚气，下瘀血，除湿痹。"

（2）《本草纲目·假苏》："入足厥阴经气分，其功擅长祛风邪，散瘀血，破结气，消疮毒，盖厥阴乃风木也，主火而相火寄之，故风病，血病，疮病为要药。"

（3）《滇南本草·荆芥穗》："上清头目诸风，止头痛，明目，解肺、肝、咽喉热痛，消肿，除诸毒，发散疮痛。治便血，止女子暴崩，消风热，通肺气鼻窍塞闭。"

【现代研究】本品为唇形科植物荆芥的干燥地上部分。主要含挥发油、荆芥苷、荆芥醇、黄酮类化合物等。

（1）抗炎作用：荆芥挥发油能显著减少炎症区域蛋白质渗出和白细胞数量，抗炎作用主要与抑制花生四烯酸代谢途径、影响炎性细胞因子及抗氧化作用有关。荆芥内脂类化合物能明显提高汗腺腺泡上皮细胞空泡发生率、数密度和面密度，显著降低全血比黏度和红细胞聚集性，有显著的发汗和改善血液流变学的作用。

（2）镇痛作用：荆芥脂类提取物能明显减少扭体法和热板法小鼠扭体次数，具有均有一定的镇痛作用。

2. 防风

【性味归经】辛、甘，温。入膀胱、肺、脾经。

【功能主治】解表祛风，胜湿，止痉。

（1）风疹瘙痒。本品辛温发散，能祛风止痒，可用以治疗多种皮肤病，其中尤以风邪所致之瘾疹瘙痒较为常用。本品以祛风见长，性味平和，风寒、风热所致之瘾疹瘙痒皆可配伍使用。治疗风寒者，常与麻黄、白芷、苍耳子等配伍，如消风散（《太平惠民和剂局方·治诸风》）；治疗风热者，常配伍薄荷、蝉蜕、僵蚕等药；治疗湿热者，可与土茯苓、白鲜皮、赤小豆等同用；若血虚风燥者，常与当归、地黄等配伍，如消风散（《外科正宗·杂疮毒门》）；若兼里实热结者，常配伍大黄、芒硝、黄芩等，如防风通圣散（《黄帝素问宣明论方·风门》）。

（2）风湿痹痛。防风善祛经络及筋骨中的风湿，能随所引而治一身尽痛，是治疗痹痛常用之药。凡风寒湿痹，肌肉关节疼痛，以风邪偏胜者，可配羌活、秦艽、桂枝、苍术等除痹止痛。疼痛剧烈，游走不定，手足屈伸不利者，可配川乌、草乌或附子等以加强祛风散寒、除痹止痛之功，方如乌头汤（《金匮要略·中风历节病脉证并治》）。治疗风寒湿痹，肢节疼痛、筋脉挛急者，可配伍羌活、独活、桂枝、姜黄等祛风湿、止痹痛药，如蠲痹汤（《医学心悟·肩背臂膊痛》）。若风寒湿邪郁而化热，关节红肿热痛热痹者，可与地龙、薏苡仁、乌梢蛇等药同用。

防风属血中润剂，适用于血热、血燥、血瘀、血虚多种银屑病皮损及银屑病关节炎。

【用法用量】煎服，4.5～9g。

【古籍摘要】

（1）《神农本草经辑注·中药》："主大风眩痛，恶风，风邪，目盲无所见，风行周身，骨节疼痛，烦满。"

（2）《本草汇言·防风》："主诸风周身不遂，骨节酸痛，四肢挛急，痿躄痫痉等症……防风辛温轻散，润泽不燥，能发邪从毛窍出，故外科痈疮肿毒、疮痍风癞诸证，亦必需也。为卒伍之职，随引而效，如无引经之药，亦不能独奏其功。"

【现代研究】本品为伞形科植物防风的根。主要含挥发油、色原酮、香豆素、多糖类及有机酸等。

（1）镇痛作用：防风提取物对热刺激、化学刺激的疼痛小鼠均有明显的镇痛作用，能明显提高热板法的痛阈值。

（2）抗炎作用：防风水煎液能明显抑制小鼠巴豆油耳郭肿胀，对醋酸引起的炎症也有明显抑制作用，其原理是能降低毛细血管的通透性。

（3）调节机体免疫功能：能提高小鼠巨噬细胞吞噬能力，增加非特异性免疫功能。防风能提高 NK 细胞杀伤活性，促进 IL-2 对 NK 细胞的激活；增强诱导的 LA 细胞杀伤活性，增强淋巴细胞杀伤活性。

3. 升麻

【性味归经】辛、微甘，微寒。归肺、脾、胃、大肠经。

【功能主治】解表透疹，清热解毒，升举阳气。

（1）麻疹不透。本品能辛散发表，透发麻疹，用治麻疹初起，透发不畅，常与葛根、白芍、甘草等同用，如升麻葛根汤（《阎氏小儿方论·小儿急慢惊风》）。若麻疹欲出不出，身热无汗，咳嗽咽痛，烦渴尿赤者，常配伍葛根、薄荷、牛蒡子、荆芥等药，如宣毒发表汤（《仁端录痘疹玄珠·杂病证治类方》）。

（2）热毒所致温毒发斑、咽喉肿痛等。本品甘寒，以清热解毒功能主治见长，为清热解毒之良药，可用治热毒所致的多种病证。因其尤善清解阳明热毒，故胃火炽盛成毒的牙龈肿痛、口舌生疮、咽肿喉痛及皮肤疮毒等尤为多用。治疗牙龈肿痛、口舌生疮，多与生石膏、黄连等同用，如清胃散（《兰室秘藏·口齿咽喉门》）。治疗风热疫毒上攻之大头瘟，头面红肿，咽喉肿痛，常与黄芩、黄连、玄参、板蓝根等药配伍，如普济消毒饮（《东垣试效方·杂方门》）。治疗痄腮肿痛，可与黄连、连翘、牛蒡子等药配伍，如升麻黄连汤（《外科枢要·卷二》）。用治温毒发斑，常与生石膏、大青叶、紫草等同用。

【用法用量】煎服，3～9g。发表透疹、清热解毒宣生。

【古籍摘要】

（1）《神农本草经辑注·上药》："主解百毒……辟温疫、瘴气、邪气蛊毒。"

（2）《名医别录·上品》："主中恶腹痛，时气毒疠，头痛寒热，风肿诸毒，喉痛口疮。"

（3）《滇南本草·升麻》："行四经，发表伤寒无汗，发表小儿痘疹要药。解诸毒疮疽，止阳明齿痛，祛诸风热。"

【现代研究】本品为毛茛科植物大三叶升麻、兴安升麻或升麻的干燥根茎。含9,19-环羊毛脂烷型三萜及其苷类、苯丙素类、色原酮类化合物。

（1）抗炎作用：本品所含阿魏酸和异阿魏酸对醋酸引起的小鼠扭体作用有明显的抑制作用，北升麻提取物对大鼠角叉菜胶肿胀有明显的消退作用。

（2）抗病毒：升麻根茎中三萜化合物能够抑制植物血凝素刺激的淋巴细胞对胸腺嘧啶的核苷转运。

4. 石膏

【性味归经】甘、辛，大寒。归肺、胃经。

【功能主治】清热泻火，除烦止渴。

适用于气分实热证。本品味辛、甘，性寒，性寒清热泻火，辛寒解肌透热，甘寒清胃热、除烦渴，为清泻肺胃气分实热之要药。治温热病气分实热，症见壮热、烦渴、汗出、脉洪大者，常与知母相须为用，如白虎汤（《伤寒论·辨阳明病脉证并治》）。治疗气分实热之热痹，如白虎加桂枝汤（《金匮要略·疟脉病证并治》）。本品善清泄气分实热，若配清热凉血之玄参、犀牛角（现以水牛角代）等，可治温病气血两燔，症见神昏谵语、发斑者，如化斑汤（《温病条辨·上焦篇》）。若配玄参、知母、黄连、升麻、牛蒡子、连翘等，为化斑解毒汤《外科正宗·杂疮毒门》，治疗风热火毒致火丹。

适用于银屑病进行期常见血热证，皮肤红肿焮赤、鳞屑生长迅速者。银屑病关节炎关节红肿热痛者。

【用法用量】生石膏煎服，15～60g，宜先煎。

【古籍摘要】

（1）《神农本草经辑注·下药》："治中风寒热，心下逆气，惊喘，口干舌焦，不能息，腹中坚痛……产乳，金疮。"

（2）《名医别录·中品》："主除时气，头痛，身热，三焦大热，皮肤热，肠胃中膈热，解肌，发汗；止消渴，烦逆，腹胀，暴气，喘息，咽热。"

（3）《医学衷中参西录·石膏解》（中册）："石膏……是以凉而能散，有透表解肌之力。外感有实热者，放胆用之，直胜金丹……是以愚用生石膏以治外感实热，轻症亦必至两许；若实热炽盛，又恒重用至四五两或七八两，或单用，或与他药同用，必煎汤三四杯，分四五次徐徐温饮下，热退不必尽剂。"

【现代研究】本品为硫酸盐类矿物硬石膏族石膏，主要含含水硫酸钙。

（1）生石膏退热与化学成分无关：生石膏为硫酸盐类矿物硬石膏族，主要成分为含水硫酸钙（$CaSO_4 \cdot 2H_2O$），但它不是纯净的化合物，其中含有多种微量元素，包括钙、锌、铜、铁、锰等。

关于生石膏退热，有研究认为可能与调节电解质平衡，对发热、汗出引起的失水及电解质紊乱有调节作用有关。

（2）降温：生石膏的降温作用是通过两条途径来实现的，外周和中枢作用，而以中枢作用为主。有研究提示，生石膏内服后，在胃酸作用下，部分可变为可溶性钙盐，抑制肌肉的兴奋性，起到镇静解痉的作用；并能降低血管的通透性，提高肺泡巨噬细胞的捕捉率，加强其吞噬活性，加速其对尘粒的清除率，因而具有消炎、抗过敏作用。

生石膏可能通过中枢途径实现其解热作用。可能的机制是：生石膏作用于下丘脑 PO/AH 区温敏神经元而增加热敏神经元的放电，抑制冷敏神经元的放电从而使体内产热—贮热过程受到抑制，达到贮热的目的。石膏清热作用与复方配伍有关，研究表明若复方中抽去知母，则退热之力大打折扣。

（3）抗炎作用：生石膏能明显减轻蛋清所致的大鼠足肿胀，明显降低干酵母所致大鼠体温，使大鼠下丘脑中 PGE2 含量显著降低。结论：生石膏组的抗炎、解热作用，可能与降低下丘脑（前列腺素）PGE2 含量有关，从而为生石膏治疗热痹提供实验依据。

5. 栀子

【性味归经】苦，寒。归心、肺、三焦经。

【功能主治】泻火除烦，清热利湿，凉血解毒。焦栀子：凉血止血。

（1）热病心烦。本品苦寒清降，能清泻三焦火邪、泻心火而除烦，为治热病心烦、躁扰不宁之要药，可与淡豆豉同用，如栀子豉汤（《伤寒论·辨太阳病脉证并治》）。若配黄芩、黄连、黄柏等，可用治热病火毒炽盛，三焦俱热而见高热烦躁、神昏谵语者，如黄连解毒汤（《外台秘要·卷一崔氏方十五首》）。如配合生大黄、芒硝、薄荷、黄芩等名为凉膈散（《太平惠民和剂局方·治积热》），清热泻火，解毒通便，主治火热毒邪脏腑积热。配龙胆草、黄芩、柴胡、当归等，为龙胆泻肝汤（《医方集解·泻火之剂第十四》），泻肝胆实火，清三焦湿热，治疗耳聋、胁痛、口苦及阴肿、瘙痒之症。

（2）火毒疮疡。本品功能清热泻火、凉血解毒，可用治火毒疮疡、红肿热痛者，常配金银花、连翘、蒲公英用；或配白芷以助消肿，如缩毒散（《普济方·诸疮肿门》）。

本品常用于治疗银屑病及银屑病关节炎。

【用法用量】煎服，5～15g。

【古籍摘要】

（1）《神农本草经辑注·栀子》："治五内邪气，胃中热气，面赤，酒疱皶鼻，白癞，赤癞，疮疡。"

（2）《景岳全书·本草正》："清心肺之火，解消渴，除热郁，疗时疾躁烦，心中懊侬，热闷不得眠，热厥头痛，耳目风热赤肿疼痛，霍乱转筋……通五淋，治大小肠热秘热结，五种黄疸、三焦郁火，脐下热郁疝气，吐血衄血，血痢血淋，小腹损伤瘀血。若用佐使，治有不同：加茵陈，除湿热黄疸；加豆豉，除心火烦躁；加厚朴、枳实，可除烦满；加生姜、陈皮，可除呕秽；加玄胡索，破热滞瘀血腹痛。"

（3）《珍珠囊补遗药性赋·主治主掌》："疗心中懊侬颠倒而不得眠，治脐下血滞小便而不得利。"

【现代研究】本品为茜草科植物栀子的干燥成熟果实。含苷类，包括异栀子苷、去羟栀子苷、栀子酮苷、山栀子苷、京尼平苷酸等及黄酮类栀子素、三萜类化合物藏红花素和藏红花酸、熊果酸等。

（1）抗炎镇痛：栀子浸膏可显著抑制醋酸诱发血管通透性增加，显著抑制角叉菜胶所致大鼠足肿胀作用，显著抑制棉球肉芽组织增生，对醋酸诱发的小鼠扭体反应有一定抑制作用。

（2）免疫抑制：栀子总苷（TGCJ）显著抑制弗氏完全佐剂（FCA）免疫诱导大鼠佐剂性关节炎，关节滑膜组织一氧化氮（NO）、一氧化氮合成酶（NOS）、前列腺素 E2（PGE2）、炎性细胞因子白介素 -1β（IL-1β）及肿瘤坏死因子（TNF-a）水平显著降低。结论：抑制关节炎症局部炎性细胞因子活性和降低炎症介质含量是栀子总苷发挥治疗类风湿关节炎作用的重要机制之一。

6. 苦参

【性味归经】苦、寒。入心、肝、胃、大肠、膀胱经。

【功能主治】清热燥湿，祛风杀虫，利尿。

湿疹湿疮、皮肤瘙痒、湿热带下、阴肿阴痒、疥癣。本品既能清热燥湿，又能杀虫止痒，为治湿热所致带下证及某些皮肤病的常用药。若治湿热带下、阴肿阴痒，可配蛇床子、鹤虱等药用，如潸痒汤（《外科正宗·杂疮毒门》）。若治湿疹、湿疮，单用煎水外洗有效，或配黄柏、蛇床子煎水外洗。治皮肤瘙痒，可配皂角、荆芥等药用，如参角丸（《鸡峰普济方·卷十一心》）。若配防风、蝉蜕、荆芥等药用，可治风疹瘙痒，如消风散（《外科正宗·杂疮毒门》）。若治疥癣，可配花椒煎汤外搽，如参椒汤（《外科证治全书·发无定处证》），或配硫黄、枯矾制成软膏外涂。配栀子、防风、玄参、独活、枳实、黄连、黄芩、菊花、大黄等名为苦参丸（《外科精义·卷下》），治疗风湿热郁肌肤之证。

本品可用来治疗银屑病及银屑病关节炎，可内服亦可外用。

【用法用量】煎服，5～10g。外用适量。

【古籍摘要】

（1）《神农本草经辑注·苦参》："主心腹气结，癥瘕积聚，黄疸，溺有余沥，逐水，除痈肿，补中，明目，止泪。"

（2）《本草纲目·草部卷之十三》："治肠风泻血，并热痢。"

（3）《本草正义·苦寒类》："苦参，清积热，利黄疸，除伏热狂邪，疗恶疮癣疥、毒风邪热，脱眉，亦可治肠风夹热下血。"

【现代研究】本品为豆科植物苦参的干燥根。本品含苦参碱、氧化苦参碱、异苦参碱等多种生物碱，此外还含苦醇 C、苦醇 G、苦参醇等黄酮类化合物。

（1）免疫调节：本品所含苦参碱可以抑制细胞免疫、体液免疫及非特异性免疫，另外可以对抗免疫抑制剂，恢复并促进受抑制的细胞产生干扰素。

（2）抑制角朊细胞的增殖和分化：苦参可显著抑制小鼠上皮细胞有丝分裂和促进鼠尾表皮颗粒层形成，推测可能纠正银屑病的表皮增生和角化不全。

7. 白鲜皮

【性味归经】苦，寒。归脾、胃、膀胱经。

【功能主治】清热燥湿，祛风解毒。

（1）湿热疮毒，湿疹，疥癣。本品性味苦寒，有清热燥湿、泻火解毒、祛风止痒之功。常用治湿热疮毒、肌肤溃烂、黄水淋漓者，可配苍术、苦参、连翘等药用。治湿疹、风疹、疥癣，可配苦参、防风、地肤子等药用，煎汤内服、外洗。

（2）风湿热痹。本品善清热燥湿，可治湿热蕴蒸之黄疸、尿赤，常配茵陈等药用，如茵陈汤（《圣济总录·卷第六十一黄病门上》）；取其既能清热燥湿，又能祛风通痹，可治风湿热痹，关节红肿热痛者，常配苍术、黄柏、薏苡仁等药用，为治疗银屑病关节炎的常用药物。

【用法用量】煎服，5～10g。外用适量。

【古籍摘录】

（1）《神农本草经辑注·白鲜皮》："治头风，黄疸，咳逆，淋沥。女子阴中肿痛，湿痹死肌，不可屈伸起止行步。"

（2）《药性论·草木类卷第二》："治一切热毒风，恶风，风疮、疥癣赤烂、眉发脱脆，皮肌急，壮热恶寒，主解热黄、酒黄、急黄、谷黄、劳黄等。"

（3）《本草纲目·草部卷之十三》："白鲜皮，气寒善行，味苦性燥，足太阴、阳明经，去湿热药也。兼入手太阴、阳明，为诸黄风痹要药。世医止施之疮科，浅矣！"

【现代研究】本品为芸香科植物白鲜的干燥根皮。含生物碱、柠檬苦素、黄酮、倍半萜及其苷类、甾醇等，以生物碱和柠檬苦素为主。

（1）多环节作用银屑病：白鲜皮能显著抑制小鼠阴道上皮有丝分裂，显著促进鼠尾鳞片表皮颗粒层形成，具有抑制上皮细胞分裂、降低 PCNA 表达、促进表皮细胞分化和降低血浆（ET-1）水平的作用，可能阻断银屑病发病机制中的多个环节，从而治疗银屑病。

（2）抗炎作用：白鲜皮甲醇提取物能抑制由二硝基氟苯所致炎症大鼠耳朵的增重和增厚，对小鼠抗羊红细胞抗体有明显抑制作用。一定浓度下能显著抑制内毒素诱导巨噬细胞释放肿瘤坏死因子 -α（TNF-α）和白介素 -6（IL-6），抑制炎性细胞因子释放可能是其抗炎机制之一。

（3）抗变态反应作用：白鲜皮水提物作用在迟发型过敏发应中的效应相，而非诱导相。推测其可能是通过激活辅助性 T1 细胞分泌白介素 -2（IL-2）和 γ- 干扰素（γ-IFN），以及抑制辅助性细胞分泌白介素 -4（IL-4），从而产生抗细胞免疫性变态反应。

8. 黄柏

【性味归经】苦，寒。归肾、膀胱、大肠经。

【功能主治】清热燥湿，泻火除蒸，解毒疗疮。

（1）湿热下注，关节肿痛，脚气，痿证。取本品清泄下焦湿热之功，用治湿热下注所致脚气肿痛、痿证，常配苍术、牛膝用，如三妙丸（《医学正传·卷之五痿证》），再合生薏米名四妙丸（《成方便读·补阴之剂》）治疗湿热下注久成痿证。本品性苦寒能坚肾阴，若配知母、熟地黄、龟甲等药用，可治阴虚火旺之痿证，如补阴丸（《丹溪心法·卷三补损五十一》）。

（2）疮疡肿毒、湿疹瘙痒。取本品既能清热燥湿，又能泻火解毒，用治疮疡肿毒，内服外用均可，以本品配黄芩、黄连、栀子煎服，如黄连解毒汤（《外台秘要·卷一崔氏方十五首》），又以本品配大黄为末，猪油调外搽，名二黄散，治坐板疮屡效（《绛囊撮要·外科》）。治湿疹瘙痒，可配荆芥、苦参、白鲜皮等煎服；亦可配煅石膏等分为末，外撒或油调搽患处。

本品常用来治湿热下注之银屑病关节炎，或皮疹鳞屑较厚垢浊者。

【用法用量】煎服，3～12g。外用适量。

【古籍摘录】

（1）《神农本草经辑注·柏木》："治五脏肠胃中结热，黄疸，肠痔，止泄利，女子漏下赤白，阴伤蚀疮。"

（2）《珍珠囊补遗药性赋·主治主掌》："黄柏其用有五：泻下焦隐伏之龙火，安上焦虚哕之蛔虫，脐下痛则单制而能除，肾不足必炒用而能补，痿厥除热药中，诚不可阙。"

（3）《长沙药解·卷二》："黄柏，泻己土之湿热，清乙木之郁蒸，调热利下重，理黄疸、腹满。"

【现代研究】本品为芸香科植物黄皮树或黄檗的干燥树皮，含生物碱、柠檬苦素、木脂素和酚酸类等。具有抗炎、抗过敏、免疫调节作用。

黄柏的甲醇提取物对佛波酯所致的小鼠炎症具有明显的抑制作用，机制为其抑制了肿瘤 TNF-α、IL-1β、IL-6 和 COX-2 等炎症因子 mRNA 的表达。

黄柏可抑制二硝基氟苯诱导的小鼠迟发型超敏反应（DTH），降低血清 IFN-γ 水平，抑制体内 IL-1、TNF-α、IL-2 等细胞炎症因子的产生，从而抑制免疫反应，减轻炎症损伤。川黄柏多糖具有抗肿瘤、免疫保护作用，植入肿瘤细胞的小鼠服用黄柏多糖后，胸苷酸合成酶和胸苷激酶的活性降低；血液循环系统中白细胞和腹膜渗出液细胞的数量明显增加。

9. 黄芩

【性味归经】苦，寒。归肺、胆、脾、胃、大肠、小肠经。

【功能主治】清热燥湿，泻火解毒，止血，安胎。

（1）肺热咳嗽、高热烦渴。本品入肺经，善清泻肺火及上焦实热，用治肺热壅遏所致咳嗽痰稠，可单用，为清金丸《丹溪心法·卷二喘十五》。若配苦杏仁、桑白皮、苏子，可治肺热咳嗽气喘，如清肺汤（《万病回春·卷二咳嗽》）。若配法半夏，可治肺热咳嗽痰多，如黄芩半夏丸（《袖珍方·咳嗽》）。

本品苦寒，清热泻火力强，配薄荷、栀子、大黄等，可用治外感热病，上、中焦热盛所致之高热烦渴、面赤唇燥、尿赤便秘、苔黄脉数者，如凉膈散（《太平惠民和剂局方·治积热》）。

（2）痈肿疮毒。本品有清热泻火、清解热毒的作用，可用治火毒炽盛之痈肿疮毒，常与黄连、黄柏、栀子配伍，如黄连解毒汤（《外台秘要·卷一崔氏方十五首》。若治热毒壅滞痔疮热痛，则常配黄连、大黄、槐花等药用。

（3）湿温、暑湿、胸闷呕恶、湿热痞满、黄疸泻痢。本品性味苦寒，功能清热燥湿，善清肺胃胆及大肠之湿热，尤长于清中上焦湿热。治湿温、暑湿证，湿热阻遏气机而致胸闷恶心呕吐、身热不扬、舌苔黄腻者，常配滑石、白豆蔻、通草等药用，如黄芩滑石汤（《温病条辨·中焦篇》）。若配黄连、干姜、半夏等，可治湿热中阻，痞满呕吐，如半夏泻心汤（《伤寒论·辨太阳病病脉证并治》）。若配黄连、葛根等药用，可治大肠湿热之泄泻、痢疾，如葛根黄芩黄连汤（《伤寒论·辨太阳病病脉证并治》）。若配茵陈、栀子，可治湿热黄疸。

本品苦寒，可清皮肤热毒，适用于银屑病关节炎湿热，血分热毒者，又擅治中上焦湿热，对银屑病关节炎者疗效亦佳。

【用法用量】煎服，10～15g。清热多生用，清上焦热可酒炙用。

【古籍摘要】

（1）《神农本草经辑注·中药》："治诸热，黄疸，肠澼，泄痢，逐水，下血闭，恶疮，疽蚀，火疡。"

（2）《滇南本草·黄芩》："上行泻肺火、下行泻膀胱火，男子五淋，女子暴崩，调经清热，胎有火热不安，清胎热，除六经实火、实热。"

（3）《本草正·山草部》："枯者清上焦之火，消痰利气，定喘咳，止失血，退往来寒热，风热湿热，头痛，解瘟疫，清咽，疗肺萎肺痈、乳痈发背，尤祛肌表之热，故治斑疹鼠瘘，疮疡赤眼。实者凉下焦之热，能除赤痢，热蓄膀胱，五淋涩痛，大肠闭结，便血，漏血。"

【现代研究】本品为唇形科植物黄芩的干燥根。含黄芩苷元、黄芩苷、汉黄芩素等。

（1）黄芩苷治疗银屑病的研究：银屑病是以多基因遗传为背景的疾病，由免疫细胞、细胞因子、炎症介质参与，导致人永生化角质形成细胞（HaCaT）的增殖与分化失调。本实验用雌激素期增生的小鼠阴道上皮模拟银屑病的 HaCaT 增生过快，以不同浓度黄芩苷处理体外培养的角质形成细胞、成纤维细胞、外周血单个核细胞，结果显示黄芩苷对成纤维细胞显示一定的抑制作用，并呈时间和剂量依赖关系，推测黄芩苷可通过阻滞成纤维细胞周期发挥抑制增殖作用，进而影响表皮角质形成细胞生长，是其治疗银屑病的可能机制之一。

黄芩苷对细胞因子刺激的成纤维细胞表达 iNOS 具有抑制作用，进而对 NO 相关的炎症因子网络发挥作用。

（2）免疫抑制作用：有研究将 Jurkat T 作为人 T 细胞淋巴瘤细胞替代品，采用二丁基佛波醇酯（PDB）+ 离子霉素（Ion）刺激 T 细胞活化。PDB 是一类蛋白激酶 C（PKC）的激活剂，模拟二酯酰甘油（DAG）直接作用于活化信号通路上的 PKC；Ion 是钙离子载体，使细胞外 Ca^{2+} 内流、胞内钙库释放，导致胞内 Ca^{2+} 浓度升高。PDB 和 Ion 两者协同作用，可诱发基因活化和增殖反应，因此 Ion 可较好地模拟 T 淋巴细胞活化的状态。CD69 是目前已知的 T 细胞活化后表达最早的一个表面分子，在多克隆刺激剂作用下迅速表达。它可作为协同刺激分子与 PDB 交联，使 T 细胞活化，导致钙离子的流动、细胞因子及其受体的合成与表达、c-myc 与 c-fos 原癌基因的表达和细胞的增殖。因此检测 CD69 的表达情况即可推知 T 细胞的活化程度。本研究结果表明，黄芩的主要成分黄芩苷、黄芩素和汉黄芩素对 PDB+Ion 刺激的 Jurkat T 细胞早期活化抗原 CD69 的表达有明显抑制效应，且浓度越大其抑制效应越强，为该几种黄芩单体化合物抑制 T 细胞活化的作用提供了直接证据。

10. 黄连

【性味归经】苦，寒。归心，脾、胃、胆、大肠经。

【功能主治】清热燥湿，泻火解毒。

（1）湿热痞满，呕吐吞酸。本品大苦大寒，清热燥湿力大于黄芩，尤长于清中焦湿热。治湿热阻滞中焦、气机不畅所致脘腹痞满、恶心呕吐，常配苏叶用，如苏叶黄连汤（《薛生白湿热病篇·十七条》）或配黄芩、干姜、半夏用，如半夏泻心汤（《伤寒论·辨太阳病脉证并治》）。若配石膏、黄芩、知母等，可治吐血，如黄连石膏汤（《方症会要·劳病》）。若配石膏用，可治胃热呕吐，如石连散（《李氏经验广集良方·卷一呕吐》）。若配吴茱萸，可治肝火犯胃所致胁肋胀痛、呕吐吞酸，如左金丸（《丹溪心法·卷一火六》）。若配人参、白术、干姜等药用，可治脾胃虚寒，呕吐酸水，如连理汤（《症因脉治·呕论》）。

（2）痈肿疔疮，目赤牙痛。本品既能清热燥湿，又能泻火解毒，尤善疗疔毒。用治痈肿疔毒，多与黄芩、黄柏、栀子同用，如黄连解毒汤（《外台秘要·卷一崔氏方十五首》）。若配淡竹叶，可治目赤肿痛，赤脉胬肉，如黄连汤（《普济方·眼目门》）。若配生地黄、升麻、牡丹皮等药用，可治胃火上攻，牙痛难忍，如清胃散（《兰室秘藏·口齿咽喉门》）。

（3）高热神昏，心烦不寐，血热吐衄。本品尤善清泻心经实火，可用治心火亢盛所致神昏、烦躁之证。若配黄芩、黄柏、栀子，可治三焦热盛，高热烦燥。若配石膏、知母、玄参、牡丹皮等药用，可治高热神昏，如清瘟败毒饮（《疫疹一得·疫疹诸方》）。配合知母、元参、生石膏、升麻、连翘等为化斑解毒汤（《外科正宗·杂疮毒门》），治疗风热火毒所致的风火丹。若配大黄、黄芩，可治邪火内炽，迫血妄行之吐衄，如大黄黄连泻心汤（《伤寒论·辨太阳病脉证并治》）。

本品用于银屑病热毒壅盛证，是治疗银屑病常用药。

【用法用量】煎服，3 ～ 10g。外用适量。

【古籍摘要】

（1）《神农本草经辑注·中药》："治热气，目痛，眦伤泣出，明目，肠癖，腹痛，下痢，妇人阴中肿痛。"

（2）《珍珠囊补遗药性赋·主治主掌》："其用有四：泻心火，消心下痞满之状，主肠澼，除肠中混杂之物，治目疾暴发宜用，疗疮疡首尾俱同。"

（3）《本草正义·苦寒类》："黄连大苦大寒，苦燥湿，寒胜热，能泄降一切有余之湿火，而心、脾、肝、肾之热，胆、胃、大小肠之火，无不治之。"

【现代研究】本品为毛茛科植物黄连、三角叶黄连或云连干燥根茎。本品主含小檗碱（黄连素）、黄连碱等。

本品具有免疫抑制作用。银屑病表皮中多种细胞因子呈现高表达，能够刺激 Kc 发生银屑病样改变，其中 TNF-α 在银屑病的发病过程中起着重要的作用。黄连对人表皮 Kc 有抑制作用，并且具有明显的量效关系。

细胞增殖变化主要通过其分裂速度与凋亡速度的调节，细胞在体内环境和药物作用下，分裂速度快于凋亡速度则表现为增殖。NF-κB 参与生理过程中的调节，在凋亡过程中，多种细胞因子，包括 IL-1、IL-2、IL-6、IL-8、黏附因子、TNF-α 等在银屑病中表达异常，并且与角质细胞的增生过度、炎性细胞浸润有关。研究表明，在黄连提取物作用下，HaCaT 细胞、NF-κB 基因转录水平下调，推测可能黄连提取物引起抗凋亡细胞基因表达下调，最终导致抗凋亡细胞水平降低，加速 HaCaT 细胞凋亡，达到降低角质细胞增殖的作用。

11. 苦豆子

【性味归经】苦，寒；有毒。归胃、大肠经。

【功能主治】清热燥湿，止痛，杀虫。

（1）湿热泻痢，胃脘痛。本品性味苦寒，功能清热燥湿以止痢。治湿热泻痢，里急后重，本品入胃经，单用能清胃热，可治胃热胃脘痛、吞酸，单用种子五粒研末冲服，或配蒲公英、生姜等药用（《新疆中草药》）。

（2）湿疹、顽癣、疮疖、溃疡。本品功能清热燥湿、杀虫而可用治湿疹、顽癣，以其干馏油制为软膏外搽（《新疆中草药》）。本品既能清热，又能以毒攻毒，故可用治热毒疮疖、溃疡等，可用本品适量砸碎，煎汤外洗患处。

【用法用量】全草煎汤服，1.5 ～ 3g。种子炒用，研末服，每次 5 粒。本品有毒，内服用量不宜过大。

【现代研究】本品为豆科槐属有毒灌草，性味苦寒，有毒。其化学成分是地上部分，种子含生物碱，主要是氧化苦参碱（OMT）、氧化槐果碱、金雀花碱生物碱。全草叶中还含糖类和蛋白质。

（1）对银屑病的实验研究：为探讨苦参治疗银屑病的机制，采用流式细胞仪测定亚二倍体细胞含量、DNA 片段化分析和 Annex V（膜联蛋白 V）凋亡检测法，观测到 OMT 使角质形成细胞的亚二倍体细胞、DNA 片段化率及磷脂酰丝氨酸（PS）膜外化细胞含量明显升高（$P<0.01$），即一定浓度的 OMT 可诱导角质形成细胞凋亡，这可能是苦参治疗银屑病的主要机制之一。

一定浓度的 OMT 可上调角质形成细胞 Fas 抗原表达，继而诱导角质形成细胞凋亡，可能也是苦参治疗银屑病的主要机制之一。

（2）临床报道：苦豆子油擦剂治疗寻常型银屑病取得较满意疗效。

12. 金银花

【性味归经】甘，寒。归肺、心、胃经。

【功能主治】清热解毒，疏散风热。

外感风热，温病初起。本品甘寒，芳香疏散，善散肺经热邪，透热达表，常与连翘、薄荷、牛蒡子等同用，治疗外感风热或温病初起，身热头痛，咽痛口渴，如银翘散（《温病条辨·上焦篇》）。本品善清心、胃热毒，有透营转气之功，配伍水牛角、生地黄、黄连等药，可治热入营血，舌绛神昏，心烦少寐，如清营汤（《温病条辨·上焦篇》）。若与香薷、厚朴、连翘同用，又可治疗发热烦渴，头痛无汗，如新加香薷饮（《温病条辨·上焦篇》）。

可配伍生黄芪、远志、石斛、牛膝，为四神煎（《验方新编·卷八腿部》），治疗鹤膝风症。也可配伍当归、元参、生甘草为四妙勇安汤（《验方新编·卷二手部》）治疗热痹关节红肿者。

常用于治疗银屑病及银屑病关节炎，须生用。

【用法用量】煎服，6～30g。

【古籍摘要】

（1）《本草拾遗辑释·解纷卷第八》："主热毒、血痢、水痢，浓煎服之。"

（2）《本草纲目·草部卷十八》："一切风湿气，及诸肿毒、痈疽疥癣、杨梅诸恶疮。散热解毒。"

（3）《本经逢源·毒草部》："金银花，解毒去脓，泻中有补，痈疽溃后之圣药。但气虚脓清，食少便泻者勿用。"

【现代研究】本品为忍冬科植物忍冬、红腺忍冬、毛花柱忍冬的干燥花蕾或带初开的花。本品主要含有有机酸类、黄酮类、三萜皂苷类、挥发油类、微量元素类等。

（1）对银屑病作用：有研究表明金银花能显著抑制雌激素期小鼠阴道上皮有丝分裂，抑制增殖细胞核抗原（PCNA）表达，促进鼠尾鳞片表皮颗粒层形成。

本品可抑制体外角质细胞形成。金银花提取液具有抑制 TNF-α 刺激后角质形成细胞增殖，同时拮抗 TNF-α 刺激后角质形成细胞分泌 IL-8 的作用。

（2）抗炎：黄褐毛忍冬总皂苷（Ful）能明显抑制蛋清、角叉菜胶等所致大鼠脚爪水肿，并能明显抑制大鼠巴豆油性肉芽囊的炎性渗出和炎性增生。其抗炎作用有可能是通过兴奋垂体肾上腺皮质轴，促进肾上腺皮质激素释放而实现。

（3）免疫调节：金银花具有促进白细胞和炎性细胞吞噬的作用，还能降低豚鼠 T 细胞 a-ANAE（乙酸萘酯酶）百分率，降低中性粒细胞（PMN）体外分泌，具有恢复巨噬细胞、调理淋巴细胞作用，具有显著增强 IL-2 的产生等作用。

13. 连翘

【性味归经】苦，微寒。归肺、心、小肠经。

【功能主治】清热解毒，消肿散结，疏散风热。

（1）风热外感，温病初起。本品苦能清泄，寒能清热，入心、肺二经，长于清心火，散上焦风热，常与金银花、薄荷、牛蒡子等同用，治疗风热外感或温病初起，头痛发热，口渴咽痛，如银翘散（《温病条辨·上焦篇》）。若用连翘心与麦冬、莲子心等配伍，尚可用治温热病热入心包，高热神昏，如清宫汤（《温病条辨·上焦篇》）。本品又有透热转气之功，与水牛角、生地黄、金银花等同用，还可治疗热入营血之舌绛神昏，烦热斑疹，如清营汤（《温病条辨·上焦篇》）

（2）痈肿疮毒，瘰疬痰核。本品苦寒，主入心经，既能清心火，解疮毒，又能消散痈肿结聚，故有"疮家圣药"之称。用治痈肿疮毒，常与金银花、蒲公英、野菊花等解毒消肿之品同用，如五味消毒饮（《医宗金鉴·外科心法要诀》），若疮痈红肿未溃，常与穿山甲、皂角刺配伍，如仙方活命饮《校注妇人良方·妇人流注方论第五》）；若疮疡脓出、红肿溃烂，常与牡丹皮、天花粉同用，如连翘解毒汤（《疡医大全·诸疮部》）。用治痰火郁结，瘰疬痰核，常与夏枯草、浙贝母、玄参、牡蛎等同用，共奏清肝散结、化痰消肿之效。

常用于治疗银屑病关节炎伴皮损呈点滴状者。

【用法用量】煎服，6 ～ 15g。

【古籍摘要】

（1）《神农本草经辑注·连翘》："治寒热，鼠瘘、瘰疬、痈肿、恶疮、瘰疬、结热、蛊毒。"

（2）《日华子本草·木部》："通小肠，排脓，治疮疖，止痛，通月经。"

（3）《珍珠囊补遗药性赋·主治主掌》："连翘泻诸经之客热，散诸肿之疮。"

【现代研究】本品为木犀科植物连翘的干燥果实。含有挥发油、木脂素（主要是连翘苷）、苯乙醇苷、三萜类等化合物。

（1）抗炎：这是连翘发挥消肿散结功能的主要药理作用之一。以连翘乙醇提取物灌胃于由醋酸致腹腔毛细血管通透性改变的早期炎症模型小鼠，能抑制醋酸致小鼠腹腔的染料渗出；甲醇提取物灌胃于由角叉菜胶致足肿胀的早期炎症模型大鼠，能抑制其肿胀；甲醇提取物和正己烷可溶物灌胃于棉球肉芽肿的晚期炎症模型大鼠，能抑制棉球肉芽组织增生，因此连翘具有抗炎作用。

（2）免疫调节作用：通过小鼠碳粒吞噬能力、迟发型超敏反应和常压缺氧条件下小鼠存活时间的实验，表明连翘苷可调节特异性免疫功能并有一定抗应激能力。

连翘酯苷对 RAW264.7（小鼠单核巨噬细胞白血病细胞）分泌 TNF-α 具有显著促进作用，低浓度可抑制 NO 的分泌，促进细胞增殖，高浓度则促进 NO 分泌，降低活细胞数。连翘酯苷通过摧毁脂多糖（LPS）和促进细胞分泌 TNF-α 抑制 NO 的分泌，活化细胞凋亡通路，减少活细胞数，从而通过激活吞噬细胞并加强其吞噬能力，同时通过对脾脏淋巴细胞增殖转化和抑制不同组织巨噬细胞增殖来影响免疫功能。

14. 大青叶

【性味归经】苦、寒。归心、胃经。

【功能主治】清热解毒，凉血消斑。

热入营血，温毒发斑。本品苦寒，善解心胃二经实火热毒；又入血分而能凉血消斑，气血两清，故可用治温热病心胃毒盛，热入营血，气血两燔，高热神昏，发斑发疹，常与水牛角、玄参、栀子等同用，如犀角大青汤（《医学心悟·斑疹》）。本品功善清热解毒，若与葛根、连翘等药同用，能表里同治，可用于风热表证或温病初起，发热头痛、口渴咽痛等，如清瘟解毒丸（《中华人民共和国药典·单味制剂和成方制剂》一部）。

常用于治疗银屑病关节炎伴皮损急性、亚急性进行期。

【用法用量】煎服，9～15g，鲜品30～60g。外用适量。

【古籍摘要】

（1）《名医别录·中品》："主治时气头痛，大热，口疮。"

（2）《本草纲目·草部卷十五》："时气头痛，大热口疮……能解心胃热毒，主热毒痢，黄疸，喉痹，丹毒。"

（3）《本草正·隰草部》："盖解百虫百药毒，及治天行瘟疫，热毒发狂，风热斑疹，疮疡肿痛，除烦渴，止鼻衄杀虫，杀疳蚀，金疮箭毒，凡以热兼毒者，皆宜蓝叶捣汁用之。"

【现代研究】本品为十字花科植物菘蓝的干燥叶片，主要含吲哚类、喹唑酮、芥子苷类化合物等。

（1）抑制角质形成细胞的生成：HaCa T细胞是成人皮肤中分离得到的一种永生化的角质形成细胞株，与正常人角质形成细胞增殖、分化特性相似，遗传特性稳定，现常用来替代人表皮角质形成细胞进行实验研究。大青叶提取物具有抑制HaCa T细胞增殖作用，且与药物浓度具有一定相关性。

（2）对免疫系统的作用：大青叶水煎剂对小鼠脾淋巴细胞的增殖反应具有上调作用，同时大青叶与Con A、LPS协同对小鼠脾淋巴细胞增殖活性有促进作用，并且能促进小鼠腹腔巨噬细胞的吞噬功能，推断大青叶的抗炎、抗病毒作用可能不是直接抑菌、杀菌，而在于调动机体内的其他抗感染机能。

观测大青叶水煎剂对小鼠脾淋巴细胞和腹腔巨噬细胞的毒性作用，发现能促进正常小鼠被Con A诱导的脾淋巴细胞分泌白介素IL-2，但对小鼠腹腔巨噬细胞分泌TNF-α无明显作用，推测大青叶通过促进淋巴细胞IL-2的分泌可以上调小鼠免疫功能，同时对巨噬细胞分泌TNF-α致炎效应和免疫病理损伤无明显影响。

15. 青黛

【性味归经】咸，寒。归肝、肺经。

【功能主治】清热解毒，凉血消斑，清肝泻火，定惊。

（1）温毒发斑，血热吐衄。本品寒能清热，咸以入血，故有清热解毒、凉血、止血、消斑之效。善治温毒发斑，常与生地黄、生石膏、栀子等药同用，如青黛石膏汤（《重订通俗伤寒论·伤寒夹证》）。若治血热妄行的吐血、衄血，常与生地黄、牡丹皮、白茅根等药同用。

（2）咽痛口疮，火毒疮疡。本品有清热解毒、凉血消肿之效。用治热毒炽盛，咽喉肿痛，喉痹者，常与板蓝根、甘草同用；若口舌生疮，多与冰片同用，撒敷患处。用治火毒疮疡，痄腮肿痛，可与寒水石共研为末，外敷患处，如青金散（《普济方·诸疮肿门》）。

常用于治疗银屑病关节炎热毒炽盛者。

【用法用量】内服 1.5 ～ 6g，本品难溶于水，一般作散剂冲服，或入丸剂服用。外用适量。

【古籍摘要】

（1）《开宝本草·草木部下品卷十四》："主解诸药毒，小儿诸热，惊痫发热，天行头痛寒热，煎水研服之。亦摩敷热疮恶肿，金疮，下血，蛇犬等毒。"

（2）《本经逢源·隰草部》："青黛，泻肝胆，散郁火，治温毒发斑及产后热痢下重。"

【现代研究】本品为爵床科植物马蓝、蓼科植物蓼蓝或十字花科植物菘蓝的叶或茎叶经加工制得的干燥粉末或团块。青黛含靛蓝、靛玉红等成分。

（1）调控角质细胞：靛玉红已证实可抑制多种细胞的 DNA 合成，对角质形成细胞的增殖分化起调控作用。

（2）青黛及其制剂在临床上广泛用于银屑病的治疗，既有内服制剂也有外用制剂。

有研究采用复方青黛胶囊治疗寻常型银屑病 61 例，结果表明复方青黛胶囊治疗寻常型银屑病具有良好的临床疗效，无明显不良反应，其治疗机理可能是通过调节人体免疫功能得以实现。临床用青黛配伍黄芩、黄柏，调成油膏外用治疗斑块型银屑病，取得满意效率。

16. 拳参

【性味归经】苦、涩，微寒。归肺、肝、大肠经。

【功能主治】清热解毒，凉血止血，镇肝息风。

（1）痈肿瘰疬，毒蛇咬伤。本品苦泄寒凉，能清热解毒，凉血消痈，消肿散结，故常用本品捣烂敷于患处，或煎汤外洗，治疗疮痈肿痛、瘰疬、痔疮、水火烫伤、毒蛇咬伤等证，亦可配其他清热解毒药同用。

（2）热病神昏，惊痫抽搐。本品苦寒入肝，镇惊息风，多与钩藤、全蝎、僵蚕、牛黄等配伍，用治热病高热神昏、惊痫抽搐及破伤风等。

（3）血热出血。本品苦而微寒，入肝经血分而能凉血止血，常与贯众、白茅根、大蓟、生地黄等同用，治疗血热妄行所致的吐血、衄血、崩漏等出血证。

此外，本品还能利湿，也可用于水肿、小便不利等证。

【用法用量】煎服，4.5～9g。外用适量。

无实火热毒者不宜使用。阴证疮疡患者忌服。

【古籍摘要】

《本草图经·本经外草类卷第十九》："捣末，淋渫肿气。"

【现代研究】本品为蓼科植物拳参的干燥根茎。拳参根茎含鞣质、淀粉、糖类及果酸、树胶、黏液质、蒽醌衍生物、树脂等。本药品种较乱，有重楼、七叶一枝花、拳参、草河车等，应以蓼科拳参为正品。

本品可抑制体外角质细胞形成。中药提取液具有抑制 TNF-α 刺激后角质形成细胞增殖，尚有拮抗 TNF-α 刺激后角质形成细胞分泌 IL-8 的作用。

17. 土茯苓

【性味归经】甘、淡，平。归肝、胃经。

【功能主治】解毒，除湿，通利关节。

（1）用治风湿病肢体拘挛。重用土茯苓，再根据不同证型配合相应药物，治疗风湿病的各种肿痛有疗效。可单用本品水煎服，如仙遗粮汤（土茯苓汤）(《景岳全书·六十四卷》)；也可与金银花、白鲜皮、甘草同用(《滇南本草·土茯苓》)治周身关节痛。

本品甘淡，解毒利湿，通利关节，又兼解汞毒、杨梅毒疮，故对梅毒或因梅毒服汞剂中毒而致肢体拘挛、筋骨疼痛者疗效尤佳，为治梅毒的要药。若因服汞剂中毒而致肢体拘挛者，常与薏苡仁、防风、木瓜等配伍治之，如搜风解毒汤(《本草纲目·草部卷十八》)。

（2）痈肿疮毒。本品清热解毒，以本品研为细末，好醋调敷，治疗痈疮红肿溃烂。将本品切片或为末，水煎服或入粥内食之，治疗瘰疬溃烂；亦常与苍术、黄柏、苦参等药配伍同用。

本品为治疗银屑病关节炎的要药，因其性甘、淡、平，无论血热、血燥、湿热、血虚诸关节肿痛均为适宜。

【用法用量】煎服，15～60g。外用适量。服药时忌茶。

【古籍摘要】

（1）《本草纲目·草部卷十八》："健脾胃，强筋骨，去风湿，利关节，止泄泻。治拘挛骨痛，恶疮痈肿。解汞粉、银朱毒。"

（2）《本草备要·草部》："治筋骨拘挛，杨梅疮毒，瘰疬疮肿。"

（3）《本草正义·苦温类》："土茯苓，甘平，去风湿，利关节，治拘挛骨痛，周身风湿恶疮，尤解杨梅疮毒。"

【现代研究】本品为百合科植物光叶菝葜的干燥块茎。本品含落新妇苷、异黄杞苷、胡萝卜苷等皂苷，鞣质，黄酮，树脂类等，还含有挥发油、多糖、淀粉等。

（1）有研究结果表明，土茯苓可显著促进鼠尾鳞片表皮颗粒层形成。

（2）银屑病是一种常见的慢性炎症性复发性皮肤病。研究表明，VEGF、核转录因子 κB（NF-κB）、p65 和骨桥蛋白（OPN）在寻常型银屑病（PV）患者皮损中高表达，INF-γ 可促进上述因子的表达。落新妇苷即是从土茯苓中提取的黄酮类化合物，HaCaT 细胞是成人皮肤中分离得到的一种永生化的角质形成细胞株，与正常人角质形成细胞增殖、分化特性相似，遗传特性稳定，现常用来替代人表皮角质形成细胞进行实验研究。

土茯苓提取物落新妇苷能抑制 HaCa T 细胞增殖、诱导细胞凋亡，其机制可能与制抑胞 NF-κB、p65、OPN、VEGF mRNA 表达有关。

　　18. 虎杖

　　【性味归经】微苦，微寒。归肝、胆、肺经。

　　【功能主治】利湿退黄，清热解毒，散瘀止痛，化痰止咳。

　　（1）湿热黄疸，淋浊，带下。本品苦寒，有清热利湿之功，治湿热黄疸，可单用本品煎服即效，亦可与茵陈、黄柏、栀子配伍，效力更佳。治湿热蕴结膀胱之小便涩痛、淋浊带下等，单用即效，如（《集验方·治诸淋方》）以此为末，米饮送下；治五淋，亦可配利尿通淋药同用。

　　（2）痈肿疮毒，癥瘕积聚，肺热，大肠结热。本品入血分，有凉血清热解毒作用。若湿毒蕴结肌肤所致痈肿疮毒，以虎杖根烧灰贴，或煎汤洗患处；若治毒蛇咬伤，可取鲜品捣烂敷患处，亦可煎浓汤内服。虎杖有活血散瘀止痛之功。治经闭、痛经，常与桃仁、延胡索、红花等配用；如以本品配土瓜根、牛膝合用治月经不通，腹内积聚，四肢沉重，虚胀，名为虎杖煎（《备急千金药方·妇人方下》）；治跌打损伤疼痛，可与当归、乳香、没药、三七等配用。配桑枝、金雀根等名为桑枝虎杖汤（《中医方剂临床手册·祛风湿剂》），治疗风湿麻木四肢酸痛。本品尚能清肺热，还有泻热通便作用，可用于热结便秘。综上特点，本品可用于银屑病及银屑病关节炎湿热阻络证，热毒蕴结证。

　　【用法用量】煎服，9～15g。外用适量。

　　孕妇忌服。

　　【古籍摘要】

　　（1）《名医别录·下品》："主通利月水，破流血癥结。"

　　（2）《日华子本草·木部》："治产后恶血不下，心腹胀满，排脓，主疮疖痈毒，妇人血运，扑损瘀血，破风毒结气。"

　　（3）《本草纲目·草部卷十六》："治男妇诸般淋疾。"

　　【现代研究】本品为蓼科植物虎杖的干燥根茎和根，主要含蒽醌类化合物、白藜芦醇（又称虎杖苷）、蓼苷、有机酸葡萄糖苷等成分。

（1）抗炎作用：小鼠耳部涂抹及口服虎杖鞣质，能显著抑制巴豆油诱发的耳部肿胀；虎杖水提物低剂量与高剂量均能明显减轻二甲苯所致的小鼠耳郭肿胀和鸡蛋清致大鼠足跖肿胀。

（2）免疫抑制作用：应用免疫组化法测定黏附分子（ICAM-1）和核转录因子（NF-KBp65）蛋白的阳性表达面积和积分光密度值，观察虎杖提取物对尿酸钠结晶（MSU）致急性痛风性关节炎大鼠模型的作用，结果其可显著减少 ICAM-l 和 NF-KBp65 蛋白的阳性表达面积及积分光密度值，提示虎杖提取物可能是通过抑制大鼠滑膜组织中 ICAM-1 和 NF-κBp65 的异常表达与激活来发挥对痛风性关节炎的防治作用。

（3）抗血栓，改善微循环：虎杖苷大、中剂量组可显著性抑制家兔血栓形成，减轻血栓湿重，还可显著性降低家兔血小板聚集率和血小板聚集时间，对于大鼠肠系膜毛细血系管径和毛细血管流速均可显著性增加。

19. 生地黄

【性味归经】甘、苦，寒。归心、肝、肾经。

【功能主治】清热凉血，养阴生津。

（1）肢节痹痛。干生地黄甘寒，逐血痹而不燥，配桃仁、红花、赤芍、柴胡、桔梗等名为血府逐瘀汤（《医林改错·方叙》），适用于瘀血致胸痛、胸痹，适用于久痹邪瘀之胸痹。配羌活、地龙、桃仁、红花、没药等，名为身痛逐瘀汤（《医林改错·痹症有瘀血说》），适用于瘀血致痹。

银屑病关节炎病机以血热、血燥、血虚为多，多以生地黄入药，尤其伴有皮疹者更宜用生地黄。

（2）热入营血，斑疹吐衄。本品苦寒入营血分，为清热、凉血、止血之要药，又其性甘寒质润，能清热生津止渴，故常用治温热病热入营血，壮热烦渴、神昏舌绛者，多配玄参、连翘、丹参等药用，如清营汤（《温病条辨·上焦篇》）。若治血热吐衄，常与大黄同用，如大黄散（《伤寒总病论·发汗吐下后杂病症》）。若治血热便血、尿血，常与地榆同用，如两地丹（《石室秘录·分治法》）。若治血热崩漏或产后下血不止、心神烦乱，可配益母草用，如干地黄散（《太平圣惠方·治妇人崩中下血不止诸方》）。如属余热未尽，或内伤虚热，可以生地黄与鳖甲、青蒿、知母等同用，如青蒿鳖甲汤。若见热毒斑疹，常以生地黄与牡丹皮、赤芍、水牛角等配伍，如犀角地黄汤（《备急千金要方·卷十二胆腑》）。

【用法用量】煎服，10～30g。鲜品用量加倍，或以鲜品捣汁入药。

【古籍摘要】

（1）《神农本草经辑注·上品》："治折跌，绝筋，伤中，逐血痹，填骨髓，长肌肉，作汤，除寒热积聚，除痹。生者尤良。"

（2）《珍珠囊补遗药性赋·主治主掌》："凉心火之血热，泻脾土之湿热，止鼻中之衄血，除五心之返热。"

（3）《本经逢原·隰草部》："干地黄，内专凉血滋阴，外润皮肤荣泽。病患虚而有热者宜加用之。戴元礼曰：阴微阳盛，相火炽强，来乘阴位，日渐煎熬，阴虚火旺之证，宜生地黄以滋阴退阳……浙产者，专于凉血润燥，病患元气本亏，因热邪闭结而舌干焦黑，大小便秘，不胜攻下者，用此于清热药中，通其秘结最佳，以其有润燥之功，而无滋腻之患也。"

【现代研究】本品为玄参科植物地黄的新鲜或干燥块根。地黄的主要化学成分为苷类、糖类及氨基酸，研究报道中多以苷类为主，又以环烯醚枯苷为主。

（1）免疫调节作用：地黄苷 A 为生地黄中单体化学成分，研究表明甘露醇、梓醇、地黄素对环磷酰胺腹腔注射造成免疫功能低下的小鼠具有增强体液免疫功能和细胞免疫功能的作用，表现出提高网状内皮吞噬系统功能的趋势。地黄苷 A 还可明显升高模型小鼠的白细胞数、红细胞数、血小板数、网织红细胞数、骨髓有核细胞数和 DNA 含量及体重，说明地黄苷 A 具有明显升白作用。生地黄可使皮质酮肌肉注射诱导的糖皮质激素过剩"阴虚"模型小鼠腹腔巨噬细胞明显增强，能明显抑制模型小鼠巨噬细胞 Ia 抗原的高水平表达，提示地黄具有一定的免疫抑制作用，而抑制巨噬细胞表面 Ia 抗原的表达水平，降低其递呈抗原能力。

地黄汁和鲜地黄水煎液能明显提高类阴虚小鼠的脾脏 B 淋巴细胞功能，还可增强 ConA 诱导的脾脏淋巴细胞转化，说明其对 T 淋巴细胞功能也有促进作用。对免疫低下小鼠的巨噬细胞吞噬功能也有明显的增强作用。

（2）对银屑病的实验研究：生地提取物具有抑制 HaCa T 细胞增殖的作用，且与药物浓度具有一定相关性。

（3）临床研究：大剂量生地凉血汤（犀角地黄汤加生地黄 80 ～ 120g，水牛角 30g，赤芍 15g，牡丹皮 15g），皮肤瘙痒明显者酌加凌霄花 15g，郁金 30g，土茯苓 30g，能明显改善脓疱型血热证银屑病的临床症状，通过降低血清 TNF-α 水平，起到治疗银屑病的作用。

20. 牡丹皮

【性味归经】苦、甘，微寒。归心、肝、肾经。

【功能主治】清热凉血，活血祛瘀。

（1）温毒发斑，血热吐衄。本品苦寒，入心肝血分。善清营分、血分实热，功能清热凉血止血。治温病热入营血，迫血妄行所致发斑、吐血、衄血，可配水牛角、生地黄、赤芍等药用。治温毒发斑，可配栀子、大黄、黄芩等药用，如牡丹汤（《圣济总录·卷二十八伤寒门》）。若治血热吐衄，可配大黄、大蓟、茜草根等药用，如十灰散（《十药神书·甲字十灰散》）。若治阴虚血热吐衄，可配生地黄、栀子等药用，如滋水清肝饮（《医宗己任篇·养阴法》）。

本品可用于治疗银屑病关节炎热毒证、血分燥热证，症见关节暗红肿胀者。

（2）温病伤阴，阴虚发热，夜热早凉，无汗骨蒸。本品性味苦辛寒，入血分而善于清透阴分伏热，为治无汗骨蒸之要药，常配鳖甲、知母、生地黄等药用，如青蒿鳖甲汤（《温病条辨·下焦篇》）。

（3）痈肿疮毒。本品苦寒，清热凉血之中，善于散瘀消痈。治火毒炽盛，痈肿疮毒，可配大黄、白芷、甘草等药名为将军散，治疗位于前后二阴之间的悬痈（《本草汇言》）。若配大黄、桃仁、芒硝等药用，可治瘀热互结之肠痈初起，如大黄牡丹皮汤（《金匮要略·疮痈肠痈浸淫病脉证并治》）。

【用法用量】煎服，6 ～ 12g。清热凉血宜生用，活血祛瘀宜酒炙用，银屑病关节炎及银屑病宜生用。

【古籍摘要】

（1）《神农本草经辑注·牡丹》："治寒热，中风，瘈疭，痉，惊痫，邪气，除癥坚，瘀血留舍肠间，安五脏，疗痈疮。"

（2）《名医别录·下品》："主除时气，头痛，客热，五劳，劳气，头腰痛，风噤，癫疾。"

（3）《本草纲目·草部卷之十四》："牡丹皮治手、足少阴、厥阴四经血分伏火。滋阴降火，解斑毒，利咽喉，通小便血滞。"

【现代研究】本品为毛茛科植物牡丹的干燥根皮。含牡丹酚、牡丹酚苷、牡丹酚原苷、牡丹酚新苷，并含芍药苷、氧化芍药苷、苯甲酰芍药苷、没食子酸等。

（1）牡丹皮可显著抑制小鼠阴道上皮有丝分裂，这是其治疗银屑病的机理之一。

（2）对银屑病角化细胞多度增殖的影响：运用 CCK-8 法及流式细胞仪，测定丹皮酚对角质形成细胞生长因子诱导 HaCa T 细胞过度增殖模型细胞的增殖和细胞周期的影响，发现丹皮酚（$\geq 1.88 \times 10^{-4}$ mol/L）可抑制细胞模型的增殖，可抑制 HaCa T 细胞进入 S 期及 G2M 期，因此能够抑制 HaCa T 细胞的增殖。

研究皮类中药对角质形成细胞生长因子诱导 HaCa T 细胞影响，发现大腹皮、白鲜皮、牡丹皮、陈皮、合欢皮、桑白皮及"七皮饮"对 HaCa T 细胞具有抑制作用，并且随着药物浓度的增加，对细胞的抑制作用也增强，复方作用最强。

（3）丹皮酚治疗银屑病的机理：人 β- 防御素 2（HBD-2）是从银屑病皮损中提纯分离出的首个可诱导性防御素。银屑病患者血清和皮损中的 HBD-2 浓度升高，且与病情严重程度（用 PASI 评分进行评估）呈正相关，经丹皮酚治疗后，HBD-2 表达可下降。丹皮酚下降调控的表达水平可能是治疗银屑病的新手段。

丹皮酚可降低 T 淋巴细胞活化后释放的 IL-1β 和 TNF-α 等细胞因子。IL-1β 和 TNF-α 对 HBD-2 的诱导过程受多条信号通路的调控，其中与 MAPK 信号通路密切相关。JNK 信号通路是 MAPK 信号通路之一，参与 HBD-2 调控的表达。结果发现丹皮酚可能通过抑制信号通路的活化，下调 HBD-2 的表达，从而发挥其治疗银屑病的作用。

21. 赤芍

【性味归经】苦，微寒。入肝经。

【功能主治】散瘀止痛，清热凉血。

（1）凉血散瘀通络，治疗各种痹痛。治疗各种血瘀型的痹痛，包括肢体痹病或关节疼痛等。证见痛有定处，疼痛夜甚，患处红肿，而舌质暗红者，常与金桃仁、红花、当归、川芎、乳香、没药、五灵脂等同用，如身痛逐瘀汤（《医林改错·痹症有瘀血说》）。治疗毒热痹，如类风湿血管炎，常与金银花、牛膝、当归、生地黄、玄参等同用，如四妙勇安汤（《验方新编·卷二手部》）。

（2）各种血瘀疼痛。用治跌打损伤所致的筋骨肌肉瘀血肿痛，常配乳香、没药、血竭、䗪虫等药。用治痈肿疮毒红肿热痛，常与金银花、连翘、栀子等清热解毒药合用。用治血热瘀滞，闭经痛经，常与益母草、丹参、泽兰等同用。治血瘀癥瘕，可与桂枝、茯苓、牡丹皮、桃仁同用，即桂枝茯苓丸（《金匮要略·妇人妊娠病脉证并治》）。《医林改错》则以赤芍用于桃红四物汤中为基础，配伍四逆散及桔梗、牛膝为血府逐瘀汤，主治胸中血瘀证；配伍延胡索、肉桂、蒲黄、五灵脂等为少腹逐瘀汤，主治少腹瘀血疼痛。

（3）外感温热病，斑疹不透。本品能清热凉血散瘀，可配生地黄、牡丹皮等同用，治温邪入营、发热舌绛、斑疹紫暗等，如犀角地黄汤（《备急千金要方·卷十二胆腑》）。又可配紫草、蝉蜕、甘草、木通等药，治血热毒盛而致斑疹不畅、色不红活等，如紫草快斑汤（《张氏医通·婴儿门》）。

本品用于治疗各型银屑病关节炎及银屑病。

【用法用量】6～12g，水煎服，或入丸散。

【古籍摘录】

（1）《神农本草经辑注·芍药》："主邪气腹痛，除血痹，破坚积，寒热疝瘕，止痛，利小便。"

（2）《本草求真·赤芍》："赤芍与白芍主治略同，但白则有敛阴益营之力，赤则有散邪行血之意；白则能于土中泻木，赤则能于血中活滞。故凡腹痛坚积，血瘕疝痹，经闭目赤，因于积热而成者，用此则能凉血逐瘀，与白芍主补无泻，大相远耳。"

【现代研究】本品为毛茛科植物芍药或川赤芍的干燥根。芍药根中含有丰富的苷类化合物，主要有芍药苷、羟基芍药苷、芍药内酯苷等。

（1）有研究显示赤芍可显著抑制小鼠上皮细胞有丝分裂和促进鼠尾表皮颗粒层形成，推测其可能纠正银屑病的表皮增生和角化不全。

（2）采用体外细胞培养技术，证明赤芍提取液具有抑制 TNF-α 刺激后角质形成细胞增殖，还表现出拮抗 TNF-α 刺激后角质形成细胞分泌 IL-8 的作用。

（3）研究表明，赤芍和白芍提取物均能较好抑制大鼠角叉菜胶致足趾肿胀，前列腺素 F2α、前列腺素 E3、白细胞三烯 A4、前列腺素 E2、谷胱甘肽等内源性生物标识物对于表征赤芍、白芍的抗炎作用具有重要的作用；赤芍和白芍均可影响机体内前列腺素 F2α 和前列腺素 E3 的水平，但赤芍和白芍给药组间有显著性差异，提示二者发挥抗炎作用机制有一定差异。

（4）按照二次文献研究方法，检索近 10 年来治疗银屑病的相关文献，通过纳入排除标准，选择到目标文献 58 篇，再用描述性统计学方法进行分析整理，使用频次在 20 次以上具有清热凉血解毒功能的药物依次为生地黄、赤芍、紫草、牡丹皮、土茯苓。

22. 紫草

【性味归经】甘、咸，寒。归心，肝经。

【功能主治】清热凉血，活血，解毒透疹。

（1）温病血热毒盛，斑疹紫黑，麻疹不透。本品咸寒入肝经血分，有凉血活血、解毒透疹之功。治温毒发斑、血热毒盛、斑疹紫黑者，常配赤芍、蝉蜕、甘草等药用，如紫草快斑汤（《张氏医通·婴儿门》）。若配牛蒡子、山豆根、连翘等药用，可治麻疹不透，疹色紫暗，兼咽喉肿痛者，如紫草消毒饮（《张氏医通·婴儿门》）。若配黄芪、升麻、荆芥等，可治麻疹气虚，疹出不畅，如紫草透肌汤（《幼科证治准绳·心脏部二》）。配合金银花、连翘等辛凉解表药常用于治疗点滴状银屑病。

（2）疮疡，湿疹，水火烫伤。本品甘寒能清热解毒，咸寒能清热凉血，并能活血消肿，治痈肿疮疡，可配金银花、连翘、蒲公英等药用。若配当归、白芷、血竭等药，可治疮疡久溃不敛，如生肌玉红膏（《外科正宗·肿疡主治方》）。治湿疹，可配黄连、黄柏、漏芦等药用，如紫草膏（《仁斋直指方·卷之二十四诸疮》）。若治水火烫伤，可用本品以植物油浸泡，滤取油液，外涂患处，或配黄柏、牡丹皮、大黄等药，麻油熬膏外搽。

【用法用量】煎服，5～10g。外用适量，熬膏或用植物油浸泡涂搽。

【古籍摘要】

（1）《神农本草经辑注·紫草》："治心腹邪气，五疸，补中益气，利九窍，通水道。"

（2）《本草纲目·草部卷之十二》："紫草，其功长于凉血活血，利大小肠。故痘疹欲出未出，血热毒盛，大便闭涩者用之，已出而紫黑便闭者亦可用。若已出而红活，及白陷大便利者，切宜忌之。"

【现代研究】本品为紫草科植物新疆紫草、紫草或内蒙紫草的干燥根，含紫草素（紫草醌）、紫草烷、乙酰紫草素、去氧紫草素、异丁酰紫草素、二甲基戊烯酰紫草素、β,β-二甲基丙烯酰紫草素等。

（1）临床研究：有研究调查了北京地区寻常型银屑病的流行趋势、发病特点及防治方法，对北京地区1999年3月～2009年9月4个中心的1003例寻常型银屑病患者的资料进行了分析，对于首次方剂的统计显示共有988例应用中药汤剂治疗，首次方剂共涉及药味241种，出现频次最多的5种中药有生地黄、紫草、土茯苓、赤芍、牡丹皮，首次方剂用药频次紫草位于第二。另有研究对北京中医医院著名皮肤病专家张占礼教授治疗银屑病的用药特点及常用对药配伍进行了总结分析，结果显示处方中紫草的使用频率达90%以上，常与茜草配伍使用，主要应用于银屑病血热证。

（2）实验研究：显示紫草能显著抑制小鼠阴道上皮有丝分裂。运用

CCK-8 法及流式细胞仪，研究左旋紫草素对角质形成细胞生长因子诱导 HaCa T 细胞过度增殖模型细胞的增殖和细胞周期的作用。结果与 HaCa T 细胞生长因子模型组比较，左旋紫草素（$\geqslant 10^{-6}$mol/L）可抑制 HaCa T 细胞进入 S 期及 G2M 期。表明紫草素可以诱导对体外角质形成细胞株凋亡，从而达到治疗银屑病的目的。

23. 水牛角

【性味归经】苦，寒。归心、肝经。

【功能主治】清热凉血，解毒，定惊。

（1）温病高热，神昏谵语，惊风，癫狂。本品苦寒，入心肝血分能清热凉血、泻火解毒定惊，治温热病热入血分，高热神昏谵语，惊风抽搐，可以水牛角浓缩粉配石膏、玄参、羚羊角等药用，如紫雪丹（《中华人民共和国药典一部·成方制剂和单味制剂》）。若配牛黄、珍珠母、黄芩等药用，可治热病神昏，或中风偏瘫，神志不清，如清开灵注射液（口服液）（《中华人民共和国药典》2015 年版一部）。若治血热癫狂，可配天花粉、生地黄、石菖蒲、玄参、连翘等药用，如抗热解痉丸（《临床实用中成药·内科篇厥证》）。因古方中犀牛角现为动物保护药，因此目前均以水牛角代替犀牛角，如化斑汤（《温病条辨·上焦篇》）、犀角地黄汤等（《备急千金要方·卷十二胆腑》）。

（2）血热妄行斑疹、吐衄。取本品清热凉血之功，可配生地黄、牡丹皮、赤芍等药用，如清热地黄丸（《现代中成药手册·清热剂》）。

本品常用于治疗银屑病关节炎、红皮病。

【用法用量】镑片或粗粉煎服，15 ～ 30g，宜先煎 1 ～ 3 小时。水牛角浓缩粉冲服，每次 1.5 ～ 3g，每日 2 次。

【古籍摘要】

（1）《名医别录·中品》：“治时气寒热头痛。”

（2）《日华子本草·兽部》：“煎治热毒风，并壮热。”

（3）《陆川本草》：“凉血，解毒，止衄。治热病昏迷，麻痘斑疹，吐血衄血，血热尿赤。”

【现代研究】本品为牛科动物水牛的角。

采用体外细胞培养技术，证明水牛角提取液具有抑制 TNF-α 刺激后角质形成细胞增殖的作用。

24. 槐花

【性味归经】苦，微寒。归肝、大肠经。

【功能主治】凉血止血，清肝泻火。

血热出血证。本品性属寒凉，功能凉血止血，可用治血热妄行所致的各种出血之证。因其苦降下行，善清泄大肠之火热而止血，故对下部血热所致的痔血、便血等最为适宜。用治新久痔血，常配伍黄连、地榆等，如榆槐脏连丸（《成方便读·清火之剂》）。用治便血属血热甚者，常与山栀配伍，如槐花散（《普济方·大肠腑门》）。银屑病病位在皮毛，为肺之外合，肺与大肠相表里，本品入大肠经，善泻大肠之热，又能清热解毒，故适宜治银屑病风热、风燥、热毒证。

【用法用量】煎服，10～15g。外用适量。清热泻火宜生用。

【古籍摘要】

（1）《日华子本草·木部》："治五痔，心痛，眼赤，杀腹藏虫及热，治皮肤风，并肠风泻血，赤白痢。"

（2）《本草纲目·木部卷之三十五》："炒香频嚼，治失音及喉痹，又疗吐血衄血，崩中漏下……阳明、厥阴血分药。"

（3）《药品化义》："槐花火性味苦，苦能直下，且味厚而沉，主治肠红下血，痔疮肿痛，脏毒淋沥，此凉血之功，独在大肠也，大肠与肺为表里，能疏皮肤风热，是泄肺金之气也。"

【现代研究】本品为豆科植物槐的干燥花蕾及花。本品富含芸香苷（rytub）、槲皮素（quercetin）、鞣质等。

实验研究证实槲皮素具有抑制细胞增殖作用，可抑制白介素 -6（IL-6）炎症因子的产生。核转录因子（NF-κB）可被应激、炎症、增殖等激活，通过上调细胞周期蛋白 Cyclin D1 和细胞周期进展促进细胞增殖。实验观测到纳米脂质体槲皮素通过抑制 p16INK43 基因的甲基化及下调 NF-κB 表达而抑制银屑病样角质形成细胞的增殖和炎症，作用较地塞米松更显著。

25. 玄参

【性味归经】甘、苦、咸，微寒。归肺、胃、肾经。

【功能主治】清热凉血，泻火解毒，滋阴。

（1）温邪入营，内陷心包，温毒发斑。本品咸寒入血分而能清热凉血。治温病热入营分，身热夜甚、心烦口渴、舌绛脉数者，常配生地黄、丹参、连翘等药用，如清营汤（《温病条辨·上焦篇》）。若治温病邪陷心包，神昏谵语，可配麦冬、竹叶卷心、连翘心等药用，如清宫汤（《温病条辨·上焦篇》）。若治温热病，气血两燔，发斑发疹，可配石膏、知母等药用，如化斑汤（《温病条辨·上焦篇》）。

（2）目赤咽痛，瘰疬，白喉，痈肿疮毒。本品性味苦咸寒，既能清热凉血，又能泻火解毒。用治肝经热盛，目赤肿痛，可配栀子、大黄、羚羊角等药用，如玄参饮（《审视瑶函·状若鱼胞症》）。若治瘟毒热盛，咽喉肿痛、白喉，可配黄芩、连翘、板蓝根等药用，如普济消毒饮（《东垣试效方·杂方门》）。取本品咸寒，有泻火解毒、软坚散结之功，配浙贝母、牡蛎，可治痰火郁结之瘰疬，如消瘰丸（《医学心悟·瘰疬》）。若治痈肿疮毒，可以本品配金银花、连翘、蒲公英等药用。若治脱疽，可配金银花、当归、甘草用，如四妙勇安汤（《验方新编·卷二手部》）。本品常用治银屑病各种类型，及银屑病关节炎关节紫暗红肿者。

【用法用量】煎服，10 ～ 15g。

【古籍摘要】

（1）《神农本草经辑注中药》："治腹中寒热积聚，女人产乳余疾，补肾气，令人目明。"

（2）《名医别录·中品》："主治暴中风、伤寒，身热支满，狂邪，忽忽不知人，温虐洒洒，血瘕，下寒血，除胸中气，下水，止烦渴，散颈下核，痈肿，心腹痛，坚癥，定五脏。"

（3）《本草纲目·草部卷之十二》："滋阴降火，解斑毒，利咽喉，通小便血滞。""肾水受伤，真阴失守，发为火病，故玄参与地黄同功。"

【现代研究】本品为玄参科植物玄参的干燥根。成分以环烯醚萜类包括哈帕苷及其衍生物，和苯丙素苷类为主。

（1）抗炎作用：Giner 等研究了 *S.auriculata* L. 中 2 个皂苷和 2 个环烯醚萜的抗炎活性，发现 verbascosaponin A 和 verbascosaponin 能显著抑制小鼠的耳、足肿胀，其中 verbascosaponin A 是吲哚美辛作用的 2 倍；scropolioside A 和 scrovalentinoside 能显著降低炎性病变和抑制细胞通透性。Ahmed 等对 *S. deserti* 中 5 个环烯醚萜苷进行抗炎活性实验，结果显示哈帕酯苷 -B 和 koelzioside 对角叉菜聚糖诱导的大鼠足肿胀的抑制活性最强，C-8 位（如哈帕酯苷 -B）和 C-4" 位（如 koelzioside）有肉桂酰基的环烯醚萜苷抗炎活性明显，在 C-6 位的羟基上引入甲基也可增强活性。Díaz 等研究了 *S.scorodonia* 中 5 个苯丙素类成分对 COX-1、COX-2 和 5- 脂氧合酶（5-LOX）抗炎通路的影响，发现它们对 5-LOX 通路的 LTC4 释放无影响。

（2）免疫调节作用：皮下注射哈巴俄苷能降低阴虚小鼠血浆中 CAMP 的含量，调整 CAMP / CGMP 比值至正常对照组水平，使抑制的免疫功能恢复，阴虚 + 哈巴俄苷组小鼠基本无阴虚组小鼠的消瘦、躁动等阴虚症状，由此推断哈巴俄苷为玄参产生滋阴作用的物质基础之一。

26. 桃仁

【性味归经】苦、甘，平；有小毒。归心、肝、大肠经。

【功能主治】活血祛瘀，润肠通便，止咳平喘。

瘀血阻滞疼痛证。本品味苦，入心肝血分，善泄血滞，祛瘀力强，又称破血药，为治疗多种瘀血阻滞病证的常用药。治关节疼痛如身痛逐瘀汤（《医林改错·痹症有瘀血说》），配伍红花、五灵脂、羌活、秦艽、地龙、赤芍、没药、川芎、牛膝。治疗血瘀胸中之血府逐瘀汤，方配生地黄、红花、川芎、赤芍、柴胡、牛膝、枳壳等。治瘀血蓄积之癥瘕痞块，常配桂枝、牡丹皮、赤芍等药用，如桂枝茯苓丸（《金匮要略·妇人妊娠病脉证并治》），或配三棱、莪术等药。若瘀滞较重，须破血逐瘀，可配伍大黄、芒硝、桂枝等药用，如桃核承气汤（《伤寒论·辨太阳病脉证并治》）。治跌打损伤，瘀肿疼痛，常配当归、红花、大黄等药用，如复元活血汤（《医学发明·中风从高处坠下》)。

【用法用量】煎服，5～10g，捣碎用；桃仁霜入汤剂宜包煎。孕妇忌用。便溏者慎用。本品有毒，不可过量。

【古籍摘要】

（1）《神农本草经辑注·桃仁》："主瘀血，血闭瘕，邪气，杀小虫。"

（2）《珍珠囊补遗药性赋·主治主掌》："降也，阴也，润大肠血闭之便难，破大肠久蓄之血结。"

（3）《神农本草经疏·果部三品》："桃仁，性善破血，散而不收，泻而无补。过用之及用之不得其当，能使血下行不止，损伤真阴。"

【现代研究】本品为蔷薇科植物桃的成熟种子。本品含苦杏仁苷、苦杏仁酶、挥发油、脂肪油，油中主要含有油酸甘油酯和少量亚油酸甘油酯。

（1）对银屑病作用：有研究结果表明桃仁可显著抑制雌激素期小鼠阴道上皮有丝分裂，抑制 PCNA 表达，促进鼠尾鳞片表皮颗粒层形成。

（2）文献研究：检索 Cochraneibrary、Pub Med、Embase 及 CNKI、维普资讯、万方、CBM 等数据库，系统评价中药治疗寻常型银屑病血瘀证的临床疗效及安全性，总结中药治疗寻常型银屑病血瘀证的相关用药规律。

检索国内外各大数据库，查询到关于银屑病的文献共有 16906 篇，最终有 14 项研究纳入系统评价，13 项研究纳入 Meta 分析。Meta 分析显示中药治疗寻常型银屑病血瘀证的疗效优于对照组，大部分研究治疗组、对照组有效率比较，差异有统计学意义（$P<0.05$）。用药规律分析统计出使用频次前 3 的中药是桃仁、红花、赤芍、丹参、莪术、鸡血藤；常用的药对有"红花和桃仁""红花和赤芍""红花和丹参""红花和莪术""红花和鸡血藤"。

27. 红花

【性味归经】辛，温。归心、肝经。

【功能主治】活血通经，祛瘀止痛。

（1）瘀滞，斑疹色暗。本品能活血通脉以化滞消斑，可用于瘀热郁滞之斑疹色暗，常配伍清热凉血透疹的紫草、大青叶等用，如当归红花饮

（《麻科活人全书·易收早收难收第四十九》）。

（2）跌打损伤，瘀滞肿痛。本品善能通利血脉，消肿止痛，为治跌打损伤、瘀滞肿痛之要药，常配木香、苏木、乳香、没药等药用；或制为红花油、红花酊涂擦。治关节疼痛如身痛逐瘀汤（《医林改错·痹症有瘀血说》），配伍红花、五灵脂、羌活、秦艽、地龙、赤芍、没药、川芎、牛膝。配合柴胡、瓜蒌根、当归、穿山甲、大黄、桃仁等为复元活血汤（《医学发明·中风从高处坠下》），治跌打损伤，恶血留于胁下，痛不可忍，或小腹作痛。

本品常用来治疗瘀血阻络证的银屑病及银屑病关节炎。

【用法用量】煎服，6～15g。外用适量。

【古籍摘要】

（1）《本草衍义补遗·红花》："红花，破留血，养血。多用则破血，少用则养血。"

（2）《本草汇言·隰草类上》："红花，破血行血，和血调血之药也……或跌扑损伤而气血瘀积，或疮疡痛痒而肿溃不安，是皆气血不和之证，非红花不能调。"

（3）《分类饮片新参·去瘀之品》："行瘀，治血，通经，少用生血。"

【现代研究】本品为菊科植物红花的筒状花冠。本品含有红花醌苷、新红花苷、红花苷、红花黄色素和黄色素。另含红花油，油中包括棕榈酸、肉豆蔻酸、月桂酸、硬脂酸、花生酸、油酸等。

（1）免疫抑制作用：红花注射液予佐剂性关节炎模型大鼠（AA），大鼠的巨噬细胞吞噬指数和吞噬百分率、$CD4^+$ 细胞与 $CD8^+$ 细胞比值及血清 IL-1 含量均显著降低，表明红花注射液可以调节佐剂性关节炎大鼠过于亢进的免疫自稳功能。

（2）有研究表明红花可显著抑制雌激素期小鼠阴道上皮有丝分裂，抑制 PCNA 表达，促进鼠尾鳞片表皮颗粒层形成。

（3）有研究观察红花注射液对寻常型银屑病的治疗作用，治疗组 44 例，进行期 32 例，静止期 12 例；对照组 40 例，进行期 25 例，对照组 15

例。按红斑浸润鳞屑及皮损面积进行 PASI 评分，治疗组总有效率 88.63%，对照组 62.50%，两组总有效率比较，差异有显著性意义（$P<0.01$）。

28. 五灵脂

【性味归经】苦、咸、甘，温。归肝经。

【功能主治】活血止痛，化瘀止血。

瘀血阻滞之痛证。本品苦泄温通，专入肝经血分，善于活血化瘀止痛，为治疗瘀滞疼痛之要药，常与蒲黄相须为用，即失笑散（《太平惠民和剂局方·治妇人诸疾》）。如治胸痹心痛，常与川芎、丹参、乳香、没药同用。若治脘腹胁痛，配伍延胡索、香附、没药等。若治痛经，经闭，产后瘀滞腹痛，则与当归、益母草等同用。治关节疼痛，配伍红花、五灵脂、羌活、秦艽、地龙、赤芍、没药等，如身痛逐瘀汤（《医林改错·痹证有瘀血说》）。治骨折肿痛，可配白及、乳香、没药，研末外敷。

【用法用量】煎服，3 ～ 10g，宜包煎。血虚无瘀及孕妇慎用。"十九畏"认为人参畏五灵脂，一般不宜同用。

【古籍摘要】

（1）《开宝本草·禽兽部卷十五》："主疗心腹冷气，小儿五疳，辟疫，治肠风，通利气脉，女子月闭。"

（2）《本草纲目·禽部卷第四十八》："止妇人经水过多，赤带不绝，胎前产后血气诸痛，男女一切心腹、胁肋、少腹诸痛，疝痛，血痢，肠风腹痛，身体血痹刺痛。"

（3）《本草经疏·虫鱼部下品》："五灵脂，其功长于破血行血，故凡瘀血停滞作痛，产后血晕，恶血冲心，少腹儿枕痛，留血经闭，瘀血心胃间作痛，血滞经脉，气不得行，攻刺疼痛等证，在所必用。"

【现代研究】本品为鼯鼠科动物复齿鼯鼠的粪便。本品含氮类成分，包括尿嘧啶、尿素、6- 氧嘌呤（次黄质）、尿囊素、L- 酪氨酸、尿酸、三萜类成分、酚酸、微量元素、挥发性物质等。

（1）抗炎作用：五灵脂的乙酸乙酯提取物能明显降低炎症组织前列腺素 E（PGE）含量，但对血清皮质酮水平无显著影响，表明其抗炎作用可能与抑制 PGE 的合成与释放有关。

（2）免疫功能影响：五灵脂水煎液可明显提高正常 NIH 小鼠的 T 细胞淋转功能；使 ALS（免疫小鼠淋巴细胞血清）引起的 T_s 升高恢复正常，提高 ALS 造成的细胞免疫功能低下小鼠的免疫功能。

29. 丹参

【性味归经】苦，微寒。归心、心包、肝经。

【功能主治】活血调经，祛瘀止痛，凉血消痈，除烦安神。

疮痈肿毒，风湿痹病。本品性寒，既能凉血活血，又能清热消痈，可用于热毒瘀阻引起的疮痈肿毒，常配伍清热解毒药用，如配合牡丹皮、栀子、忍冬藤名为丹栀饮（《医级·三字饮》），清热泻火，化瘀止痛，治疗火热蕴结瘀阻经脉之肝火胁痛，经脉热伤，丘疹、斑疹、溃疡红肿热痛者。本品善能通行血脉，祛瘀止痛，广泛应用于各种瘀血病证。如治血脉瘀阻之胸痹心痛，脘腹疼痛，可配伍砂仁、檀香用，如丹参饮（《时方歌括·丹参饮》）。治癥瘕积聚，可配伍三棱、莪术、鳖甲等药用。治跌打损伤，肢体瘀血作痛，常与当归、乳香、没药等同用，如活络效灵丹（《医学衷中参西录·治气血瘀滞疼痛方》）。治风湿痹病，可配伍防风、秦艽等祛风除湿药用。

本品善泻心经、心包经、肝经之火，又能祛瘀止痛，对银屑病关节炎关节暗红肿胀者，无论是否伴有皮损均可使用。

【用法用量】煎服，5～15g。活血化瘀宜酒炙用。

【古籍摘要】

（1）《日华子本草·草部》："养神定志，通理关脉，治冷热劳，骨节烦痛，四肢不遂；排脓止痛，生肌长肉，破宿血，补新生血；安生胎，落死胎；止血崩，带下，调妇人经脉不匀，血邪心烦；恶疮疥癣，瘿赘肿毒丹毒；头痛赤眼；温热狂闷。"

（2）《滇南本草·丹参》："补心，生血，养心，定志，安神宁心，健忘怔忡，惊悸不寐，生新血，去瘀血……"

（3）《本草便读·山草类》："丹参，功同四物……能祛瘀以生新，善疗风而散结，性平和而走血；须知两达乎心肝，味甘苦以调经，不过专通营分。丹参虽有参名，但补血之力不足，活血之力有余，为调理血分之首药。其所以疗风痹去结积者，亦血行风自灭，血行则积自行耳。"

【现代研究】

（1）临床研究：将 38 例银屑病分为血瘀型 14 例、血热型 12 例、血燥型 12 例，予口服丹参免煎饮片 10g，每日 2 次，共 14 天。治疗前后分别计算皮损面积严重程度指数（PASI 记分），检测血浆内皮素水平。对照组 30 例，结果：观察组与对照组比较，血浆内皮素水平有非常显著性差异（$P<0.01$）；丹参治疗后银屑病各型患者血浆内皮素水平及 PASI 均下降，治疗前后自身比较有显著性差异（$P<0.05$）。结论：丹参治疗银屑病的作用可能是通过下调血浆内皮素水平来实现的，提示临床可以用丹参进行组方。

观察丹参粉针剂治疗寻常型银屑病的疗效，并观察治疗前后血液流变学指标的变化。结果临床疗效较好，治疗后患者的血液黏度、血浆黏度、血小板黏附率均降低，说明丹参能显著降低寻常型银屑病患者的血液高黏滞状态，在寻常型银屑病的治疗中有较高的临床实用价值。

测定银屑病患者用药前后血中红细胞的 4 项指数及血浆丙二醛（MDA）、红细胞超氧化物歧化酶（SOD）、谷胱甘肽过氧化物酶（GSH-PX）的含量，并与健康组比较。结果：银屑病患者红细胞 4 项指数均有异常，以平均红细胞体积（MCV）和平均红细胞血红蛋白浓度（MCHC）改变最为显著（$P<0.05$），MDA 水平较高，SOD、GSH-PX 活性下降；而应用复方丹参液治疗后，MCV 和 MCHC 值均有所改善，接近健康组，MDA 水平下降，SOD、GSH-PX 活性升高。

（2）实验研究：有研究以小鼠鼠尾鳞片表皮为实验模型，不同组别的小鼠以丹参注射液或甲氨蝶呤（MTX）腹腔注射，观察其对鼠尾表皮颗粒层细胞生成的影响。结果丹参治疗组可显著促进小鼠鼠尾表皮颗粒层细胞的形成，显著降低小鼠血清 TNF-α、IL-2 和 IFN-γ 的水平（$P<0.01$），其中高剂量组与 MTX 组差异无统计学意义（$P>0.05$）；丹参治疗组可显著升高小鼠血清 IL-4 的水平，与 MTX 组的差异有统计学意义（$P<0.01$）。结论是丹参可能通过调节 Th1/Th2 细胞因子动态平衡促进小鼠鼠尾表皮颗

粒层细胞形成而发挥治疗银屑病的作用。

30. 鸡血藤

【性味归经】苦、微甘，温。入肝、肾经。

【功能主治】补血行血，活血，暖腰膝，舒经经络。

用于风湿痹痛，肢体麻木，腰膝酸软，疼痛。本品行血养血，舒筋活络，为治疗经脉不畅，络脉不和病证的常用药，多配伍补血药和祛风湿药，如桑寄生、防己、海风藤等药，方如《中医伤科用药方法与常用方·损伤后期用药法》的当归鸡血藤汤。治中风手足麻木，肢体瘫痪，常配伍益气活血通络药，如黄芪、丹参、地龙等药。治血虚不养筋之肢体麻木及血虚萎黄，多配益气补血之黄芪、当归等药用。

本品常用于治疗银屑病静止消退期及银屑病关节炎血虚风燥型。

【用法用量】15 ～ 60g，水煎服；亦可浸酒服。

【古籍摘要】

（1）《本草纲目拾遗·鸡血藤》："其藤最活血，暖腰膝，已风瘫。""壮筋骨，已酸痛，和酒服……治老人气血虚弱，手足麻木，瘫痪等证；男子虚损，不能生育及遗精白浊……妇人经血不调，赤白带下；妇人干血劳及子宫虚冷不受胎。"

（2）《分类饮片新参·去瘀之品》："去瘀血，生新血，流利经脉。治暑痧，风血痹症。"

【现代研究】本品为豆科植物密花豆属密花豆的干燥藤茎。主要含黄酮类、萜类、甾醇类、蒽醌类、内酯类、苷类等化合物。

（1）抗炎作用：鸡血藤乙醇提取物（除去多酚类化合物）对除 COX-2 以外的与抗炎作用有关的酶均具有抑制作用，表明鸡血藤具有一定的作用。

（2）抗氧化作用：采用 DPPH 法研究其抗氧化活性，以抑制率来表示，不同浓度的鸡血藤均具有很强的抗氧化活性。

31. 当归

【性味归经】甘、辛，温。归肝、心、脾经。

【功能主治】补血调经，活血止痛，润肠通便。

（1）血虚诸证。本品甘温质润，长于补血，为补血之圣药。若气血两虚，常配黄芪、人参补气生血，如当归补血汤（《兰室秘藏·饮食劳倦门》）、人参养荣汤（《瘟疫论·补泻兼施》）。若血虚萎黄、心悸失眠，常与熟地黄、白芍、川芎配伍，如四物汤（《太平惠民和剂局方·治妇人诸疾》）。

（2）痹痛、跌打损伤、痈疽疮疡等。本品辛行温通，为活血行气之要药。与生地黄、白芍、川芎、荆芥、防风、黄芪、白蒺藜、何首乌配伍方如当归饮子（《重订严氏济生方·疥癣门》），适于心血凝滞，内蕴风热，皮肤疮疥，或肿或痒，或脓水浸淫，或发赤疹瘙瘰。与金银花、赤芍、天花粉等解毒消痈药同用，以活血消肿止痛，治疗疮疡初起肿胀疼痛，如仙方活命饮（《校注妇人良方·妇人流注方论第五》）。与黄芪、人参、肉桂等同用，治疗痈疽溃后不敛，如十全大补汤（《太平惠民和剂局·方卷之五治诸虚》）；亦可与金银花、玄参、甘草同用，治疗脱疽溃烂，阴血伤败，热毒壅盛，如四妙勇安汤（《验方新编·卷二手部》）。若风寒痹痛、肢体麻木，可活血、散寒、止痛，常与羌活、防风、黄芪等同用，如蠲痹汤（《杨氏家藏方·风湿方捌道》），以补血活血，散寒止痛。本品活血止痛，与乳香、没药、桃仁、红花等同用，治疗跌打损伤，瘀血作痛，如复元活血汤（《医学发明·中风同从坠下》）、活络效灵丹（《医学衷中参西录·治气血郁滞肢体疼痛方》）。配合羌活、甘草、茵陈、防风、苍术、知母、猪苓、泽泻、升麻等，方名（当归）拈痛汤（《兰室秘藏·腰痛门》），治疗湿热相搏，外受风邪，症见遍身肢节烦痛，或肩背沉重，或脚气肿痛，脚膝生疮。

本品常用于治疗银屑病关节炎及银屑病各种辨治分型。

【用法用量】煎服，5～15g。

【古籍摘要】

（1）《神农本草经辑注·中品》："治咳逆上气，温疟，寒热洒洒在皮肤中。妇人漏下，绝子，诸恶疮疡，金疮。"

（2）《日华子本草·草部》："治一切风，一切血，补一切劳，破恶血，养新血及主癥癖。"

（3）《医学启源·用药备旨》："当归，气温味甘，能和血补血，尾破血，身和血。"

（4）《本草纲目·草部卷之十四》："治头痛，心腹诸痛，润肠胃、筋骨、皮肤，治痈疽，排脓止痛，和血补血。主痿痹嗜卧，足下热痛。"

（5）《本草备要·卷之一草部》："润肠胃泽皮肤……然大滑肠。"

【现代研究】本品为伞形科植物当归的根。当归主要含挥发油如苯酞类，当归双藁苯内酯 A 等，有机酸常见的有阿魏酸和多糖，主要为当归多糖。

（1）实验研究：当归多糖对普萘洛尔诱发的豚鼠耳背银屑病样模型有治疗作用，可能与其降低皮损中 PCNA 表达水平有关，也可能与其促进角质形成细胞的凋亡有关。

（2）免疫调节：阿魏酸（APS）是当归发挥免疫作用的主要活性成分，对特异性免疫和非特异性免疫均有较强的促进作用。用 ELISA 方法检测 APS 刺激 Mφ 分泌 TNF-α 及 IL-4 的情况，发现 APS 可以阻断 MR 介导的 Mφ 吞噬作用，且呈现剂量依赖关系。

（3）抗炎镇痛：当归提取物具有镇痛、抗炎作用，能明显提高小鼠对热刺激致痛的痛阈，抑制小鼠对化学刺激致痛的扭体反应。从细胞及基因水平研究当归 A3 部位的抗炎作用机制，发现其能抑制 PGE2 产量、环氧化酶 -2（COX-2）活性，以及 COX-2 mRNA 和蛋白的表达，提示 A3 抑制 PGE2 产量可能与抑制 COX-2 基因的表达有关。

32. 郁金

【性味归经】辛、苦，寒。归肝、胆、心经。

【功能主治】活血止痛，行气解郁，清心凉血，利胆退黄。

气滞血瘀之胸痛、胁痛、腹痛。本品味辛能行能散，既能活血，又能行气，故治气血瘀滞之痛证，常与木香配伍，气郁倍木香，血瘀倍郁金，如颠倒木金散（《医宗金鉴·杂病心法要诀》）。若治肝郁气滞之胸胁刺痛，可配柴胡、白芍、香附等同用。若治心血瘀阻之胸痹心痛，可配瓜蒌、薤白、丹参等同用。若治肝郁有热、气滞血瘀之痛经、乳房作胀，常配柴胡、栀子、当归、川芎等，如宣郁通经汤（《傅青主女科·调经》）。若治癥瘕痞

167

块，可配鳖甲、莪术、丹参、青皮等。

郁金性寒清热，味苦能降泄，入肝经血分而能凉血降气止血，用于气火上逆之吐血、衄血、倒经，可配生地黄、牡丹皮、栀子等以清热凉血，解郁降火，如生地黄汤（《医学心悟·尿血》）。

本品可用来治疗银屑病偏血分燥热者，或血热瘀滞之证。

【用法用量】煎服，5～12g；研末服，2～5g。

【古籍摘要】

（1）《本草纲目·草部卷之十四》："治血气心腹痛，产后败血冲心欲死，失心癫狂。"

（2）《本草汇言·芳草部》："郁金清气化痰，散瘀血之药也，其性轻扬，能散郁滞，顺逆气，上达高巅，善行下焦，为心肺肝胃，气血火痰，郁遏不行者最验。故治胸胃膈痛，两胁胀满，肚腹攻疼，饮食不思等证；又治经脉逆行，吐血衄血，唾血血腥。此药能降气，气降则火降，而痰与血亦各循其安所之处而归原矣。"

（3）《本草备要·卷之二草部》："行气，解郁，泄血，破瘀。凉心热，散肝郁，治妇人经脉逆行。"

【现代研究】本品为姜科植物温郁金、姜黄、广西莪术或蓬莪术的块根。郁金、姜黄为同一植物的不同药用部位，均能活血散瘀、行气止痛，用于气滞血瘀之证。本品主要含单萜类、倍半萜类、二萜类、姜黄素类化合物、生物碱等化学成分。

（1）抗炎作用：姜黄素对 TNF-α、IL-1、IL-6 等细胞因子及相关炎症信号通路都有一定抑制作用，且有一定预防和抗关节炎的功能。姜黄素可下调 PGE2 和 COX-2 等物质的表达，从而降低滑膜细胞中核转录因子（NF-κB）的活性；同时可抑制基质金属蛋白酶 -1（MMP-1）和 MMP-3 的表达，从而减轻胶原诱导大鼠关节炎的炎症反应。

（2）临床研究：有研究探讨寻常性银屑病血热证的兼证及用药特点，发现对寻常性银屑病血热证治疗，临床加减的药物从多到少依次为清热解毒类、祛湿类、解郁安神类、祛风类、化瘀类、补虚类、养阴类；针对兼

第六章　银屑病关节炎的常用中药与方剂

证所加减的药物共有 67 味，按照频次，从高到低前 6 位依次是郁金、白花蛇舌草、知母、菝葜、土茯苓、莪术。该研究认为从寻常性银屑病血热证的兼证看，按照重要程度排序依次是热毒、湿毒、郁、风、瘀、虚。

33. 莪术

【性味归经】辛、苦，温。归肝、脾经。

【功能主治】破血行气，消积止痛。

（1）适用于跌打损伤，瘀肿疼痛。莪术苦泄辛散温通，既入血分，又入气分，能破血散瘀，消癥化积，行气止痛。本品既破血祛瘀，又消肿止痛，可用于跌打损伤，瘀肿疼痛，常与其他祛瘀疗伤药同用，如《中医伤科学讲义·内伤》之三棱和伤汤，含三棱、莪术、青皮、陈皮、白术、枳壳、当归、白芍、党参、乳香、没药、甘草等。主治胸胁陈伤，气滞血瘀，隐隐作痛。

（2）适用于气滞血瘀、食积日久而成的癥瘕积聚及气滞、血瘀、食停、寒凝所致的诸般痛证，常与三棱相须为用。治癥瘕痞块，常与三棱、当归、香附等同用，如莪术散（《寿世保元·第七卷》），并可治经闭腹痛；治胁下痞块，可配丹参、三棱、鳖甲、柴胡等药用。治血瘀经闭、痛经，常配当归、红花、牡丹皮等。治胸痹心痛，可配伍丹参、川芎用。治体虚而瘀血久留不去，配伍黄芪、党参等以消补兼施。

【用法用量】煎服，3～15g。醋制后可加强祛瘀止痛作用。外用适量。

【古籍摘要】

（1）《日华子本草·草部》："治一切气，开胃消食，通月经，消瘀血，止扑损痛，下血及内损恶血等。"

（2）《本草经疏·草部中品之下》："蓬莪术行气破血散结，是其功能之所长，若夫妇人小儿，气血两虚，脾胃素弱而无积滞者，用之反能损其真气，使食愈不消而脾胃益弱，即有血气凝结、饮食积滞，亦当与健脾开胃、补益元气药同用，乃无损耳。"

（3）《药品化义·蓬莪术》："蓬术味辛性烈，专攻气中之血，主破积消坚，有星移电闪之能，去积聚癥块，经闭血瘀，扑损疼痛。与三棱功用颇同，亦勿过服。"

【现代研究】本品为姜科植物蓬莪术或温郁金、广西莪术的根茎。莪术的化学成分主要包括两大类，即姜黄素类成分和挥发油成分。较好的品种是温莪术，主要含莪术二酮、莪术醇、β-榄香烯、莰烯、β-蒎烯、樟烯等。

（1）对银屑病作用：有研究结果表明，莪术能显著促进鼠尾鳞片表皮颗粒层形成。

（2）免疫抑制作用：有研究观察姜黄属常用中药姜黄、郁金、莪术对胶原诱导性关节炎（CIA）大鼠滑膜炎症的影响。结果给药14天后，姜黄组、莪术组与模型组比较，踝关节肿胀程度减轻，有统计学意义（$P<0.05$）。病理显示姜黄组、郁金组、莪术组较模型组大鼠滑膜组织充血减轻，炎性细胞浸润减少，以姜黄组最为明显。

34. 乳香

【性味归经】辛、苦，温。入肝、心、脾经。

【功能主治】活血行气止痛，消肿生肌。

风湿痹痛，跌打损伤。本品辛香发散走窜，味苦通泄，既入血分，又入气分，能行血中气滞，化瘀止痛；内能宣通脏腑气血，外能透达经络，可用于一切气滞血瘀之痛证。祛风活血，通络伸筋，既可内服，又可外敷。治疗风湿滞留关节，肢体疼痛，筋脉拘挛，可与羌活、防风、秦艽等祛风湿药同用，也可于外敷药中加入本品以止痛、舒筋。治疗跌打损伤，常与没药、血竭、麝香、冰片等为末内服，如《良方集腋·损伤门》七厘散。若血瘀肿痛，而无出血者，可以乳香、没药配伍䗪虫、苏木等，以水酒各半煎服，如《伤科大成·跌打引经用药法》活血止痛汤。外用可以乳香煎油外搽，治疮口溃烂，或与松脂、白蜡、白胶香、杏仁油制成膏药，治恶疮、跌仆、走注疼痛，即《外科精义·卷下》乳香膏。治风寒湿痹，肢体麻木疼痛，常与羌活、防风、秦艽、当归等同用，如蠲痹汤（《医学心悟·肩背臂膊痛》）。

本品甘温，治疗银屑病关节炎要注意配伍清热润燥之品。

【用法用量】煎服，3～10g，宜炒去油用。外用适量，生用或炒用，研末外敷。胃弱者慎用，孕妇及无瘀滞者忌用。

【古籍摘要】

（1）《本草纲目·木部卷之三十四》："消痈疽诸毒，托里护心，活血定痛，伸筋，治妇人难产，折伤。""乳香香窜，能入心经，活血定痛，故为痈疽疮疡、心腹痛要药……产科诸方多用之，亦取其活血之功耳。"

（2）《本草汇言·木部香木类》："乳香，活血祛风，舒筋止痛之药也……又跌仆斗打，折伤筋骨，又产后气血攻刺，心腹疼痛，恒用此，咸取其香辛走散，散血排脓，通气化滞为专功也。"

【现代研究】本品为橄榄科小乔木植物卡氏乳香树，或其他同属植物皮部渗出的油胶树脂，主要含五环三萜、四环三萜和大环二萜、二十多种挥发油、阿拉伯糖、木糖、半乳糖等。

抗炎及免疫抑制作用：

（1）印度乳香乙醇提取物（AESG）在多种急性、慢性炎症模型上表现出抗炎活性，能显著抑制角叉菜胶诱导的大鼠、小鼠足肿胀和葡聚糖诱导的大鼠足趾肿胀。

（2）乳香酸类化合物（BAS）对牛血清蛋白诱导的兔关节炎，能显著降低兔关节滑液中的白细胞数量，并呈剂量相关性。

（3）p38-MAPK 激酶及其介导的 p38 信号通路在诱导促炎因子产生的过程中起着关键作用，乳香酸对 p38-MAPK 激酶有显著抑制作用，可抑制促炎因子的产生，促进抗炎因子的产生，使炎症反应减轻。

35. 没药

【性味归经】苦、辛，平。归心、肝、脾经。

【功能主治】活血止痛，消肿生肌。

瘀血肿痛，骨折筋损，肢体痹痛。本品能活血化瘀，消肿止痛，内服外用皆宜。常与乳香相须为用，通称乳没，可加米粉炒黄，制成膏药摊贴；或加桃仁、赤芍、自然铜等为丸内服，如《类方证治准绳·杂病证治》没药丸。乳没加当归、丹参，治气血郁滞、肢体疼痛有奇效，如《医学衷中参西录·治气血郁滞肢体疼痛方》（上册）活络效灵丹。若加自然铜、三七等，可活血疗伤，利于骨折愈合，如《太医院经验奇效良方·正骨兼金镞门》没药乳香散。治金刃、跌打损伤，痛不可忍，所伤未透膜者，可用童便、酒各半送服乳香、没药、肉桂、当归、白芷、甘草等。治疗瘀血痹病风湿，如（《医林改错·痹症有瘀血说》）身痛逐瘀汤，由羌活、秦艽、五灵脂、桃仁、红花、地龙、没药、川芎、当归、香附、牛膝等组成。

本品可用于治疗银屑病关节炎。

【用法用量】3～10g，水煎服；或入丸、散剂；内服宜制过用。外用适量，生用或炒用，研末调敷或外搽。

【古籍摘要】

（1）《医学入门·本草引》："此药推陈出新，故能破宿血，消肿止痛，为疮家奇药也。"

（2）《本草纲目·木部卷之三十四》："破血止痛。""散血消肿，定痛生肌。""乳香活血，没药散血，皆能止痛消肿生肌，故二药每每相兼而用。"

（3）《医学衷中参西录·乳香、没药解》（中册）："乳香、没药，其性皆微温，二药并用，为宣通脏腑，流通经络之要药，故凡心胃、胁腹、肢体、关节诸疼痛皆能治之。又善治女子行经腹疼，产后瘀血作痛，月事不以时下。其通气活血之力，又善治风寒湿痹，周身麻木，四肢不遂及一切疮疡肿疼，或其疮硬不疼。外用为粉以敷疮疡，能解毒消肿，生肌止痛。虽为开通之药，不至耗伤气血，诚良药也。"

【现代研究】本品为橄榄科灌木或乔木没药树，或其他同属植物皮部渗出的油胶树脂。没药的主要化学成分有挥发油（包括三萜、倍半萜、酯等）、树脂（没药酸、没药尼酸）等。

从非洲没药中提取出的 3 种倍半萜烯成分的动物实验表明，其中至少有 2 种倍半萜烯类成分具有强烈镇痛作用。呋喃桉叶烷 -1,3- 二烯和莪术烯作用于中枢神经系统的阿片受体，显示镇痛效果。

36. 苍术

【性味归经】辛、苦，温。入脾、胃经。

【功能主治】燥湿健脾，祛风除湿。

风湿痹痛。本品辛散苦燥，长于祛湿，为祛湿重要药物，前人认为

"治外湿以苍术最为有效"。不论内湿、外湿，无论寒湿痹、湿热痹均可应用。常配麻黄、桂枝、薏苡仁、独活、秦艽等药，如薏苡仁汤（《类证治裁·痹证脉候》）。与麻黄相配宣散在表治风湿，如麻杏薏苡汤（《金匮要略·痉湿暍病脉证并治》）。若属热痹，有发热、口渴，关节红肿剧痛，苔白，脉数，则与清热药石膏等配伍，如白虎加苍术汤（《普济方·伤寒门》）。若湿热下注关节肿痛，与黄柏、薏苡仁、牛膝配伍合用，如四妙丸（《成方便读·补阴之剂》）。

本品可用于银屑病关节炎湿热证，唯嫌其性燥，与银屑病病机相左，故必须与清热凉血或润燥药配伍使用。

【用法用量】煎服，5～15g。或入丸散。

【古籍摘要】

（1）《神农本草经辑注·上品》："治风寒湿痹，死肌，痉，疸。止汗，除热，消食，作煎饵久服，轻身，延年，不饥。"

（2）《名医别录·上品》："主治大风在身面，风眩头痛，目泪出，消痰水，逐皮间风水结肿，除心下急满及霍乱吐下不止，利腰脐间血，益津液，暖胃，消谷，嗜食。"

（3）《本草纲目·草部卷之十二》："风寒湿痹，死肌痉疸……治湿痰留饮……脾湿下流，浊沥带下，滑泄肠风。"

【现代研究】本品主要含挥发油，油中主含苍术醇（系 β - 桉油醇和茅术醇的混合结晶物）。

（1）抗关节炎：苍术能显著降低 CIA（胶原诱导性关节炎）大鼠关节炎的发病率和临床积分、关节组织病理学积分和 X 光片的骨破坏程度，以及血清 IgG 和 IgM 水平，还显著降低关节组织和血清中细胞因子和炎症介质的含量，从而抑制 CIA 大鼠病情。

（2）对银屑病实验研究：苍术单方及复方提取液在 TNF-α 刺激前后均表现出显著的抑制人角质形成细胞增殖的作用，是治疗银屑病的作用机制。

37. 薏苡仁

【性味归经】甘、淡，微寒。入脾、胃、肺、大肠经。

【功能主治】利水渗湿，清热除痹，健脾补肺。

用于湿热痹痛、四肢拘挛、关节肿胀等症，薏苡仁可缓解肌肉挛缩疼痛，无论热证、寒证都可应用。偏热者，配络石藤、豨莶草；偏寒者，配麻黄，方如麻杏薏甘汤；湿重者，再加配苍术，如薏苡仁汤（《类证治裁·痹证脉候》）。湿郁肌表经络而身热身疼，胸腹白痦，可配竹叶、滑石，方如薏苡竹叶散（《温病条辨·中焦篇》）。湿温初起，或暑湿入侵气分，头痛身重，肢体酸楚，常与滑石、蔻仁配伍，方如三仁汤《温病条辨·上焦篇》)。

银屑病关节炎热毒证或湿热证均可使用，或用于银屑病湿热下注，皮疹垢厚者。

【用法用量】15～30g，大剂量可用60～90g，水煎服。

【古籍摘要】

（1）《神农本草经辑注·上药》："治筋急拘挛，不可屈伸，风湿痹，下气，久服轻身益气。"

（2）《本草纲目·谷部卷之二十三》："主筋急拘挛，不可屈伸，久风湿痹......薏苡仁，阳明药也，能健脾益胃。虚则补其母，故肺痿、肺痈用之。筋骨之病，以治阳明为本，故拘挛筋急、风痹者用之。土能胜水除湿，故泄泻、水肿用之。"

【现代研究】本品为禾本科一年生草本植物薏苡的成熟干燥种仁。薏苡仁的主要活性成分包括酯类、不饱和脂肪酸类、糖类及内酰胺类等。

（1）免疫调节作用：薏苡仁水提液对大剂量环磷酰胺致免疫功能低下小鼠模型腹腔注射，具有较好的增强体液免疫、细胞免疫和非特异免疫功能作用。薏苡仁多糖可激活小鼠巨噬细胞吞噬功能，增强淋巴细胞增殖，尚对小鼠胸腺及脾脏的免疫损伤有修复作用。薏苡仁多糖能改善红细胞和T淋巴细胞的免疫功能。

（2）抗炎镇痛作用：薏苡仁有温和的镇痛抗炎作用。薏苡仁乙醇提取物可对抗二甲苯引起的小鼠耳肿和角叉菜胶引起的小鼠足跖肿胀。

38. 草薢

【性味归经】苦、甘，平。入肝、肾、胃经。

【功能主治】利湿浊，祛风湿。

（1）用于痹病风湿。前人认为萆薢"治湿最长，治风次之，治寒则尤其次"。本品胜在利湿浊，舒筋通络，缓解挛痛，可用于风寒湿痹和风湿热痹。如腰背冷痛、下肢活动不利、肌肤麻木等症，属湿邪偏盛者多与防己、秦艽、威灵仙等配伍，寒湿者可配附子等药；属湿热，常配桑枝、络石藤、牛膝等药。由萆薢、当归尾、牡丹皮、牛膝、防己、木瓜、薏苡仁、秦艽组成的萆薢化毒汤（《疡科心得集·方汇卷中》）主治湿热痛疡，气血实者，可用于银屑病热毒壅盛证，银屑病关节炎湿热下注型。

（2）用于皮肤湿疹、慢性皮炎或脓疱疮等。如湿热下注镰疮的萆薢渗湿汤（《疡科心得集·方汇卷中》），由萆薢、薏苡仁、黄柏、赤苓、牡丹皮、泽泻、滑石、通草组成，可用来治疗脓疱型银屑病。

【用法用量】9～15g，大剂量可用 24～30g，水煎服。

【古籍摘要】

（1）《神农本草经辑注·中药》："治腰背痛，强骨节，风寒湿周痹，恶疮不瘳，热气。"

（2）《本草纲目·草部卷之十八》："腰脊强痛，骨节风寒湿周痹…治白浊，茎中痛，痔瘘坏疮。"

【现代研究】本品为薯蓣科多年生蔓生草本植物绵萆薢、福州萆薢、粉背薯蓣的干燥地下块茎。粉萆薢和绵萆薢主要含有甾体类、二芳基庚烷类和木脂素类等化学成分，甾体皂苷类成分是其主要成分，也是其发挥药理活性的主要物质。

（1）抗炎镇痛：萆薢牛膝总皂苷能明显降低大鼠关节肿胀度，显著减轻关节及周围组织病理学病变。总皂苷对人外周血单个核细胞的细胞因子 IL-1β、IL-8 mRNA 的表达，TNF-α 和 IL-1β 的合成等均具有抑制作用，提示总皂苷可能是通过抑制单核 - 巨噬细胞、T 细胞、成纤维细胞、B 细胞等多个与痛风性关节炎发病机制密切相关的细胞通路来发挥抗炎镇痛作用。萆薢总皂苷可能抑制 NALP3 炎性体装配和激活，以及抑制炎性细胞因子的表达而防治急性痛风性关节炎。

（2）银屑病临床研究：有人对治疗银屑病湿热证的中草药和基本方做文献研究。结果：治疗银屑病湿热证的中草药共 87 味，基本方 17 首，其中土茯苓、白鲜皮、黄芩、薏苡仁、黄柏、赤芍、生地黄、泽泻、丹参、龙胆草、苍术、地肤子、炒栀子、金银花、车前子、紫草、生槐花、草薢、白花蛇舌草、猪苓、忍冬藤、当归、茯苓等 23 味中药治疗银屑病湿热证使用频率较高，属治疗银屑病湿热证的主药。

39. 菝葜

【性味归经】性平，味甘、微苦、涩。入肝经、肾经。

【功能主治】祛风湿，利小便，消肿毒。

本品又名金刚骨，金刚藤。

用于关节疼痛，肌肉麻木，腰脊挛痹。本品有利尿祛湿作用，如以菝葜水（《补辑肘后方》）浸饭酿酒，治痹病积年不能行者，腰脊挛痹沙石淋疾重者，为末服。又如菝葜汤（《鸡峰普济方·卷十九》治肾虚小便多，上焦客热，下元虚冷。治关节风湿疼痛，以铁刺苓、山楂根、活血龙配伍。

用于疔疮、肿毒。本品解毒祛风，可用于历节风、银屑病（江西《中草药学》）。可配土牛膝治流火（《浙江民间草药》）。

【用法用量】煎服，5 ～ 15g。反藜芦。孕妇慎用。

【古籍摘要】

（1）《名医别录·中品》："主治腰背寒痛，风痹，益气血，止小便利。"

（2）《本草纲目·草部卷十八》："治消渴，血崩，下利。"

（3）《医林纂要探源·草部》："缓肝坚肾，清小肠火，化膀胱水。治恶疮，毒疮，肿毒。"

【现代研究】本品为百合科植物菝葜的根茎。本品含菝葜皂苷 A、菝葜皂苷 B、菝葜皂苷 C。

（1）抗炎：菝葜醇提物具有拮抗大鼠蛋清性及角叉菜胶性动物足趾肿胀作用。

（2）临床研究：以本品为君药的复方具有治疗银屑病作用。

40. 雷公藤

【性味归经】苦、辛，寒；有大毒。归肝、肾经。

【功能主治】祛风湿，活血通络，消肿止痛，杀虫解毒。

本品有较强的祛风湿、活血通络之功，为治风湿顽痹要药，苦寒清热力强，消肿止痛功能主治显著，尤宜于关节红肿热痛、肿胀难消、晨僵、功能受限，甚至关节变形者。可单用内服或外敷，能改善功能活动，减轻疼痛。本品毒性较强，治疗时宜配伍黄芪、党参、当归、鸡血藤、白芍、白术、茯苓等健脾益气养血药，以防久服而克伐正气。用于风湿病治疗也常配伍其他祛风除湿药。

雷公藤有祛风除湿、通经活络、消肿止痛之功，常用于类风湿关节炎及其他结缔组织疾病，并有较好的疗效。

本品用治银屑病进展期、消退期，各种皮损类型及银屑病关节炎各种证型均有效。

【用法用量】成人可用 10 ～ 30g，文火煎 1 ～ 2 小时；小儿剂量酌减慎用。研粉，每日 1.5 ～ 4.5g。外用，适量。

口服雷公藤可出现消化道反应，如恶心、上腹部不适、轻度疼痛、胃纳减退、呕吐，个别有肠鸣、腹泻，其他不良反应有头晕、口干、心跳加速、流泪、口唇及口腔黏膜糜烂以至出血、喉痛、皮肤搔痒、皮疹、两颊脱皮、色素沉着、月经紊乱乃至闭经、精子数减少、白细胞下降等，也有出现房室传导阻滞的报道，亦有用本品注射液引起过敏反应者。雷公藤提出物副作用相似。药物剂量大，患者年老体弱者反应多。这些反应一般于停药后 5 ～ 7 天可恢复。为了减少不良反应，须严格去净二层根皮，药用木质部分，煎剂宜煎熬 1 小时以上，饭后服用。用药过程中应定期检查血象。有心、肝、胃、肾、脾等脏器疾病的患者及生育期妇女慎用，孕妇忌用。

急性中毒与解救：本品毒性大，有服叶 2 ～ 3 片发生中毒者，服用嫩芽 7 个（约 12g）或根皮 30 ～ 60g 可以致死，甚至食用采食雷公藤花酿制的蜂蜜亦可引起中毒。一般内服后约 2 小时出现症状，如煎服同时饮酒者，症状出现更早、更重。中毒症状为剧烈呕吐、腹痛、腹泻、血便、胸闷、气短、心跳无力、脉搏细弱、血压下降、发绀、体温下降、休克及呼吸衰竭；二三日后发现脱发、浮肿、尿毒症以至急性肾功衰竭。一般在中毒后24小时左右死亡，最多不超过 4 天。如中毒后能度过 5 天，预后较好。本品急性中毒可采用一般急性中毒解救措施，对症治疗，还应给予低盐饮食；民间常服鲜羊血 200 ～ 300mL。

【古籍摘要】

（1）《湖南药物志》："杀虫，消炎，解毒。""雷公藤叶，捣烂，搽敷。"

（2）《江西草药手册》："治风湿关节炎：雷公藤根、叶，捣烂外敷，半小时后即去，否则起泡。"

【现代研究】本品是卫矛科雷公藤属木质藤本植物，雷公藤红素、雷公藤内酯酮、雷公藤甲素和雷公藤乙素是其主要活性成分。

（1）基础研究：雷公藤甲素、雷公藤红素、雷公藤内酯醇、雷公藤内酯酮、雷公藤多苷等均具有一定的抗炎、抗趋化、免疫抑制或双向免疫调节作用。

研究表明，雷公藤单体 TRY-16 和 TZ-93 能够降低 LPS 刺激后成纤维细胞和角朊细胞 IL-6、IL-8 的表达和分泌，TRY-16 和 TZ-93 可以降低成纤维细胞 IL-6 和 IL-8 mRNA 的表达。效果与浓度均相关。

雷公藤多苷可下调 NF-κB 表达及 IL-8、ICAM-1 含量（$P < 0.01$）。结论是雷公藤可能通过影响 NF-κB 的表达而发挥对银屑病的治疗作用。

（2）临床研究：雷公藤对寻常性、掌跖脓疱性银屑病和银屑病关节炎具有可靠疗效。雷公藤多苷片可通过调节血清中 TNF-α 及 IL-8 水平而起到治疗银屑病作用。外用雷公藤内脂醇软膏治疗斑块型银屑病取得良好的效果。

41. 络石藤

【性味归经】苦，微寒。归心、肝、肾经。

【功能主治】祛风通络，凉血消肿。

风湿热痹。本品善祛风通络，苦能燥湿，微寒清热，尤宜于风湿热痹，筋脉拘挛，腰膝酸痛者，每与忍冬藤、秦艽、地龙等配伍。与防风、苏叶嫩枝、生姜皮、淡豆豉、秦艽、鲜葱白、嫩桑枝配伍，如七味葱白汤（《重订通俗伤寒论·伤寒兼证》），治疗风湿证，风胜于湿者，症见头痛发热、微汗恶寒、骨节烦疼等。另外属风胜者亦可单用本品以酒浸服，亦可单用酒浸服。本品能通经络，凉血而消肿止痛，治跌扑损伤，瘀滞肿痛，可与伸筋草、透骨草、红花、桃仁等同用。

本品善清热凉血通络，故对银屑病及银屑病关节炎关节肿胀疼痛者有效。

【用法用量】煎服，6～12g。外用，适量，鲜品捣敷。

【古籍摘要】

（1）《要药分剂补正·卷一》："……大惊入腹除邪气，养肾主腰髋痛，坚筋骨，利关节……络石，气味平和，其功主筋骨关节风热痈肿。"

（2）《本草纲目·水部卷之十八》："其功主筋骨，关节风热痈肿……""主腰髋痛，坚筋骨，利关节……"

【现代研究】本品为夹竹桃科植物络石的干燥带叶藤茎。络石藤的主要化学成分有木质素（二苯丁酸内酯类）、黄酮、三萜类化合物、生物碱、紫罗兰酮衍生物等。

抗炎镇痛作用：络石藤水提物和不同浓度的醇提物均具有一定程度的抗炎镇痛作用。络石藤30%的醇提物在体内外实验中均呈现明显的抗炎镇痛作用，能减少醋酸诱导的小鼠扭体试验的次数，可降低一氧化氮合成酶表达，降低一氧化氮和 TNF-α 水平，其分子机制可能与抑制 p38MAP 激酶和 NF-κB 通路有关。

42. 大血藤

【性味归经】苦，平。入大肠、肝经。

【功能主治】祛风止痛，活血，清热解毒。

用于风湿痹痛。大血藤有祛风活络止痛、活血化瘀之作用，可广泛应用于风湿痹痛，腰腿疼痛，关节不利，常与独活、牛膝、防风等药同用，如《国家基本药物中成药·补阴》杜仲壮骨丸。本品入大肠经，可清肠中瘀滞热毒，常用来治疗肠痈，因肺与大肠相表里，银屑病其病位在皮，皮为肺之外合，故通过清解大肠瘀滞，活血解毒可用来治银屑病热毒型、血热型，又因其本身就具有祛风止痛活络的功效，故用治银屑病关节炎热毒型、血热型及湿热型亦很适宜。

【用法用量】水煎服，9～15g。外用适量。

【古籍摘要】

（1）《本草图经·本经外木曼类卷第二十》："攻血治气块。"

（2）《简易草药》："治筋骨疼痛，追风，健腰膝，壮阳事。"

【现代研究】本品为木通科植物大血藤的干燥藤茎，又称红藤。大血藤主要含蒽醌、三萜、甾醇及木脂素类化合物。

（1）抗炎镇痛作用：大血藤可延长醋酸致疼痛模型小鼠痛阈潜伏期，减少扭体次数；抑制二甲苯引起的小鼠耳郭肿胀，减轻肿胀度和肿胀率；抑制小鼠肉芽组织增生。

（2）免疫抑制作用：大血藤可抑制佐剂关节炎大鼠 TNF-α、IL-6 的异常分泌，以阻止大鼠关节炎症发展；大血藤能够抑制 AA 大鼠滑膜细胞分泌 MMP-2、MMP-9，减轻其参与或介导的滑膜组织损害，控制滑膜炎症的发生，从而阻止关节软骨及骨的损坏。

43. 桑枝

【性味归经】苦，平。入肝、肺经。

【功能主治】祛风湿，通经络，利关节，行水气。

用于风湿痹病。本品性平，祛风湿而善达四肢经络，通利关节，痹病新久、寒热均可应用，尤宜于风湿热痹，肩臂、关节酸痛麻木者。《圣济总录·大风癞病》用本品和柳枝、槐枝、枸杞根、羚羊角（镑）等，治疗遍身皮肤痒痛，煎服治风热痹痛。《景岳全书·春集外科》一味煎治风痹，痹痛脚气，上气眩晕，久服可以利小便。但因单用力弱，多随寒热新久之不同，配伍其他药物。偏寒者，配桂枝、威灵仙等；偏热者，配络石藤、忍冬藤等；偏气血虚者，配黄芪、鸡血藤、当归等。若与柳枝、杉枝、槐枝等配伍外洗，可治风毒攻手足疼痛，皮肤不仁，如五枝汤（《医宗金鉴·卷五十》）。

【用法用量】煎服，9～15g。外用，适量。

【古籍摘要】

（1）《本草图经·木部中品卷第十一》："《近效方》云：疗遍体风痒干燥，脚气风气，四肢拘挛，上气，眼晕，肺气嗽，消食，利小便，久服轻身，聪明耳目，令人光泽，兼疗口干。"

（2）《本草备要·卷之三木部》："利关节，养津液，行水，祛风。"

【现代研究】本品为桑科植物桑的嫩枝。本品主要含多糖类化合物、生物碱类化合物、黄酮类化合物等，另外还含有鞣质、维生素、挥发油、有机酸、氨基酸等成分。

本品具有抗炎作用。桑枝醇提物和石油醚、醋酸乙酯及正丁醇提取物处理动物炎症模型有抗炎作用。

桑枝总黄酮部分通过 MAPK 中的 ERK 信号转导通路抑制 iNOS 基因和蛋白的表达，从而抑制 NO 的产量，提高细胞总抗氧化能力，同时下调 COX-2、IL-1β、IL-6 炎症介质和上调抗炎介质 HO-1 的表达而发挥抗炎效果。

44. 昆明山海棠

【性味归经】苦、涩，温；有毒。归肝、脾经。

【功能主治】祛瘀通络，舒筋止痛。治骨折，风湿疼痛，跌打损伤。昆明山海棠可治疗白血病、骨肉瘤、淋巴肉瘤、甲状腺癌、肺癌、类风湿、骨髓炎等（《云南抗癌中草药》）。

【古籍摘要】

《本草纲目·草部卷之十七》："滇人谓之火把花，因其花红而性烈如火也。""除脚膝痹痛，四肢拘挛。"

【现代研究】本品为卫矛科雷公藤属植物，含有生物碱、萜类及糖苷类化合物等，活性成分主要有雷公藤甲素、雷酚内酯、雷公藤内酯三醇、雷藤三萜醌 A 等二萜类和雷公藤红素、雷公藤内酯甲等三萜类。

（1）抗炎镇痛作用：昆明山海棠对胶原诱导性关节炎和佐剂性关节炎鼠模型都具有积极的治疗效果，可能是通过抑制外周血、滑膜组织中的缺氧诱导因子 -1α（HIF-1）表达或降低血清中白细胞介素 -6（IL-6）、IL-17、γ 干扰素（IFN-γ）、IL-1β、肿瘤坏死因子 -α（TNF-α）等细胞因子水平来抑制滑膜细胞和炎症细胞生长，从而产生抗炎作用。昆明山海棠对醋酸扭体法、热板法小鼠和热辐射法大鼠均有很好的镇痛效果。

（2）对银屑病治疗作用：通过实验动物模型发现，昆明山海棠片能够抑制小鼠阴道上皮细胞有丝分裂，增加小鼠尾部鳞片颗粒层形成，降低小鼠血清中 IL-2 含量，升高 IL-4 含量；能够促使豚鼠耳部皮肤角化过度减轻、颗粒层恢复、棘层变薄，表皮突延伸、乳突上伸减轻，毛细血管充血及炎症细胞浸润不同程度减轻，可降低耳郭厚度及耳组织中干扰素 -γ（IFN-γ）、肿瘤坏死因子 -α（TNF-α）和细胞间黏附分子 -1（ICAM-1）及血清中血管内皮生长因子（VEGF）表达水平，从而改善银屑病病理状态，起到治疗银屑病的作用。

45. 土大黄

【性味归经】苦、辛，平。入肺、大肠。

【功能主治】清热解毒，凉血止血，祛瘀消肿，杀虫。

用于咯血，肺痈，便秘，疮疡肿毒，湿疹，疥癣，跌打损伤。土大黄是维吾尔医常用药材，按照维医理论，具有消炎退肿及燥湿除癣的作用。主治湿热质或血液质性疾病，如头癣和银屑病等。

【古籍摘要】

（1）《质问本草·土大黄》："治疥癣最效。""清热太凉可敷，火毒全体俱用。"

（2）《本草纲目拾遗·金不换》："破瘀，生新。治跌打，消痈肿，止血，愈疥癣。""治肺痈。"

【现代研究】土大黄为蓼科植物酸模属巴天酸模、羊蹄、皱叶酸模等的根及根茎。其主要化学成分包括蒽醌类（主要为大黄素、大黄素甲醚、大黄酚）、黄酮类、萘及萘醌类、二苯乙烯类。大黄素可明显抑制醋酸引起的大鼠腹腔毛细血管通透性增高及角叉菜胶引起的大鼠胸膜炎。

土大黄单方及复方提取液在 TNF-α 刺激前后均表现出显著的抑制人角质形成细胞增殖的作用，是治疗银屑病的作用机制。土大黄醇提物、水提物能促进小鼠尾部鳞片表皮颗粒层形成，改善盐酸普萘洛尔致小鼠耳部皮肤银屑病样组织病理学变化。土大黄醇提物、水提物均具有治疗实验性银屑病的作用。土大黄根提取物能促进小鼠尾部鳞片表皮颗粒层形成且呈剂量规律性，能改变银屑病表皮的角化不全，机理尚不清。

46. 乌梢蛇

【性味归经】甘，平。归肝经。

【功能主治】祛风，通络，止痉。

用于风湿顽痹，中风半身不遂。本品性走窜，能搜风邪，透关节，通经络，常用于风湿痹病及中风半身不遂，尤宜于风湿顽痹，日久不愈者。常配全蝎、天南星、防风等，治风痹，手足缓弱，麻木拘挛，不能伸举，如乌蛇丸（《太平圣惠方·治风痹诸方》）；或制酒饮，以治顽痹瘫缓，挛急疼痛，如乌蛇酒（《本草纲目·鳞部卷之四十三》）。治中风，口眼㖞斜，半身不遂，宜配通络、活血之品。

本品善行祛风而能止痒，配白附子、大风子、白芷等，以治麻风；配枳壳、荷叶，可治干湿癣证，如三味乌蛇散（《圣济总录》）；也可用来治疗慢性湿疹、荨麻疹等风热蕴肤证，如配伍羌活、独活、防风、炙僵蚕、生地黄、牡丹皮、丹参、赤芍、黄芩、金银花等名乌蛇搜风汤（《朱仁康临床经验集 - 皮肤外科·经验方及常用方》）。

乌梢蛇性平无毒，力较缓，可用来治疗银屑病及银屑病关节炎血虚风燥型。

【用法用量】煎服，9～12g；研末，每次2～3g；或入丸剂、酒浸服。外用，适量。

【古籍摘要】

（1）《开宝本草·虫鱼部卷第十六》："主诸风瘙瘾疹，疥癣，皮肤不仁，顽痹诸风。"

（2）《本草纲目·鳞部卷之四十三》："治顽痹风癣，皮肤不仁，风瘙隐疹，疥癣……功与白花蛇（即蕲蛇）同而性善无毒。"

【现代研究】本品为游蛇科动物乌梢蛇的干燥体。本品含赖氨酸、亮氨酸、谷氨酸、丙氨酸、胱氨酸等 17 种氨基酸，并含果糖 -1,6- 二磷酸酶、原肌球蛋白等。

免疫调节作用：乌梢蛇Ⅱ型胶原具有免疫调节作用，能降低关节炎大鼠外周血 TNF-α 水平、抗Ⅱ型胶原抗体滴度和 CD4$^+$T／CD8$^+$ 比值，提高白介素 -10（IL-10）的水平，推测乌梢蛇Ⅱ型胶原可能是乌梢蛇治疗 RA 的活性药理成分。

47. 地龙

【性味归经】咸，寒。归肝、脾、膀胱经。

【功能主治】清热定惊，通络，平喘，利尿。

用于痹病风湿。地龙善于通络止痛，适用于多种原因导致的经络阻滞、血脉不畅、肢节不利。其性寒清热，尤宜于关节红肿疼痛、屈伸不利之热痹，常与防己、秦艽、忍冬藤、桑枝等除湿热、通经络药物配伍。本品配桃仁、红花、没药、秦艽、羌活等治疗疼痛如针刺固定不移之瘀血痹病，为身痛逐瘀汤（《医林改错·痹症有瘀血说》）。若用治风寒湿痹、肢体关节麻木、疼痛、屈伸不利等，则应与川乌、草乌、天南星、乳香等祛风散寒、通络止痛药配伍，如《太平惠民和剂局方·治诸风》小活络丹。

本品性寒，适宜银屑病关节炎关节疼痛红肿热痛者，但因其为动物蛋白质，过敏性体质者慎用。

【用法用量】煎服,4.5 ～ 9g；鲜品 10 ～ 20g；研末吞服，每次 1 ～ 2g。外用适量。

【古籍摘要】

（1）《神农本草经辑注·下药》："治蛇瘕……蛊毒……伤寒，伏热，狂谬，黄疸。"

（2）《本草拾遗·虫鱼部卷第六》："生湿地，有毒。"

（3）《本草纲目·虫部卷之四十二》："性寒而下行，性寒故能解诸热疾，下行故能利小便，治足疾而通经络也。主伤寒疟疾，大热狂烦，及大人小儿小便不通，急慢惊风，历节风痛。"

【现代研究】本品为巨蚓科动物参环毛蚓、通俗环毛蚓、威廉环毛蚓或枯盲环毛蚓的干燥体。地龙含氨基酸（主要为亮氨酸和谷氨酸）、微量元素、有机酸（硬脂酸、棕榈酸）、蚯蚓解热碱、蚯蚓素、蚯蚓纤溶酶等。

（1）实验研究：本品有抗组织纤维化和细胞增殖作用。

给由 CCl_4 花生油致实验性肝纤维化大鼠灌服地龙提取液，血清肝纤维化指标透明质酸（HA）和层粘连蛋白（LN）显著降低，病理学观察显示肝纤维化程度、肝细胞损害均明显减轻；同时能下调肝脏细胞 a-SMA、转化生长因子 -B（TGF-B）、尿激酶型纤溶酶原激活物（uPA）、I 型纤溶酶原激活抑制物（PAl-1）、基质金属蛋白酶组织抑制物 -1（TIMP-1）mRNA 及蛋白表达水平，抑制肝星状细胞的活化，对抗纤维化形成；上调基质金属蛋白酶 -13（MMP-13）mRNA 及蛋白表达水平，促进细胞外基质形成。

给由博莱霉素所致肺纤维化小鼠灌服地龙提取液，可显著降低模型小鼠肺指数、肺组织胶原纤维羟脯氨酸含量，明显改善肺纤维组织增生状况。

本品对体外培养人肾小球系膜细胞（HMC）的增殖起显著抑制作用。以鲜地龙原液外敷兔耳增生性瘢痕模型创面 50 天，可加快创面愈合，使瘢痕平坦，外形变小，质地变软，颜色变浅，接近正常皮肤；镜下观察，成纤维细胞数和胶原纤维数均减少。

（2）临床研究：用白鲜皮、土茯苓、川芎、鸡血藤、络石藤、地龙等，治疗寻常型银屑病患者 18 例，结果痊愈 2 例，有效 10 例，有效率为66.7%。

48. 牛膝

【性味归经】苦、酸，平。入肝、肾经。

【功能主治】活血通经，补肝肾，强筋骨，利水通淋，引火（血）下行。

本品有川牛膝、怀牛膝之分。怀牛膝长于补益肝肾，强筋健骨，兼能祛除风湿，故既可用于肝肾亏虚之腰痛、腰膝酸软，可配伍当归、萆薢、附子、防风、天麻、乳香、没药等。治疗肾受风毒攻袭，腰痛不可忍者，配伍地骨皮、五加皮、薏苡仁、川芎、羌活、甘草等为牛膝酒（《奇效良方·腰痛门》）。又可用于痹痛日久，腰膝酸痛，常配伍独活、桑寄生等，如独活寄生汤（《备急千金要方·偏风第四》）。若与苍术、黄柏同用，可治湿热成痿，足膝痿软，如三妙丸（《医学正传·卷之五痿证》）。本品有补益肝肾作用，常与防风、杜仲、秦艽、续断、龟甲、石斛等配伍治疗肾虚腰腿痛，如治筋虚极伤风，筋脉缩挛，腰背不伸，强直苦痛或脚气发作之牛膝汤（《外台秘要·卷十六筋急论》）。如宣通关节常用川牛膝，偏于活血化瘀。实际应用时并无太严格的区分。

【用法用量】煎服，6～15g。活血通经、利水通淋、引火（血）下行宜生用；补肝肾、强筋骨宜酒炙用。

【古籍摘要】

（1）《神农本草经辑注·上药》："治寒湿痿痹，四肢拘挛，膝痛不可屈伸，逐血气……堕胎，久服轻身，耐老。"

（2）《本草纲目草部卷十六》："牛膝乃足厥阴、少阴之药，大抵得酒则能补肝肾，生用则能去恶血。其治腰膝骨痛，足痿阴消，失溺久疟，伤中少气……癥瘕积聚心腹诸痛，痈肿恶疮，金疮折伤候齿，淋痛尿血，经带胎产诸病。"

（3）《医学衷中参西录·牛膝解》（中册）："（牛膝）原为补益之品，而善引气血下注，是以用药欲其下行者，恒以之为引经。故善治肾虚腰疼腿疼，或膝疼不能曲伸，或腿痿不能任地。兼治女子月闭血枯，催生下胎。又善治淋疼，通利小便，此皆其力善下行之效也。"

【现代研究】怀牛膝为苋科植物牛膝的干燥根，川牛膝包括麻牛膝及甜牛膝的根。含有糖类、皂苷类、植物甾酮类、黄酮类等多种化学成分。

（1）抗炎作用：牛膝总皂苷能显著减轻二甲苯所致小鼠耳肿胀、蛋清所致的大鼠足肿胀等急性炎性反应，延长小鼠热板上舔足时间，改善血液流变性各项指标，显示牛膝总皂苷具有明显抗炎作用。另外牛膝总皂苷能抑制破骨细胞的活性，抑制骨吸收。

（2）免疫调节作用：牛膝多糖能诱导人 T 细胞分泌 γ-干扰素（IFN-γ），作用效果随时间和剂量的变化而变化，同时能够抑制 IL-4 的表达。

牛膝多糖能增强单核细胞的吞噬作用，增加单核细胞胞质内溶酶体量，显著诱导单核细胞表达 TNF-α 和 IL-6，从而对单核细胞具有激活作用。

49. 杜仲

【性味归经】甘、辛，温。入肾、肝经。

【功能主治】补肝肾，强筋骨，安胎。

杜仲是腰膝酸痛的常用药。因肝主筋、肾主骨，肾充则骨强，肝充则筋健。与菟丝子、鹿角胶、枸杞子、仙灵脾等配伍，温补命门之阳，如右归丸（《景岳全书·补阵》），治元阳不足，命门火衰。风湿痹痛、肝肾不足、腰膝酸痛者，与独活、寄生、细辛、桂枝、秦艽等同用，如独活寄生汤（《备急千金要方·偏风第四》）。其性温，温能除湿散寒，治疗寒湿所致之腰痛，与萆薢、附子、肉桂、炒白术等配伍，如杜仲汤（《圣济总录·卒腰痛》）。治疗外伤腰痛，与川芎、桂心、丹参等同用，如杜仲散（《太平圣惠方·治五种腰痛诸方》）。与桃仁、生地黄、当归尾、赤芍等活血药配伍治腰脊伤痛，如杜仲汤（《伤科补要·杜仲汤》）。可用于肝肾亏虚之腰痛、腰膝酸软，可配伍续断、补骨脂、木瓜等同用，如续断丸（《扶寿精方·腰痛门》）。

因其性温，慎用于银屑病关节炎，配伍清热之品可用于血燥风盛型。

【用法用量】6～15g，水煎服。

【古籍摘要】

（1）《神农本草经·上品》："治腰脊痛，补中，益精气，坚筋骨，强志，除阴下痒湿，小便余沥。久服轻身耐老。"

（2）《名医别录·上品》："治脚中酸痛，不欲践地。"

（3）《本草正·竹木部》："补中强志，壮肾添精，腰痛殊功，足疼立效。除阴囊寒湿，止小水梦遗，因其性温，故暖子宫，因其性固，故安胎气。"

【现代研究】本品为杜仲科杜仲属植物落叶乔木杜仲的干燥树皮。本品含杜仲胶、杜仲苷、松脂醇二葡萄糖苷、桃叶珊瑚苷、鞣质、黄酮类化合物等。

（1）抗炎作用：杜仲叶、杜仲皮对小鼠耳郭肿胀均有抑制作用，显示杜仲皮、叶具有一定的抗炎作用，且与剂量呈正相关。

（2）免疫调节作用：杜仲叶醇提取物能增强 CTX 所致免疫低下小鼠模

型的巨噬细胞吞噬能力，升高 CTX 所致免疫低下小鼠的血清溶血素含量，表明其具有增强小鼠免疫功能的作用。杜仲能够抑制炎症细胞因子 IL-1β、核因子 NF-κB 的表达，减轻关节、膝关节炎症。

50. 秦艽

【性味归经】苦、辛，平。入胃、肝、胆经。

【功能主治】祛风湿，通络止痛，除黄疸，清虚热。

用于风湿痹痛、肢节疼痛、拘挛等症。本品辛散苦泄，质偏润而不燥，为风药中之润剂。风湿痹痛，筋脉拘挛，骨节酸痛，无问寒热新久均可配伍应用。其性偏寒，兼有清热作用，故对热痹尤为适宜，多配防己、牡丹皮、络石藤、忍冬藤等。如配萆薢、当归尾、牡丹皮、牛膝、防己、木瓜、薏苡仁等治疗气血实者湿热下注之痛疽疮疡。若配天麻、羌活、当归、川芎等，可治风寒湿痹，如秦艽天麻汤（《医学心悟·类中风》）。如治关节痛无定处之行痹，则与当归、赤茯苓、杏仁、官桂、黄芩、秦艽等配伍为防风汤（《黄帝素问宣明论方·诸证门》）。若是中风半身不遂，有上肢拘挛等血虚表现者，可配当归、白芍、首乌等养血药，方如秦艽当归汤。

秦艽适用于银屑病关节炎各种证型。

【用法用量】3～12g，大剂量可到 15～18g，水煎服。

【古籍摘要】

（1）《神农本草经辑注·中品》：“主寒热邪气，寒湿风痹，肢节痛，下水，利小便。”

（2）《名医别录·中品》：“疗风无问久新，通身挛急。”

【现代研究】本品为龙胆科龙胆属多年生草本植物秦艽、麻花秦艽、粗茎秦艽或小秦艽的干燥根。化学成分有环烯醚萜苷类、黄酮类及三萜类、木脂素等。

（1）抗炎作用：秦艽乙醇提取物能够抑制二甲苯致小鼠耳郭肿胀与醋酸致小鼠腹腔毛细血管通透性增加（炎症早期）、大鼠气囊滑膜炎（炎症中期）、小鼠棉球肉芽肿（炎症后期），其作用机制可能与抑制炎性因子的渗出、消除自由基和抑制脂质过氧化有关。醇提取物对尿酸钠痛风大鼠模型的作用，可以通过下调血清 TNF-α、白细胞介素 -1β（IL-1β）、白细胞介素（IL-6）、前列腺素 E2（PGE2）和基质金属蛋白酶 -3（MMP-3）水平来改善大鼠关节肿胀症状。醇提取物可显著降低大鼠炎性组织中前列腺素 E2（PGE2）水平，进而改善大鼠关节肿胀症状，其抗炎作用与强的松相当。醇提物可显著改善大鼠的足趾肿胀程度，减少冰醋酸致小鼠扭体次数与提高小鼠的痛阈值。秦艽或麻花秦艽 75% 乙醇提取物均能够改善二甲苯诱导的小鼠耳郭肿胀（急性炎症）及角叉菜胶诱导的大鼠足趾肿胀（亚急性炎症）程度，其作用机制可能与抑制细胞核因子 -κB（NF-κB）转录活性与 p65、p50（NF-κB 家族成员）二聚体的核移位有关。

（2）免疫抑制作用：研究表明，秦艽醇提物可抑制正常小鼠脾脏淋巴细胞和胸腺淋巴细胞增殖，其抑制脾脏淋巴细胞增殖作用存在一定的量效关系。秦艽醇提物还可抑制小公牛主动脉内皮细胞模型中环氧合酶 -1（COX-1）和巨噬细胞 COX-2 模型中 COX-2 的活性，也呈量效关系，推测秦艽发挥抗类风湿关节炎作用可能主要是通过抑制体液免疫介导，部分是通过体液免疫机制。

51. 白芍

【性味归经】苦、酸，微寒。归肝、脾经。

【功能主治】养血敛阴，柔肝止痛，平抑肝阳。

本品能缓急止痛，常用来治疗风湿痹病之四肢挛急疼痛。若阴血虚，筋脉失养而致手足挛急作痛，常配甘草缓急止痛，即芍药甘草汤（《伤寒论·辨太阳病脉证并治》）。本品酸敛肝阴，养血柔肝而止痛，常配柴胡、当归、白芍等，方为逍遥散（《天平惠民和剂局方·和解剂》），可用以治疗纤维肌痛综合征、产后风湿病及其他良性关节炎。配合麻黄、桂枝、知母、防风、炒白术、制附子等方为桂枝芍药知母汤（《金匮要略·中风历节病脉证并治》），治疗关节肿痛之尪痹。

本品常用以治疗银屑病及银屑病关节炎血虚风燥证。

【用法用量】煎服，5～15g；大剂量 15～30g。阳衰虚寒之证不宜用。反藜芦。

【古籍摘要】

（1）《神农本草经辑注·中药》："主邪气腹痛，除血痹，破坚积，寒热……止痛，利小便，益气。"

（2）《本草求真·白芍》："赤芍药与白芍药主治略同，但白则有敛阴益营之力，赤则只有散邪行血之意；白则能于土中泻木，赤则能于血中活滞。"

【现代研究】本品主要含有芍药苷、羟基芍药苷、芍药花苷、芍药内酯苷、苯甲酰芍药苷。白芍总苷是这些苷类的总称。

临床研究：应用双抗体夹心酶联免疫吸附法（ELISA）检测 35 例静止期银屑病患者经白芍总苷治疗前后外周血清中 TNF-α、IL-8 的水平。结果空白对照组静止期银屑病患者血清中 TNF-α 及 IL-8 水平均显著增高（$P<0.01$）；经口服白芍总苷 0.6g，2 次 / 日口服，连续 3 个月，治疗后血清中 TNF-α 及 IL-8 均较治疗前显著下降（$P<0.01$）。结论是白芍总苷可通过调节血清中 TNF-α 及 IL-8 水平而起到治疗银屑病作用。

另有研究采用随机对照临床试验，将 90 例符合纳入标准的患者随机分为 3 组。治疗组 30 例及对照组 60 例，分别使用白芍总苷 1.8g/d 加 5% 松馏油软膏（A 组）、5% 松馏油软膏加海棠合剂（B 组，包括雷公藤、竹茹、佛手、莱菔子、赤芍等）及单用 5% 松馏油软膏（C 组），疗程均为 6 周。A 组和 B 组有效率差异无统计学意义（$P>0.05$）；而 A、B 组分别与 C 组比较有效率差异均有统计学意义（$P<0.05$）。结论：白芍总苷联合 5% 松馏油软膏治疗寻常性银屑病疗效明显，且不良反应少，安全性高。

52. 甘草

【性味归经】甘，平。归心、肺、脾、胃经。

【功能主治】补脾益气，祛痰止咳，缓急止痛，清热解毒，调和诸药。

（1）气虚证：主要用于心气不足而致结代，心动悸者，如《伤寒论类要注疏·太阳篇变病方证类要注疏》单用本品，主治伤寒耗伤心气之心悸，脉结代。若属气血两虚，宜与补气养血之品配伍，如炙甘草汤（《伤寒论·辨太阳病脉证并治》）以之与人参、阿胶、生地黄等品同用。本品味甘，善入中焦，具有补益脾气之力。因其作用缓和，宜作为辅助药用，能

"助参芪成气虚之功"（《本草正·隰草部》），故常与人参、白术、黄芪等补脾益气药配伍用于脾气虚弱之证。

（2）热毒疮疡、咽喉肿痛及药物、食物中毒。本品长于解毒，应用十分广泛。生品微寒，可清解热毒。用治热毒疮疡，可单用煎汤浸渍，或熬膏内服。更常与地丁、连翘等清热解毒、消肿散结之品配伍。用治热毒咽喉肿痛，宜与板蓝根、桔梗、牛蒡子等清热解毒利咽之品配伍。

（3）调和性味。本品在许多方剂中都可发挥调和性味的作用：通过解毒，可降低方中某些药（如附子、大黄）的毒烈之性；通过缓急止痛，可缓解方中某些药（如大黄）刺激胃肠引起的腹痛；其甜味浓郁，可矫正方中药物的滋味。

本品清热解毒及调和性味之功能使之能在银屑病及银屑病关节炎的治疗中发挥至关重要的作用。

【用法用量】煎服，1.5 ～ 9g。生用性微寒，可清热解毒；蜜炙性微温，可增强补益心脾之气和润肺止咳作用。

【古籍摘要】

（1）《名医别录·上品》："温中下气，烦满短气，伤脏咳嗽。"

（2）《本草汇言·芳草类》："和中益气，补虚解毒之药也。"

（3）《本草正·隰草部》："味至甘，得中和之性，有调补之功，故毒药得之解其毒，刚药得之和其性……助参芪成气虚之功。"

【现代研究】本品为豆科植物甘草、胀果甘草或光果甘草的根及根茎。本品含三萜类（三萜皂苷甘草酸的钾、钙盐为甘草甜素，是甘草的甜味成分）、黄酮类、生物碱、多糖等成分。

（1）免疫调节作用：甘草酸是一种有效的生物应答修饰剂，其免疫调节作用表现在对免疫活性细胞、细胞因子、补体等多方面。甘草酸能够增强辅助性 T 淋巴细胞的增殖能力和活性，促进淋巴细胞产生 IL-2、IFN-r、IL-1 等细胞因子，抑制 IL-4、IL-10、IL-8 等的生成，同时具有抗补体活性，可选择性抑制补体系统的激活途径。

（2）临床研究：银屑病皮损的自然消退与皮损内 CD8+ 细胞的介入和

CD4⁺T 细胞的减少有关。应用复方甘草酸片治疗银屑病患者，结果显示，治疗前寻常型银屑病患者外周血 CD3⁺、CD4⁺、CD4⁺／CD8⁺ 比值均较正常人明显降低，CD8⁺ 水平明显升高，提示复方甘草酸对机体的 T 细胞免疫功能具有一定的调节作用。研究显示，银屑病红细胞天然免疫功能存在亢进和紊乱，红细胞 CD35 数量及其活性过度增强与病情轻重呈正相关。32 例银屑病患者使用复方甘草酸苷，通过流式细胞仪检测红细胞 CD35 水平，发现复方甘草酸可以显著降低银屑病红细胞表面 CD35 的表达水平，并通过影响天然免疫功能间接调控获得性免疫中 T 细胞的活化和增殖。

有研究将 95 例寻常性银屑病患者随机分为 2 组，治疗组 48 例，予复方甘草酸苷注射液 60mL 静滴，1R／d；对照组 47 例口服雷公藤多苷片 20mg，3R／d，两组同时局部外用冰黄肤乐软膏，疗程 8 周。结果治疗组有效率 81.25％，对照组 76.60％，两组差异无统计学意义。治疗组未见明显不良反应。结论是复方甘草酸苷治疗寻常性银屑病疗效好，安全性高。

（马桂琴）

参考文献

[1] 顾军，刘辉，郭峰，等，银屑病患者红细胞 CD35 和红细胞趋化因子受体的测定 [J]. 中华皮肤科杂志，2003，36：148.

[2] 刘辉，罗平，储利亚，等 . 复方甘草酸苷对银屑病红细胞天然免疫功能的影响 [J]. 中国麻风皮肤病杂志，2007，23（3）：220.

[3] 亓玉青，王惠平，侯淑萍，等 . 复方甘草酸苷治疗寻常性银屑病的疗效观察 [J]. 中国皮肤性病学杂志，2009，23（2）：加页 1-2.

[4] 曾南，沈映君，任永欣，等 . 荆芥挥发油抗炎作用机理的实验研究 [J]. 中药材，2006，29（4）：359-361.

[5] 卢金福，张丽，冯有龙，等 . 荆芥内酯类提取物对大鼠足跖汗腺及血液流变学的影响 [J]. 中国药科大学学报，2002，33（6）：502-504.

[6] 祁乃喜，卢金福，冯有龙，等．荆芥脂类提取物对小鼠的镇痛作用 [J]. 南京中医药大学学报，2004，20（4）：229-230.

[7] 曹玲，杨波，王喜军,等.防风 CO_2 超临界萃取物的药效学研究 [J]. 中医药学报，2006，34（1）：14-15.

[8] 黎健斌，刘丽萍，邱振文，等．生防风油抗炎止血作用的药理研究 [J]. 新中医，2007，39（8）：105-108.

[9] 窦红霞，高玉兰．防风的化学成分和药理作用研究进展 [J]. 中医药信息，2009，26（2）：**15-17**.

[10] Atrisawa M. 中药防风草中大环二萜的生物活性 II、卵防风二内脂衍生物及其细胞毒性 [J].Planta MED，1986，4（4）：297.

[11] 薛宝云，李文，李丽，等．防风色原铜苷的药理活性研究 [J]. 中国中药杂志，2000，25（5）：297-299.

[12] 俞秀莲，龚传美，刘喜玉，等．防风通圣丸醇提液的抑菌作用及对小白鼠免疫机能的影响 [J]. 微生物学杂志，1991（2）：57-59.

[13] 王英杰，范慧英，路云环，等．复方甘草酸苷对银屑病患者 T 细胞免疫功能的影响 [J]. 中国麻风皮肤病杂志，2007，23（6）：533.

[14] 林清，高秀娟，喇孝瑾，等．秦艽醇提取物抗炎镇痛作用的实验研究 [J]. 西部中医药，2013，26（7）：28-30.

[15] 龙启才，邱建波．威灵仙、秦艽、桑寄生醇提物体外对淋巴细胞和环氧酶的影响 [J]. 中药药理与临床，2004，20（4）：26-27.

[16] 王玉英，熊小利，龙剑文，等．白芍总苷对静止期银屑病患者血清 TNF-α 及 IL-8 的影响 [J]. 现代中西医结合杂志，2009，18（18）：2111-2112.

[17] 张宇虹，郭在培，焦晓燕，等．白芍总苷治疗寻常性银屑病的临床疗效观察 [J]. 临床皮肤科杂志，2011，40（7）：433-435.

[18] 刘丽萍，任翠爱，赵宏艳，等.甘草酸的免疫调节作用研究进展 [J]. 中国实验方剂学杂志，2010，16（6）：272-274.

[19] 中国文化研究会．中国本草全书之分类饮片新参 [M]. 北京：华夏

出版社，1999.

[20] Yu FR，Yu FH，Li RD，et al.Inhibitory effects of the Gentiana macrophylla（Gentian aceae）extract on rheumatoid arthritis of rats [J]. J Ethnopharmacol，2004，95（1）：77-81.

[21] 刘勇，陈迪华，陈雪松，等.升麻属植物的化学、药理与临床研究 [J]. 国外医药（植物学分册），2001，16（2）：55-58.

[22] 吴德松，卿晨.升麻药理学活性研究进展 [J]. 医学综述，2009，15（6）：918-920.

[23] 潘力，黄耀威，叶燕锐，等.以酵母弑杀系统为基础的抗病毒药物筛选模型的建立 [J]. 微生物学报，2007，47（3）：517-521.

[24] 孙姝.石膏的药力作用与微量元素的探究 [J]. 中国中医药现代远程教育，2009，7（5）：170.

[25] 夏怡，李祥，陈建伟，等.石膏及白虎汤清热泻火功能主治的实验研究 [J]. 现代中药研究与实践，2009，23（2）：48-51.

[26] 周永学，李敏，唐志书，等.中药石膏及其主要成分解热抗炎作用及机制研究 [J]. 陕西中医学院学报，2012，35（5）：74-76.

[27] 高祥祥，王海峰，张红，等.秦艽对尿酸钠痛风模型大鼠的保护作用 [J]. 中药药理与临床，2015，31（4）：141-144.

[28] Lu WQ. Qiu Y，Li TJ，et al. Timosaponin B- Ⅱ inhibita pro-inflammatory cytokinee induction by lipopoly saccharide in BV2 cells [J]. Arch Pham Res，2009,32（9）：1301.

[29] 徐蓉，李建伟，陈洁，等.凉血潜阳法治疗寻常性银屑病血热证的兼证分析及用药特点初探 [J]. 中国皮肤性病学杂志，2011，25（11）：896-898.

[30] KY Lee，YJ Jeon. Macrophage activation by polysaccharide isolated from Astragalus membranaceus[J]. Int Immunopharmacol，2005，5（7 / 8）1225.

[31] LH Zhao，ZX Ma，J Zhu，et al. Characterization of polysaccharide

from Astragalus radix as the macrophage stimulator[J]. Cell Immunol，2011，271（2）329.

[32] 朱江，蔡德海，芮菁，等 . 栀子的抗炎镇痛作用研究 [J]. 中草药，2000,31（3）：198-200.

[33] 吴虹，陈尹，魏伟，等 . 栀子总苷对大鼠佐剂性关节炎治疗作用及部分机制的研究 [J]. 中国实验方剂学杂志，2008，14（11）：49-52.

[34] 焦霞，沈其昀 . 苦参及生物碱的临床及药理研究进展 [J]. 中药新药与临床药理，2002，13（3）：193.

[35] 刘晓明，孙秀成，齐坤，等 .20 种中药灌胃对小鼠上皮细胞增殖和表皮细胞分化及血浆内皮素 -1 的影响 [J]. 中华皮肤科杂志，2001，34（4）：282-283.

[36] 黄汉辉，黄乐珊，何知广，等 . 白鲜皮对大鼠急性炎症组织中 HA 和 5-HT 的影响 [J]. 现代医院，2008，8（10）：31-33.

[37] Kim H，Kim M. Anti- Inflammatory activities of Dictaminusdasycarpus Turcz. root bark on allergic contact dematitis induced by dinitrofluorombenzene in mice[J]. Ethnopharmacol，2013，149（7）：471-477.

[38] 梁秀宇，关洪全，刘文力，等 . 常用清热类中药抗IV型超敏反应的实验研究 [J]. 中医药学刊，2006，24（6）：1052-1053.

[39] XIAN Yan-fang，MAO Qing-qiu，IP Siu-po，et al. Com-parison on the anti-inflammatory effect of Cortex Phel-lodendri Chinensis and Cortex Phellodendri Amurensisin 12-O-tetradecanoyl-phorbol-13-acetate-induced earedema in mice [J]. Journal of Ethnopharmacology，2011，137：1425-1430.

[40] 吕燕宁，邱全瑛 . 黄柏对小鼠 DTH 及其体内几种细胞因子的影响 [J]. 北京中医药大学学报，1999，22（6）：48-50.

[41] PARK S，LAI YS H，KIM CH H. Immunopontentiating and antitumor activities of the purified polysaccha-rides from Phellodendron chinese Schneid. [J]. Life Sciences，2004，75（22）：2621-2632.

[42] 毕新岭，王砚宁，顾军，等 . 黄芩苷对成纤维细胞（iNOS）表达

的影响 [J]. 中华皮肤科杂志，2004，37（2）：112-113.

[43] 王砚宁，毕新岭，顾军，等 . 黄芩苷治疗银屑病的机制研究 [J]. 中国中西医结合皮肤性病学杂志，2003，2（4）：209-211.

[44] 吴琚，刘欣，邱泽计，等 . 黄芩主要成分对 PDB+Ion 诱导的 Jurkat T 细胞 CD69 表达的影响 [J]. 中国实验方剂学杂志，2010，16（9）：188-190.

[45] 沈凤阁，王灿晖，孟澍江 . 叶香岩外感温热篇 - 薛生白湿热病篇阐释 [M]. 南京：江苏科学技术出版社，1983.

[46] 黄青，瞿幸，吴清，等 . 黄连、土大黄、苍术提取液抗银屑病实验研究 [J]. 中国中医药信息杂志，2008，15（6）：30-31.

[47] 彭晓明，霍仕霞，高莉，等 . 黄连提取物诱导 HaCaT 细胞凋亡作用研究 [J]. 医药导报，2012，31（5）：571-574.

[48] 牛筛龙，孙富增，张兴耐，等 . 秦艽总环烯醚萜苷的抗炎作用及其机制 [J]. 药学实践杂志，2013，31（30）：198-200.

[49] 张峻岭，陈学荣，殷金珠，等 . 氧化苦参碱诱导角质形成细胞凋亡研究 [J]. 中国皮肤性病学杂志，2000，14（6）：367-368.

[50] 张峻岭，毛舒和，乔树芳，等 . 氧化苦参碱上调角质形成细胞 Fas 抗原介导细胞凋亡 [J]. 天津医药，2002，30（4）：228-229.

[51] 陈琳琦，刘守岗 . 苦豆子油搽剂治疗寻常型银屑病疗效分析 [J]. 实用临床医学，2010，11（6）：70.

[52] 张云璧，瞿幸，牛福玲，等 . 常用治疗银屑病的中药对肿瘤坏死因子 -α 刺激后角质形成细胞生长及分泌白介素 -8 的影响 [J]. 中国中西医结合皮肤性病学杂志，2006，5（1）：18-20.

[53] 何显忠，兰荣德 . 金银花的药理作用与临床应用 [J]. 时珍国医国药，2004，15（12）：865.

[54] 季雪峰 . 金银花的药理作用 [J]. 安微医药，2003，7（4）：311-312.

[55] Ozaki Y，Rui J，Tang Y，et al. Anti-inflammatory effect of Forsyhia suspense Vahland its active fraction[J]. Boil PharmBull，1997，20：861.

[56] 芮菁，尾崎幸，唐元泰，等.连翘提取物的抗炎镇痛作用 [J].中草药，1999，30（1）：43.

[57] 胡竟一，雷玲，余悦，等.连翘的抗炎解热作用 [J].中药药理与临床，2007，23（3）：5.

[58] 刘静.连翘苷对小鼠非特异性免疫及应激作用的实验研究 [J].陕西教育学院学报，2008，24（3）：59.

[59] 芦山，陈舒楠，官佳懿，等.连翘酯苷对内毒素作用下 RAW264.7 细胞功能的影响 [J].中国农学通报，2012，28（20）：58.

[60] 沈红，芦山，陈舒楠，等.连翘酯苷对小鼠脾脏淋巴细胞体外增殖与分泌功能的影响 [J].中国实验动物学报，2012，20（4）：66.

[61] 张永红，芦山，陈舒楠，等.连翘酯苷对小鼠不同组织巨噬细胞功能的影响 [J].中国农学通报，2013，29（17）：32.

[62] 高春芳.角质形成细胞在银屑病发病机制中的研究进展 [J].国外医学皮肤性病学分册，2000，26（4）：216.

[63] 朱崇涛，彭代智，周新，等.以 Ha Ca T 细胞为种子细胞构建新型人组织工程皮肤 [J].现代生物医学进展，2007，7（6）：817.

[64] 郑明警，马丽俐.大青叶等清热药对 HaCaT 细胞增殖的影响 [J].浙江中西医结合杂志，2013，23（4）：256-264.

[65] 张淑杰，赵红，顾定伟，等.大青叶水煎剂对小鼠细胞免疫功能的体外研究 [J].中国公共卫生，2003，19（9）：1091.

[66] 赵红，张淑杰，马立人，等.大青叶水煎剂调节小鼠免疫细胞分泌 IL-2、TNF-α 的体外研究 [J].陕西中医，2003，23（8）：757-759.

[67] Koo J，Arain S. Traditional Chinese medicine for the treatment of dermatologic disorders[J]. Archives of Dermatology，1998，134：1388-1393.

[68] 陈红，王思平.复方青黛胶囊治疗寻常型银屑病的疗效观察及其对血清 IL-2、IL-8 的影响 [J].中药材，2004，27（11）：885-886.

[69] 林胤谷，吴宜鸿，杨荣季，等.复方青黛油膏治疗银屑病的临床疗效评估 [J].成都中医药大学学报，2006，29（2）：13-14.

[70] 陈丽红 . 复方青黛膏治疗寻常型银屑病疗效观察 [J]. 甘肃中医学院学报，2010，27（6）：45-46.

[71] 张春红，张春敏，杜锡贤，等 . 祛银汤联合紫外线治疗寻常型银屑病的疗效观察及对外周血 OPN 和 VEGF 表达的影响 [J]. 中华物理医学与康复杂志，2010，32（4）：289-292.

[72] 张春红，杜锡贤，张春敏，等 . 祛银汤治疗进行期寻常型银屑病的临床观察及对外周血 OPN 和 VEGF 表达的影响 [J]. 中国皮肤性病学杂志，2011，25（3）：228-230.

[73] 孙兆军，李延，吴艳，等 . 骨桥蛋白及膜型基质金属蛋白酶 - 1 在寻常性银屑病的表达 [J]. 中华皮肤科杂志，2009，42（10）：715-716.

[74] 张春红，杨帆，杜锡贤，等 . 落新妇苷对永生化人角质形成细胞 HaCaT 增殖、凋亡的影响及机制探讨 [J]. 山东医药，2015，55（46）：20-22.

[75] 王俊慧，Pso P27 抗原参与银屑病机制探索及清热凉血解毒法干预 [D]. 北京：中国中医科学院，2012.

[76] 傅乃武，童平 . 虎杖中白藜芦醇苷对脂质体脂质过氧化的抑制作用 [J]. 中国药学杂志，1991（6）：363.

[77] 徐新，朱清，殷晓芹，等 . 虎杖提取物的抗炎作用 [C]. 南京：第十二届江苏省药师周大会论文集，2012.

[78] 王斌，侯建平，李敏，等 . 虎杖提取物对模型大鼠滑膜组织黏附分子与核转录因子表达的影响 [J]. 中药新药与临床药理，2008，19（6）：434-437.

[79] 王瑜，孙晓东，于小江，等 . 虎杖苷抗血栓形成及改善微循环的研究 [J]. 陕西中医，2003，24（7）：663-665.

[80] 于震，王军，李更生，等 . 地黄苷 A 对环磷酰胺致小鼠白细胞少症的影响 [J]. 中草药，2001，32（11）：1002-1004.

[81] 李建军，李静云，王堂，等 . 地黄药用研究概述 [J]. 生物学教学，2013，3（38）：4-6.

[82] 马健，樊巧玲，木村正康，等.生地黄对"阴虚"模型小鼠腹腔巨噬细胞 aI 抗原表达的影响 [J].中药药理与临床，1998，14（2）：22-24.

[83] 梁爱华，薛宝云，王金华，等.鲜地黄与干地黄止血和免疫作用比较研究 [J].中国中药杂志，1999，24（11）：663-666.

[84] 叶静静，陈宁刚.大剂量生地凉血汤对脓疱型血热证银屑病疗效观察及对血清肿瘤坏死因子 - α 的影响 [J].中国中西医结合皮肤性病学杂志，2015，14（5）：295-297.

[85] 吕景晶，王玉玲，赵文斌，等.三种不同中药单体对 HaCaT 细胞过度增殖模型的影响 [J].中华医学杂志，2014，94（16）：1265-1269.

[86] 高琴，徐丽敏.中药对角质形成细胞增殖和细胞周期的体外调控研究 [D].天津：天津医科大学，2006.

[87] 赵文斌，白彦萍.梓醇、左旋紫草素、丹皮酚调控角质形成细胞人防御素的机理研究 [D].北京：北京中医药大学，2013.

[88] 杨琪伟，杨莉，熊爱珍，等.赤芍和白芍抗炎作用的 UPLC-MS 代谢组学初步研究 [J].中国中药杂志，2011，36（6）：694-697.

[89] 张诚昊，陈昆，杨恩品，等.凉血法治疗寻常型银屑病血热证的文献研究 [J].云南中医中药杂志，2017，38（2）：99-100.

[90] 周宇，白彦萍，李锴，等.北京地区 1003 例寻常型银屑病临床分析 [J].北京中医药，2011，30（10）：779-780.

[91] 王莒生，王萍，邓丙戌，等.张志礼治疗银屑病的用药特点及常用对药配伍 [J].中华中医药杂志，2006，21（10）：600-601.

[92] 孙丽蕴，邓丙戌，陈凯，等.靛玉红紫草素对角质形成细胞株凋亡的影响 [J].中国皮肤性病学杂志，2004，18（6）：325-327.

[93] 郭晓瑞，李红文，吴景兰.槲皮素对人角质形成细胞的 NF-κB 和 IL-6 下调作用及机制 [D].郑州：郑州大学，2013.

[94] 张刘强，李医明.近 10 年玄参属植物化学成分和药理作用研究进展 [J].中草药，2011，42（11）：2360-2366.

[95] Giner RM，Villalba ML，Recio MC，et al.Anti- inflammatory

glycoterpenoidsfromScrophularia auriculata[J]. Eur J Pharmacol，2000，389：243-252.

[96] Ahmed B，Al-Rehaily AJ，Al-Rehaily TY，et al. Scropolioside-D and harpagoside-B：two new iridoid glycosides from Scrophularia deserti and their antidiabetic andanti-inflammatoryactivity [J].Biol Pharm Bull，2003，26（4）：462-467.

[97] Díaz AM，Abad MJ，Fernandez L，et al. Phenyl- propanoid glycosides fromScrophularia scorodoniain vitro anti-inflammatory activity[J]. Life Sci，2004，74（20）：2515-2526.

[98] 谢丽华，刘洪宇，钱瑞琴，等 . 哈巴苷与哈巴俄苷对阴虚小鼠免疫功能及血浆环化核苷酸的影响 [J]. 北京大学学报（医学版），2001，33（6）：26-27.

[99] 欧阳洪 . 中药治疗寻常型银屑血瘀证疗效的系统评价 [D]. 广州：广州中医药大学，2016.

[100] WJ Zhang，P Hufnag，BR Binder，et al. Anti inflammatory activity of astragaloside IV is mediated by inhibition of NF-kappa Bactivation and adhesion molecule expression[J]. Thromb Haemo-stasis，2003，90（5）：904.

[101] 黄云河，周萌 . 红花注射液治疗寻常型银屑病疗效观察 [J]. 浙江中西医结合杂志，2004，14（11）：701-702.

[102] 王世久，宋丽艳，刘玉兰，等 . 五灵脂乙酸乙酯提取物抗炎作用研究 [J]. 沈阳药学院学报，1994，11（1）：49-52.

[103] 樊良卿 . 20 种活血化瘀药对正常小鼠免疫调节作用的影响 [J]. 浙江中医杂志，1992，27（3）：123-125.

[104] 樊良卿，杨锋，胡利平，等 . 丹皮等活血化瘀药对细胞免疫功能低下小鼠的免疫调节作用 [J]. 浙江中医杂志，1992，27（4）：180-182.

[105] 周萌，陶林昌，陈韦斌，等 . 丹参对银屑病患者皮损面积及血浆内皮素的影响 [J]. 广西中医药，2006，29（4）：12-14.

[106] 赵广琼，李均，张信江，等 . 丹参粉针剂治疗银屑病的临床疗效

及其血液流变学观察 [J]. 贵州医药，2002，26（2）：103.

[107] 赵喜荣，贾义星，郝晓菁，等 . 复方丹参注射液对银屑病患者血中红细胞指数和脂质过氧化水平的影响 [J]. 药学实践杂志，2000，18（2）：77-80.

[108] 孙健，李东宁，阎铁夫，等 . 丹参注射液对小鼠鼠尾表皮细胞分化及 Th1/Th2 细胞因子的影响 [J]. 中国皮肤性病学杂志，2013，27（8）：775-777.

[109] Li RW，Lin GD，Myers SP，et al.Anti-inflammatory activity of Chinese medicinal vine plants [J].Ethnopharmacol，2003，85：61-67.

[110] 谢学明，钟远声，李熙灿，等 .22 种华南产药材的抗氧化活性研究 [J]. 中药药理与临床，2006，22（1）：48-50.

[111] 景海霞，盛晚香，段德鉴，等 . 当归多糖对豚鼠银屑病样皮损中 PCNA 表达的影响 [J]. 中国皮肤性病学杂志，2008，22（1）：11-14.

[112] 景海霞，盛晚香 . 当归多糖对豚鼠银屑病样皮损中角质形成细胞凋亡的影响 [J]. 武汉大学学报（医学版），2006，27（3）：377-379.

[113] 郭振军，刘莉，张维璐，等 . 大黄、当归多糖对巨噬细胞甘露受体作用的研究 [J]. 细胞与分子免疫学杂志，2008，24（5）：514-516.

[114] 沈建芬，张又枝，肖军花，等 . 当归 A3 活性部位对小鼠巨噬细胞环氧化酶 -2 活性及基因表达的影响 [J]. 中国药理学通报，2011，27（11）：1574-1577.

[115] 尹国平，张清哲，安月伟，等 . 温郁金化学成分及药理活性研究进展 [J]. 中国中药杂志，2012，37（22）：3354-3360.

[116] Aggarwal BB，Gupta SC，Sung B.Curcumin: an orally bioavailable blocker of TNF and other pro-inflammatory biomarkers[J].Br J Pharmacol，2013，169（8）：1672-1692.

[117] Funk JL，Oyarzo JN，Frye JB，et al.Turmeric extracts containingcurcuminoids preventexperimentalrheumatoid arthritis[J].J Nat Prod，2006，69（3）：351-355.

[118] Mathy-Hartert M，Jacquemond-Collet I，Priem F，et al.Curcumin inhibits pro-inflammatory mediators and metalloproteinase-3 production by chondrocytes [J]. Inflamm Res，2009，58（12）：899-908.

[119] Moon DO，Kim MO，Choi YH，et al.Curcumin attenuates inflammatory response in IL-beta-induced human synovial fibroblasts and collagen-induced arthritisin mouse model[J].Int Immunopharmacol，2010，10（5）：605-610.

[120] 胡晨霞，刘戈，何嘉琪，等.姜黄属常用中药对实验性 RA 大鼠滑膜炎症的影响 [J]. 中华中医药学刊，2011，29（1）：95-97.

[121] 徐蓉，李建伟，陈洁，等.凉血潜阳法治疗寻常性银屑病血热证的兼证分析及用药特点初探 [J]. 中国皮肤性病学杂志，2011，25（11）：896-898.

[122] LH Zhao，ZX Ma，J Zhu，et al. Characterization of polysaccharide from Astragalus radix as the macrophage stimulator[J]. Cell Immunol，2011，271（2）：329.

[123] Tewtrakul S，Tungcharoen P，Sudsai T，et al. Anti-inflammatory and wound healing effects of Casealpinia sappan L.[J].Phytother Res，2015，29（6）：850-856.

[124] Washiyama M，Sasaki Y，Hosokawa T，et al. Anti-inflammatory constituent of Sappan Lignum [J]. Biolpharm Bull，2009，32（5）：941-944.

[125] Singh GB，Atal CK，Pharmatology of an extral of salai guggal ex-Boswellia serrata，a new non-strroidalanti-inflammatoryagent [J]. Agents and Actions，1986，18（3-4）：407.

[126] Sharma ML，Bani S，SIngh GB.Anti-arthritic activity of boswellic acids in bovine serumalbumin（BSA-induced arthritis）[J].Int. J. Immunopharmacol，1989，11（6）：647.

[127] Altmann A，Fischer L，Schubert-Zsilavecz M，et al. Boswellic acids activate p42（MAPK）and p38 MAPK and stimulate Ca^{2+} mobilization[J].

Biochem Biophys Res Commun，2002，290（1）：185-190.

[128] Poeckel D, Tausch L, George S, et al. 3-O-Acetyl- 11-keto-boswellic acid decreases basal intracellular Ca^{2+} levels and inhibits agonist-induced Ca^{2+} mobilization and mitogen-activated protein kinase activation in human monocytic cells[J]. J Pharmacol Exp Ther，2006，316（1）：224-232.

[129] 赵富春，曾志，刘雪英，等 . 没药挥发性化学成分的研究 [J]. 华南师范大学学报（自然科学版），2006，1：69-74.

[130] Qin HZ, Xian HM. The research of detumescence function of different kinds of myrrh [J]. Guangxi Coll Tradit Chin Med，2001，4（4）：91-93.

[131] 万文珠，娄红祥 . 没药的化学成分和药理作用 [J]. 国外医药·植物药分册，2005，20（6）：236-241.

[132] 樊国琴，刘春芳，赵娟，等 . 道地和非道地苍术对类风湿关节炎大鼠病情及促炎细胞因子和炎症介质的影响 [J]. 中国中药杂志，2010，35（10）：2731-2735.

[133] 叶敏 . 薏苡仁水提液对免疫抑制小鼠免疫功能的影响 [J]. 安徽医药，2006，10（10）：727.

[134] 苗明三 . 薏苡仁多糖对环磷酰胺致免疫抑制小鼠免疫功能的影响 [J]. 中医药学报，2002，30（5）：49-50.

[135] 吕峰，林勇毅，陈代园，等 . 薏苡仁活性多糖对小鼠的免疫调节作用 [J]. 中国食品学报，2013，13（6）：20.

[136] 徐梓辉，周世文，黄文权，等 . 薏苡仁多糖对实验性糖尿病大鼠红细胞免疫、T 淋巴细胞亚群的影响 [J]. 湖南中医学院学报，2001，21（1）：17-19.

[137] 杨爽，王李梅，王姝麒，等 . 薏苡化学成分及其活性综述 [J] 中药材，2011，31（8）：1306-1311.

[138] 陈光亮，刘海鹏，韩茹，等 . 草薢总皂苷合用牛膝总皂苷降血尿酸和抗炎作用的组方合理性研究 [J]. 中国药理学通报，2007，23（11）：1467.

[139] 陈光亮.萆薢牛膝总皂苷防治痛风及其机制研究 [D].合肥：安徽医科大学，2005.

[140] 王璐，那莎，陈光亮.萆薢总皂苷对大鼠急性痛风性关节炎 NALP3 炎性体信号通路的影响 [J].中国药理学通报，2017，33（3）：354.

[141] 董亦秋，翟幸.中医药治疗银屑病湿热证用药规律分析 [J].世界中医药，2013，8（4）：453-455.

[142] 邹健，阮金兰，孙传勇，等.菝葜的化学成分、药理作用与临床应用 [J].中草药，24（6）：450-452.

[143] 丁大鹏.菝葜地黄汤治疗点滴型银屑病 48 例 [J].陕西中医，2015，26（2）：184-185.

[144] 徐萍，张恩虎.菝葜虎杖治银汤治疗寻常型银屑病临床研究 [J].国医论坛，2003，18（3）：18-19.

[145] 商宇，王建杰，马淑霞，等.红花注射液对佐剂性关节炎大鼠的免疫调节作用 [J].黑龙江医药科学，2010，33（3）：21-22.

[146] 高军，任万明.雷公藤多苷对银屑病患者 NF-κB 及细胞因子的影响 [J].西部中医药，2013，26（9）：26-28.

[147] 中华医学会皮肤性病学分会银屑病学组.中国银屑病治疗指南（2008 版）[J].中华皮肤科杂志，2009，42（3）：213-214.

[148] 谷雪虹，苗钢，龙振华，等.雷公藤多苷片治疗银屑病关节炎疗效分析 [J].中华皮肤科杂志，2006，39（3）：173.

[149] 王禾，杨慧敏，王萍，等.关节病性银屑病 34 例临床分析与中西医结合治疗 [J].中国中西医结合皮肤性病学杂志，2005，4（4）：217-218.

[150] 刘国银.雷公藤多苷片对静止期银屑病患者血清 TNF-α 及 IL-8 的影响 [J].湖北中医杂志，2013，35（9）：10-11.

[151] 李政霄，惠海英，纪泛扑，等.雷公藤内酯醇软膏治疗肥厚性斑块状银屑病 248 例 [J].中华皮肤科杂志，2005，38（3）：182-183.

[152] 官清，张珩.祛风湿单味中药抗炎和镇痛作用分析 [J].临床合理用药，2012，5（7A）：6-7.

[153] 刘泽源. 中草药镇痛活性的筛选和药理学研究 [D]. 北京：中国人民解放军军事医学科学院，2001.

[154] Mu Hong Lee, Jeong Min Lee, Sung Hoon Jun, et, al. In-vitro and in-vivo anti-inflammatory action of the ethanol extract of Trachelospermi caulis[J]. Journal of Pharmaey and Pharmacology, 2007, 59: 123-130.

[155] KY Lee, YJ Jeon. Macrophage activation by polysaccharide isolated from Astragalus membranaceus[J]. Int Immunopharmacol, 2005, 5（7 / 8）: 1225.

[156] Mingyh Sheua, Pei Yu Choub, Hsu-Chen Cheng, et a1.Analgesic and anti-inflammatory activities of water extract of Traehelospermum jesminoides（Apecynaceae）[J].Journal of Etlmopharmacology, 2009, 126: 332-338.

[157] 李华，黄淑凤，邓翀，等. 大血藤镇痛作用和抗炎作用研究 [J]. 陕西中医，2013，34（10）：1427-1428.

[158] 付钰. 中药大血藤对佐剂性关节炎大鼠血清 TNF-α、IL-6 的影响 [J]. 现代医院，2007，7（9）：37-38.

[159] 付钰，王光义. 中药大血藤对佐剂性关节炎大鼠滑膜细胞 MMP-2、MMP-9 的影响 [J]. 贵州医药，2009，33（12）：1097-1099.

[160] 刘明月，牟英，李善福，等. 桑枝乙醇提取物抗炎作用的试验研究 [J]. 山西中医学院学报，2003，4（2）：13.

[161] 王蓉，卢笑丛，王有为，等. 桑枝提取物及抗炎作用研究 [J]. 武汉植物学研究，2002，20（6）：467.

[162] 陈福君，林一星，许春泉，等. 桑的药理研究 - 桑叶桑枝桑白皮抗炎药理作用的初步比较研究 [J]. 援沈阳药科大学学报，1995，64（3）：222.

[163] 章丹丹，凌霜，张洪平，等. 桑枝总黄酮体外抗炎活性及机制研究 [J]. 中成药，2011，33（6）：943-946.

[164] 张帆，邹惠美，崔道林，等. THH 对胶原诱导性关节炎大鼠模型

病理评分的影响 [J]. 中国医学创新，2014，11（8）：13-14.

[165] 骆耐香，陈森洲，李莎莎，等 . 昆明山海棠对胶原诱导型关节炎大鼠的作用及可能机制 [J]. 现代免疫学，2012，32（4）：287-292.

[166] 白玲，陈森洲，梁爽，等 . 昆明山海棠对 CIA 大鼠模型中 HIF-1α 表达的影响 [J]. 细胞与分子免疫学杂志，2011，27（10）：1061-1064.

[167] 张帆，邹惠美，崔道林，等 . 昆明山海棠对 CIA 大鼠 IL-6、IL-17及 IFN-γ 含量的影响 [J]. 中外医学研究，2014，12（13）：138-139.

[168] 卢珑，沈丽，王雪妮，等 . 紫荆皮、紫金皮、昆明山海棠镇痛作用比较研究 [J]. 天津中医药大学学报，2012，31（3）：163-165.

[169] 唐大轩，张莉，肖英，等 . 昆明山海棠片治疗银屑病实验研究及其作用机理探讨 [J]. 四川中医，2015，35（2）：55-57.

[170] 热比姑丽·伊斯拉木，曼尔丹·尼牙孜，尤力都孜·买买提，等 . 大黄不同提取物对银屑病小鼠模型的作用 [J]. 西北药学杂志，2015，30（1）：47-50.

[171] 阿布都吉力·力阿布都艾尼，尤力都孜·买买提，热比姑丽·伊斯拉木，等 . 土大黄根提取物对小鼠尾部鳞片角化不全模型的影响 [J]. 中国医药导报，2016，13（20）：4-7.

[172] 沈杰，鲍建芳，何东仪，等 . 乌梢蛇 II 型胶原对关节炎大鼠免疫功能的影响 . 中华风湿病学杂志，2008，12（12）：836-838.

[173] 陆哑琴，刘顺英，陈洪，等 . 地龙 2 号抑制大鼠肝纤维化的研究 [J]. 胃肠病学和肝病学杂志，2004，13（3）：225-227.

[174] 陈洪，陆亚琴，刘顺英，等 . 地龙 2 号对肝纤维化模型大鼠肝星状细胞活化及 TGF-β、蛋白表达的影响 [J]. 江苏中医药，2005，26（1）：50-52.

[175] 陈洪，陆亚琴，刘顺英，等 . 地龙 2 号对大鼠肝纤维化 TGF-β1，MMP-13 及 TIMP1 mRNA 和蛋白表达的影响 [J]. 世界华人消化杂志，2004，12（10）：2333-2337.

[176] 陆哑琴，陈洪 . 吴平平，等 . 地龙 2 号对肝纤维化 uPA 和 PAI-1蛋白表达的影响 [J]. 胃肠病学和肝病学杂志，2007，16（4）：354-356.

[177] 盛丽，姚岚，王丽，等 . 水蛭、地龙抗实验性小鼠肺纤维化作用的研究 [J]. 中医研究，2006，19（2）：15-17.

[178] 马艳春，周波，孙许涛，等 .MTT 法检测地龙有效成分对肾小球系膜细胞增殖的影响 [J]. 中医药信息，2010，27（1）：34-36.

[179] YP Wang，XY Li，CQ Song，et al. Effect of astragaloside IV on T，B lymphocyte proliferation and peritoneal macrophage function in mice [J]. Acta Pharmacol Sin，2002，23（3）：263.

[180] 田硕，苗明三 . 牛膝的化学 - 药理及应用特点探讨 [J]. 中医学报，2014，29（8）：1185-1188 .

[181] 季敬璋，彭颖，吕建新，等 . 牛膝多糖体外诱导人 T 细胞表达 IFN2-γ 和 IL-24 蛋白的机制探讨 [J]. 中医中药与免疫学，2003，19（9）：611-613.

[182] 宁勇，姚彩萍，王宇学 . 牛膝多糖对外周血单核细胞的激活作用 [J]. 华中科技大学学报（医学版），2005，34（4）：413-415.

[183] 吕锦芳，李东风，司武松，等 . 不同炮制法杜仲叶与杜仲皮对小鼠耳廓肿胀抑制作用的实验研究 [J]. 中国中医药科技，2006，13（6）：399-400.

[184] 邱果，包旭，李颖，等 . 杜仲叶醇提取物对小鼠免疫功能的影响 [J]. 中药药理与临床，2008，24（4）：41-43.

[185] 王昭 . 杜仲对早期大鼠 OA 模型 NF-κB 和 IL-1β 表达相关性的研究 [D]. 西安：陕西中医药大学，2016.

第二节 常用方剂

1. 白虎加桂枝汤

【出处】《金匮要略·疟病脉证并治第四》。

【组成】知母 10g，甘草 6g，石膏 30g，粳米 6g，桂枝 9g。

【煎服法】煎药用水量一般以浸过药面 2～3cm 为宜，根据药量酌情加水，先以冷水浸泡 20 分钟，煎石膏 30 分钟，内诸药，武火煮开，文火再煎煮 20 ～ 30 分钟，去渣，温服，每日 2 次，每次量约 150mL。

【功效主治】清热，通络，和营卫。风湿热痹，症见壮热，气粗烦躁，关节肿痛，口渴苔白，脉弦数。适用于银屑病关节炎血分燥热，关节肿痛者。

【方解】方中石膏为君，取其辛甘大寒，以制阳明气分内盛之热。以知母苦寒质润为臣，一以助石膏清肺胃之热，一以借苦寒润燥以滋阴。甘草、粳米既能益胃护津，又可防止大寒伤中之偏，共为佐使。四药共用，具有清热生津之功，使热清烦除，津生渴止，由邪热内盛所致诸证皆可相应顿挫。本方适用于银屑病关节炎风湿热痹型，需加减化裁应用。

【加减】银屑病关节炎，热重则加用黄柏 12g，黄芩 12g，山栀子 10g；湿重则选用生薏苡仁 30g，茯苓 20g；伴有关节疼痛加用桑枝 10g，威灵仙 15g；伴瘀血阻络可选用当归 12g，炙乳香、没药各 6g。

【名家论述】《金匮要略·疟病脉证并治第四》："温疟者，其脉如平，身无寒但热，骨节疼烦，时呕，白虎加桂枝汤主之。"

【现代研究】

（1）临床研究：白虎加桂枝汤加味治疗湿热痹阻型关节炎，对关节疼痛、肿胀、屈伸不利、晨僵有改善作用，同时可以缩短病程，降低红细胞沉降率（ESR）、C 反应蛋白（CRP）水平，疗效确切。

（2）实验研究：白虎加桂枝汤具有抑制 5-HT（5- 羟色胺）的合成和释放，抑制 K^+ 释放，使关节周围组织中的致痛因子浓度下降，减轻热痹大鼠足肿胀度、踝关节滑膜炎性细胞浸润，抑制局部组织中的炎症反应等作用。

2. 萆薢丸

【出处】《圣济总录·补益门》。

【组成】萆薢 30g，金钱草 15g，虎杖 12g，玉米须 30g，薏苡仁 30g，菟丝子 15g，牛膝 15g，黄柏 12g，酒大黄 6g，桂枝 6g，山慈菇 10g，三七粉 3g（冲）。

【煎服法】煎药用水量一般以浸过药面 2 ～ 3cm 为宜，根据药量酌情加水，先以冷水浸泡 20 分钟，武火煮开，文火再煎煮 20 ～ 30 分钟，去渣，温服，每日 2 次，每次量约 150mL，将 1.5g 三七粉分冲在药汁里。

【功效主治】祛风渗湿，舒筋活络。治风痹疼痛行走不定，血痹身体不仁，肢节疼痛。适用于银屑病关节炎，以下肢为主者，湿热留注日久，化痰留瘀之证。

【方解】本方重用萆薢化湿泄浊，通利关节；佐以虎杖、山慈菇、金钱草、黄柏、玉米须、酒大黄清热利湿，泄浊化痕，加强萆薢之功效；用三七化瘀消肿定痛；菟丝子、薏苡仁健脾渗湿，补而不腻，是清补利湿之品；桂枝通行十二经脉，与怀牛膝既为引经之品，又可温化湿邪，通利关节。诸药合用，共奏化湿泄浊、清热解毒、化瘀通络之功。

【名家论述】《圣济总录·补益门》："治元藏虚损，下注腰膝，行步艰难，膝胫少力，补虚。"

【现代研究】

临床研究：萆薢丸加味治疗急性痛风性关节炎患者 26 例，其中治愈 17 例，占 65.38%；好转 6 例，占 23.07%；无效 3 例，占 11.55%，总有效率为 88.45%。

3. 萆薢渗湿汤

【出处】《疡科心得集·方汇卷中》。

【组成】萆薢 20g，薏苡仁 15g，黄柏 15g，赤茯苓 10g，牡丹皮 10g，泽泻 10g，滑石 15g，通草 6g。

【煎服法】煎药用水量一般以浸过药面 2～3cm 为宜，根据药量酌情加水，先以冷水浸泡 20 分钟，武火煮开，文火再煎煮 20～30 分钟，去渣，温服，每日 2 次，每次量约 150mL，滑石若用粉则包煎。

【功效主治】清热利湿，解毒化浊。治湿热下注之臁疮。适用于银屑病关节炎下肢关节肿痛，湿热下注之轻症。

【方解】本方重用萆薢为君，泄浊解毒，通利关节；臣以黄柏清热利湿，牡丹皮凉血解毒；配合薏苡仁、茯苓、泽泻、滑石、通草健脾利水渗湿为佐使。全方在清热利湿、凉血泄浊的同时，又兼顾了脾失健运的病机。

【名家论述】《疡科心得集·方汇卷中》："主治湿热下注、臁疮、漏蹄等病证。"

【现代研究】

临床研究：萆薢渗湿汤联合常规西药和宣痹汤对照治疗银屑病关节炎 32 例，治疗组治愈 11 例，显效 9 例，好转 8 例，无效 4 例，总有效率为 87.5%，在皮损消退、关节红肿及活动度方面优于对照组。合羌活胜湿汤治疗骨关节炎 29 例，观察 12 个月，其中治疗组总有效率为 93.1%，对照组为 75%，两组比较差异具有统计学意义（$P < 0.05$）。

4. 当归拈痛汤

【出处】《医学启源·卷下》。

【组成】羌活 15g，防风 9g，升麻 6g，葛根 6g，白术 10g，苍术 9g，当归身 9g，人参 6g（多以太子参代），甘草 10g，苦参 6g，茵陈 15g，黄芩 6g，知母 9g，猪苓 9g，泽泻 9g。

【煎服法】煎药用水量一般以浸过药面 2 ～ 3cm 为宜，根据药量酌情加水，先以冷水浸泡 20 分钟，武火煮开，文火再煎煮 20 ～ 30 分钟，去渣，温服，每日 2 次，每次量约 150mL。

【功效主治】利湿清热，疏风止痛。主治遍身肢节烦痛，或肩背沉重，或脚气肿痛，脚膝生疮，舌苔白腻微黄，脉弦数等。适用于银屑病关节炎气虚湿热证。

【方解】本方重用羌活、茵陈为君，羌活辛散祛风，苦燥胜湿，且善通痹止痛；茵陈善能清利湿热，两药相合，共成祛湿疏风、清热止痛之功。臣以猪苓、泽泻利水渗湿；黄芩、苦参清热燥湿；防风、升麻、葛根解表疏风，分别从除湿、疏风、清热等方面助君药之力。佐以白术、苍术燥湿健脾，以运化水湿之邪；以人参、当归益气养血；知母清热养阴，能防诸苦燥药物伤阴，使祛邪不伤正。使以甘草调和诸药。

【加减】银屑病关节炎，若关节肿甚，可加防己 12g，木瓜 10g 以祛湿消肿；若身痛甚者，可加姜黄 6g，海桐皮 10g 以活血通络止痛。

【名家论述】《医方集解·利湿之剂》："此足太阳、阳明药也。原文曰羌活透关节，防风散风湿；升、葛味薄引而上行，苦以发之；白术甘温和平，苍术辛温雄壮，健脾燥湿。湿热相合，肢节烦痛，苦参、黄芩、知母、茵陈，苦寒以泄之，酒炒以为用；血壅不流则为痛，当归辛温以散之；人参、甘草甘温补养正气，使苦寒不伤脾胃；治湿不利小便，非其治也，猪苓、泽泻甘淡咸平，导其留饮为佐。上下分消其湿，使壅滞得宣通也。"

【现代研究】

（1）临床研究：当归拈痛汤加减治疗关节炎，对照组予秋水仙碱、塞来昔布口服，治疗后两组关节肿痛指数、血白介素-1、白介素-8、肿瘤坏死因子下降程度相近，治疗组未出现明显不良反应。治疗关节炎湿热痹阻型，其疗效指标，如银屑病关节炎疗效标准（PsARC）（32% VS 10%）及修改的美国风湿病学会疗效标准达到20%的改善（ACR20）（26% VS 3%），均明显改善。

（2）实验研究：当归拈痛汤全方组可显著提高滑膜组织白介素-4、白介素-10水平，显著降低肿瘤坏死因子水平；降低模型大鼠关节滑膜中MMP-3（基质金属蛋白酶3）、MMP-9水平，抑制SD大鼠过高的炎性细胞因子白介素-6分泌。当归拈痛汤可以通过抑制肿瘤坏死因子、增加白介素-4和白介素-10等细胞因子来发挥治疗类风湿关节炎的作用。当归拈痛汤可降低AA大鼠滑膜组织中细胞间黏附分子-1的表达。

5. 当归饮子

【出处】《重订严氏济生方·卷八》。

【组成】当归20g，生地黄15g，白芍12g，川芎15g，何首乌10g，荆芥12g，防风12g，白蒺藜9g，黄芪15g，生甘草6g。

【水煎服】煎药用水量一般以浸过药面2～3cm为宜，根据药量酌情加水，先以冷水浸泡20分钟，武火煮开，文火再煎煮20～30分钟，去渣，温服，每日2次，每次量约150mL。

【功效主治】养血活血，润燥搜风止痒。主治心血凝滞，内蕴风热，皮肤疮疥，或肿或痒，或脓水浸淫，或发赤疹瘰瘤。适用于银屑病血燥风盛证。

【方解】方中当归、生地黄、白芍、何首乌养血滋阴以治其本，黄芪益气固表，荆芥、防风疏散风邪，川芎行气活血，白蒺藜祛风止痒，甘草调和诸药。诸药配合，养血滋阴、益气固表而不留邪，疏散风邪而不伤正，有补有泻，标本兼顾。

【名家论述】《丹溪心法附余·火郁门》："治内蕴风热，发为疮疥，风癣湿毒，燥痒疮。"

【现代研究】

（1）临床研究：当归饮子加减联合中药药浴治疗银屑病，以 PASI 评分的改善程度作为临床疗效评判指数，治疗 6 周后，治疗组总有效率 88.1%，临床治愈 5 例，显效 14 例，有效 18 例，无效 5 例；同时治疗组皮脂含量、角质层含水量、经表皮水分丢失等皮肤功能指标改善情况优于对照组（$P<0.05$）。说明当归饮子在改善和修复寻常型银屑病皮肤屏障功能方面效果显著，降低了复发率。

（2）实验研究：当归饮子能增强银屑病模型豚鼠皮肤神经酰胺含量及水通道蛋白 -3 基因和蛋白表达，对寻常性银屑病皮肤屏障功能的调节作用可能是通过增加皮脂含量、调节皮肤屏障功能相关的保湿因子，使皮肤的屏障功能恢复正常，对改善银屑病动物模型的皮肤屏障功能作用确切，效果优于甲氨蝶呤。

6. 大防风汤

【出处】《罗氏会约医镜·卷十一杂证》。

【组成】人参 12g，白术 12g，防风 12g，黄芪 15g，熟地黄 12g，杜仲 15g，白芍 10g，牛膝 12g，羌活 10g，炮附子 6g，肉桂 5g，甘草 6g，川芎 10g，当归 12g，生姜 6g。

【水煎服】煎药用水量一般以浸过药面 2～3cm 为宜，根据药量酌情加水，先以冷水浸泡 20 分钟，煎附子一小时，内诸药，武火煮开，文火再煎煮 20～30 分钟，去渣，温服，每日 2 次，每次量约 150mL。

【功效主治】祛风湿，止痹痛，补肝肾，益气血。适用于银屑病关节炎早期风湿阻络证，或晚期关节畸形，肿痛不甚者。本方温燥，使用时可去掉附子、肉桂，酌加滋阴凉血润燥之品。

【方解】方用防风、羌活祛风湿，止痹痛；用牛膝、杜仲补益肝肾二经；以当归、熟地黄、白芍养血活血；参、芪、白术、甘草益气健脾，使正气旺而邪自除；再加以肉桂、附子温经通脉，温阳化气。诸药协力，使风邪得祛，气血得充，肝肾得补，以扶正祛邪，标本同治，使诸症能解。

【加减】一般适用于治疗银屑病关节炎早期风湿阻络证，晚期关节肿痛畸形者，皮损在临床缓解或慢性静止期。若疼痛较剧者，可加全蝎 4g、蜈蚣 2 条、白花蛇 12g 等以助搜风通络止痛之效；湿邪偏盛者，可去熟地黄，加秦艽 12g、防己 12g、薏苡仁 30g 等祛湿舒筋。

【名家论述】《证治准绳杂病证类治方·鹤膝风》："治三阴经亏损，外邪乘虚，患鹤膝风或附骨疽，肿痛或肿而不痛，不问已溃未溃，用三五剂后，更用调补之剂。"

【现代研究】

实验研究：有实验研究大防风汤颗粒对 Ⅱ 型胶原纤维诱导的 NH 小鼠类风湿关节炎动物模型的影响，发现给药组血清 IgG 水平、白介素 -1、肿瘤坏死因子和干扰素 -γ（IFN-γ）的 mRNA 基因表达水平均较模型组低，提示大防风汤对 RA 动物模型具有明显的免疫抑制和免疫调节作用。

7. 大秦艽汤

【出处】《素问病机气宜保命集·卷中》。

【组成】秦艽 18g，甘草 10g，川芎 12g，当归 12g，白芍 12g，细辛 3g，羌活 9g，防风 9g，黄芩 9g，石膏 12g，白芷 6g，白术 6g，生地黄 15g，熟地黄 10g，茯苓 10g，独活 12g。

【水煎服】煎药用水量一般以浸过药面 2 ～ 3cm 为宜，根据药量酌情加水，先以冷水浸泡 20 分钟，煎石膏 30 分钟，内诸药，武火煮开，文火再煎煮 20 ～ 30 分钟，去渣，温服，每日 2 次，每次量约 150mL。

【功效主治】祛风清热，养血活血。主治风邪初中经络证，口眼㖞斜，舌强不能言语，手足不能运动，风邪游走，不拘一经者。适用于银屑病关节炎血虚风燥证，关节游走作痛者。

【方解】方中重用秦艽祛风通络为君药。更以羌活、独活、防风、白芷、细辛等辛散之品，祛风散邪，加强君药祛风之力，并为臣药。佐以熟地黄、当归、白芍、川芎养血活血，使血足而筋自荣，络通则风易散；配白术、茯苓、甘草益气健脾，以化生气血；生地、石膏、黄芩清热，是为风邪郁而化热者设，以上共为方中佐药。甘草调和诸药，兼使药之用。

【名家论述】《素问病机气宜保命集·卷中中风论第十》："中风，外无六经之形证，内无便溺之阻格，知血弱不能养筋，故手足不能运动、舌强不能言语，宜养血而筋自荣，大秦艽汤主之。"

【现代研究】加减大秦艽汤可明显降低 AA 大鼠血清干扰素 2C、血管内皮生长因子、一氧化氮水平，可能是其减轻滑膜炎症、减轻血管内皮损伤、抑制滑膜细胞增殖、减少血管翳形成的作用基础。

8. 大补阴丸

【出处】《丹溪心法·补损五十一》。

【组成】黄柏 12g，知母 12g，熟地黄 18g，龟板 18g。

【煎服法】煎药用水量一般以浸过药面 2～3cm 为宜，根据药量酌情加水，先以冷水浸泡 20 分钟，煎龟板 30 分钟，内诸药，武火煮开，文火再煎煮 40～50 分钟，去渣，温服，每日 2 次，每次量约 150mL。或猪脊髓蒸熟，炼蜜为丸，盐白汤送下。

【功效主治】滋阴降火。主治阴虚火旺证，骨蒸潮热，盗汗遗精，咳嗽咯血，心烦易怒，足膝疼热，舌红少苔，尺脉数而有力。适用于银屑病关节炎肾阴虚证，不宜单用，需合方使用。

【方解】方中重用熟地黄、龟板滋补真阴，潜阳降火。猪脊髓、蜂蜜俱为血肉有情甘润之品，用以填精补阴以生津液，此为培本，继以黄柏苦寒泻火以坚真阴；知母苦寒，上以清润肺金，下能滋润肾阴，与黄柏相须为用，用以清源。二药既能助熟地黄、龟板滋阴，又能制黄柏之苦燥，俱为佐使。

【名家论述】《医宗金鉴·删补名医方论卷二》："阴常不足，阳常有余，宜常养其阴，阴与阳齐，则水能制火，斯无病矣。今时之人，过欲者多，精血既亏，相火必旺，真阴愈竭，孤阳妄行，而劳瘵、潮热、盗汗、骨蒸、咳嗽、咯血、吐血等证悉作。所以世人火旺致此病者，十居八九，火衰成此疾者，百无二三……是方能骤补真阴，承制相火，较之六味功效尤捷。盖因此时以六味补水，水不能遽生；以生脉保金，金不免犹燥。惟急以黄柏之苦以坚肾，则能制龙家之火；继以知母之清以凉肺，则能全破伤之金。若不顾其本，即使病去犹恐复来，故又以熟地、龟板大补其阴，是谓培其本，清其源矣。虽有是证，若食少便溏，则为胃虚，不可轻用。"

【现代研究】

（1）临床研究：大补阴丸可阻止类风湿关节炎引起的骨质侵蚀，恢复受损的关节功能，部分逆转关节畸形。

（2）实验研究：大补阴丸对异常免疫功能状态下的 T 淋巴细胞、B 淋巴细胞增殖活性具有明显的免疫抑制作用，对 T 淋巴细胞分泌 IFN-γ（γ-干扰素）、IL-4（白介素 -4）活性具有一定的免疫调节作用。

9. 独活寄生汤

【出处】《备急千金要方·诸风偏风第四》。

【组成】独活 12g，细辛 3g，秦艽 10g，防风 10g，肉桂 6g（或桂枝 10g），桑寄生 12g，杜仲 15g，牛膝 15g，当归 12g，川芎 10g，生地黄 15g，芍药 15g，人参 6g（或以太子参、党参 12g 代），茯苓 12g，炙甘草 10g。

【煎服法】煎药用水量一般以浸过药面 2 ~ 3cm 为宜，根据药量酌情加水，先以冷水浸泡 20 分钟，武火煮开，文火再煎煮 40 分钟，去渣，温服，每日 2 次，每次量约 150mL。如用人参则需另煎兑服。

【功效主治】祛风湿、止痹痛、益肝肾、补气血。主治痹证日久、肝肾两亏、气血不足证，症见腰膝冷痛，下肢屈伸不利，或麻痹不仁，畏寒喜暖，舌淡苔白，脉细弱。适用于久病银屑病关节炎关节肿痛不甚，畸形者。一般用桂枝代肉桂。

【方解】方中重用独活为君，辛苦微温，善治伏风，除久痹，且性善下行，以祛下焦与筋骨间的风寒湿邪。臣以细辛、防风、秦艽、肉桂，细辛入少阴肾经，长于搜剔阴经之风寒湿邪，又除经络留湿；秦艽祛风湿，舒筋络而利关节；肉桂温一身之元阳散寒，若用桂枝则温经散寒，通利血脉；

防风祛一身之风而胜湿，君臣相伍共祛风寒湿邪。佐桑寄生、杜仲、牛膝以补益肝肾而强壮筋骨；当归、川芎、地黄、白芍养血和血；人参、茯苓、甘草健脾益气。以上诸药合用，具有补肝肾、益气血之功。且白芍与甘草相合，尚能柔肝缓急，以助舒筋。当归、川芎、牛膝活血，肉桂温通阳气，寓"治风先治血，血行风自灭"之意。甘草调和诸药，兼佐使之用。

【名家论述】《医方考·腰痛门》卷5："肾气虚弱，肝脾之气袭之，令人腰膝作痛，屈伸不便，冷痹无力者，此方主之。肾，水脏也，虚则肝脾之气凑之，故令腰膝实而作痛。屈伸不便者，筋骨俱病也。"

【现代研究】

实验研究：独活寄生汤能提高软骨细胞周期特异性周期蛋白-D1（Cyclin D1）、周期蛋白依赖性激酶4（CDK4）、周期蛋白依赖性激酶6（CDK6）信使核糖核酸（mRNA）表达及抑制 P21 mRNA 的表达，进而促进软骨细胞增殖。研究还发现，独活寄生汤可使血清及关节液中一氧化氮（NO）的含量降低，超氧化物歧化酶（SOD）水平升高，提示独活寄生汤能延缓早期骨关节炎中关节软骨退变进程。同时其能降低膝骨关节炎（KOA）患者关节滑液中肿瘤坏死因子（TNF-α）、白介素-1a（IL-1a）和超敏 C 反应蛋白（hypersensitive C-reactive protein，hsCRP）的产生，从而抑制炎症因子对关节软骨的破坏，延缓关节软骨的退变。独活寄生汤可通过上调模型鼠血清中骨保护素（osteoprotegerin，OPG）表达，提高 OPG/RANKL（细胞核因子 KB 受体活化因子配基）的比例，竞争性抑制 RANK 和 RANKL 的结合，从而延缓 RA 的骨侵蚀。

10. 防风通圣散

【出处】《黄帝素问宣明论方·卷三风论》。

【组成】防风 12g，大黄 6g（后下），芒硝 6g（后下），荆芥 12g，麻黄 6g，栀子 9g，白芍 10g，连翘 12g，甘草 6g，桔梗 12g，川芎 10g，当归 10g，石膏 15g（先煎），滑石 12g，薄荷 6g（后下），黄芩 15g，白术 15g。

【煎服法】煎药用水量一般以浸过药面 2～3cm 为宜，根据药量酌情加水，先以冷水浸泡 20 分钟，煎石膏 30 分钟，煎麻黄，去上沫，内诸药，武火煮开，文火再煎煮 20～30 分钟，薄荷、大黄、芒硝均后下，煎煮约 10 分钟，去渣，温服，每日 2 次，每次量约 150mL。

【功效主治】发汗解表，疏风退热。主治风热郁结，气血蕴滞证。憎寒壮热无汗，口苦咽干，二便秘涩，舌苔黄腻，脉数。适用于银屑病邪在卫分，或气分热盛，及银屑病、银屑病关节炎内有脏腑郁热，外有表证、关节红肿疼痛者。

【方解】《医宗金鉴·删补名医方论卷三》："防风、麻黄解表药也，风热之在皮肤者，得之由汗而泄；荆芥、薄荷清上药也，风热之在颠顶者，得之由鼻而泄；大黄、芒硝通利药也，风热之在肠胃者，得之由后而泄；滑石、栀子水道药也，风热之在决渎者，得之由溺而泄。风淫于膈，肺胃受邪，石膏、桔梗清肺胃也，而连翘、黄芩又所以祛诸经之游火；风之为患，肝木主之，川芎、归、芍和肝血也，而甘草、白术又所以和胃气而健脾。"

【名家论述】《顾松园医镜·症方发明二火》："此方清火热，开鬼门，洁净府，通传导，内外分消其势，亦治火之良法。"

【现代研究】

临床研究：防风通圣散治疗银屑病研究中，治疗组痊愈 48 例，好转 12 例，无效 0 例，治愈率为 80%，有效率为 100%。而联合氯烯雌酚醚能够通过改善血管皮损程度、减低炎性反应、调节 T 细胞分泌因子水平，以下调 C 反应蛋白（CRP）、白介素 -2 及白介素 -12 水平和上调白介素 -4 和白介素 -10 水平，改善银屑病患者皮损程度，可以提高临床疗效。

11. 复元活血汤

【出处】《医学发明·中风同从高坠下》。

【组成】柴胡 15g，瓜蒌根 9g，当归 9g，红花 6g，甘草 6g，穿山甲 6g，酒大黄 15g，桃仁 15g。

【煎服法】煎药用水量一般以浸过药面 2～3cm 为宜，根据药量酌情加水，先以冷水浸泡 20 分钟，煎穿山甲 30 分钟，内诸药，武火煮开，文火再煎煮 20～30 分钟，去渣，加黄酒 30mL 温服，每日 2 次，每次量约 150mL。

【功效主治】活血祛瘀，疏肝通络。主治跌打损伤，瘀血阻滞证，瘀阻胁下，痛不可忍。适用于银屑病关节炎关节肿胀疼痛，皮色紫暗，血瘀征象较明显者。因方中有穿山甲性涤荡走窜，银屑病关节炎湿热证、热毒盛者禁用，体质禀赋异常易过敏者慎用。

【方解】方中重用酒制大黄，荡涤凝滞败血，导瘀下行，推陈致新；柴胡疏肝行气，并可引诸药入肝经。两药合用，一升一降，以攻散胁下之瘀滞，共为君药。桃仁、红花活血祛瘀，消肿止痛；穿山甲破瘀通络，消肿散结，共为臣药。当归补血活血；瓜蒌根既能入血分助诸药而消瘀散结，又可清热润燥，共为佐药。甘草缓急止痛，调和诸药，是为使药。

【名家论述】徐大椿《医略六书·杂病证治》："血瘀内蓄，经络不能通畅，故胁痛环脐，腹胀便闭焉。大黄荡涤瘀热以通肠，桃仁消破瘀血以润燥，柴胡散清阳之抑遏，蒌根清浊火之内蕴，甲片通经络破结，当归养血脉荣经，红花活血破血，甘草泻火缓中。水煎温服，使瘀行热化，则肠胃廓清，而经络通畅，腹胀自退，何胁痛便闭之不瘳哉？此破瘀通闭之剂，为瘀热胁痛胀闭之方。"

【现代研究】

（1）临床研究：复元活血汤能够在减轻患者疼痛感的同时，改善患者的睡眠质量，并提高患者的用药依从性，降低不良反应发生率，还可以加快四肢骨折患者肿胀的消退，加速疼痛的消失。

（2）实验研究：复原活血汤能提高小鼠热板痛阈值；延长扭体潜伏期和减少扭体次数，有镇痛作用。复原活血汤能显著抑制二甲苯所致小鼠耳郭肿胀，高剂量组强度相当于阿司匹林；可降低腹腔洗出液的光密度值，表明本方有抗炎作用；还可明显提高骨钙含量，并降低血液黏度，改善血液循环。

12. 桂枝芍药知母汤

【出处】《金匮要略·中风历节病脉证并治第五》。

【组成】桂枝 9g，芍药 10g，甘草 6g，麻黄 6～8g，生姜 6g，白术 12g，知母 10g，防风 12g，炮附子 6g（先煎）。

【煎服法】煎药用水量一般以浸过药面 2～3cm 为宜，根据药量酌情加水，先以冷水浸泡 20 分钟，煎附子 1 小时，内诸药，武火煮开，文火再煎煮 20～30 分钟，去渣，温服，每日 2 次，每次量约 150mL。

【功效主治】祛风除湿，温经散寒，滋阴清热。主治诸肢节疼痛，身体尫羸，脚肿如脱，头眩短气，温温欲吐者。适用于银屑病关节炎晚期皮损不明显，关节疼痛畸形者。

【加减】使用时宜去附子，因方中有麻桂发散之品，必须配合清热凉血药共用，常配伍生地黄 20g，牡丹皮 12g；关节疼痛灼热加海桐皮 12g，忍冬藤 15g；病久入络加丹参 15g，三七粉 3g（冲）；风甚加秦艽 12g，独活 12g；湿邪偏盛加苍术 15g，薏苡仁 30g。

【方解】方中桂枝温经通阳、利血脉、化瘀滞、散寒气、调营卫而止痛；芍药养血而柔筋脉，养阴而缓痹痛，与桂枝同用，调气血、走关节、利血脉，善于缓急；知母清热除烦，滋阴润燥，佐制温热药物温阳散寒的功能，而不助郁热；麻黄宣通、利关节，使寒湿之邪从毛窍外散，且为引经发散药，借发散引药入小关节，与桂枝同用，散寒通经、滑利关节之功倍增；附子温阳散寒，与麻黄、桂枝相伍则温阳之力专，散寒之力强，善走关节之间，以驱逐阴寒；防风祛风散寒，胜湿止痛，与麻黄、桂枝相配，则善疗肢节风、寒、湿；生姜散寒祛风，与防风相伍可散寒祛湿；白术祛风湿，健脾益气，助正气驱邪于外；甘草和中益气。

【名家论述】《方剂心得十讲·祛风、祛寒、祛湿的方剂》："本方主治风寒湿三气杂至，痹阻经络，气血不通而致的全身关节疼痛……方中桂、麻、防风温散风寒，芍药、知母和阴防热燥，生姜、甘草调胃和中，白术配附子温经散寒，祛寒湿痹痛捷效。诸药共奏祛风寒湿、温经脉、止疼痛之效。身体尫羸是指关节肢体僵屈变形，不能自由活动，身体羸瘦衰弱，生活不能自理，几成废人而言。从仲景先师这一段精确简练的描述来看，本汤可用于治疗西医学中的类风湿关节炎等关节肢体变形、骨质受损的疾病。"

【现代研究】

（1）临床研究：桂枝芍药知母汤加减治疗风湿性关节炎，结果 36 例中，治愈 3 例，显效 14 例，好转 15 例，无效 4 例，总有效率为 88.9%；

各项疗效性指标均有改善，治疗前后比较有显著性差异（$P < 0.05$）。

（2）实验研究：本方能抑制急性痛风性关节炎大鼠血清 IL-1 表达，提高大鼠急性痛风性关节炎血清白介素 -4 的表达，降低血浆炎症因子白介素 -1、白介素 -6、肿瘤坏死因子水平，与抗炎作用有关，治疗急性痛风性关节炎有良效。本方还可明显减轻类风湿关节炎大鼠滑膜增殖的病理改变，其作用可能是通过减弱大鼠滑膜细胞内 Bcl-2（B 淋巴细胞瘤 -2）表达，而提高 Fas（细胞表面蛋白受体）的表达，诱导滑膜细胞凋亡，从而恢复细胞增生与凋亡的平衡。

13. 甘露消毒丹

【出处】《温热经纬·卷五》。

【组成】飞滑石 18g，黄芩 15g，茵陈 30g，石菖蒲 12g，贝母 15g，木通 6g，藿香 12g，连翘 12g，白蔻仁 12g，薄荷 8g，射干 9g。

【煎服法】煎药用水量一般以浸过药面 2 ～ 3cm 为宜，根据药量酌情加水，先以冷水浸泡 20 分钟，武火煮开，文火再煎煮 20 ～ 30 分钟，薄荷后下，煎 5 ～ 8 分钟，去渣，温服，每日 2 次，每次量约 150mL。

【功效主治】利湿化浊，清热解毒。主治湿温时疫，邪在气分证，发热倦怠，胸闷腹胀，肢酸咽肿，身目发黄，颐肿口渴，小便短赤，泄泻淋浊，舌苔厚腻或黄腻或干黄，脉濡数或滑数。或水土不服诸病。适用于银屑病皮损垢腻，瘙痒剧烈；治疗银屑病关节炎湿热夹毒壅盛证，宜加减使用。

【方解】方中重用滑石、茵陈、黄芩，其中滑石利水渗湿，清热解暑，两擅其功；茵陈善清利湿热而退黄；黄芩清热燥湿，泻火解毒。三药相合，正合湿热并重之病机，共为君药。石菖蒲、藿香、白豆蔻行气化湿，悦脾和中，令气畅湿行；木通清热利湿通淋，导湿热从小便而出，以益其清热利湿之力；连翘、射干、贝母、薄荷，合以清热解毒，散结消肿而利咽止痛。

【加减】银屑病皮损基底色红，加生地黄 20g，牡丹皮 12g，丹参 15g，赤芍 15g；皮损垢厚、舌苔垢厚者，加黄连 10g，土茯苓 30g；蛎壳样皮损加炒三棱 5g，莪术 5g。方中关木通有毒，易造成肾损害，不宜久用，一般以通草代替。关节红肿热痛者，加入海风藤 15g，络石藤 20g，祛风通络止痛。

【名家论述】王士雄《温热经纬》卷五："此治湿温时疫之主方也……温湿蒸腾，更加烈日之暑，烁石流金，人在气交之中，口鼻吸受其气，留而不去，乃成湿温疫疬之病，而为发热倦怠，胸闷腹胀，肢酸咽肿，斑疹身黄，颐肿口渴，溺赤便闭，吐泻疟痢，淋浊疮疡等证。但看病人舌苔淡白，或厚腻，或干黄者，是暑湿热疫之邪尚在气分，悉以此丹治之立效，并主水土不服诸病。"

【现代研究】甘露消毒丹主要作用是激活巨噬细胞和 T 淋巴细胞、B 淋巴细胞，抑制二甲苯致小鼠耳郭肿胀，减轻小鼠因炎性物质刺激导致的炎性渗出。

14. 黄连解毒汤

【出处】《外台秘要·崔氏方一十五首》。

【组成】黄连 9g，黄芩 6g，黄柏 6g，栀子 9g。

【煎服法】煎药用水量一般以浸过药面 2～3cm 为宜，根据药量酌情加水，先以冷水浸泡 20 分钟，武火煮开，文火再煎煮 20～30 分钟，去渣，温服，每日 2 次，每次量约 150mL。

【功效主治】泻火解毒。主治三焦火毒证，大热烦躁，口燥咽干，错语不眠；或热病吐血，或热甚发斑，或身热下利，或湿热黄疸；或外科痈疡疔毒，小便黄赤，舌红苔黄，脉数有力。适用于银屑病或银屑病关节炎热毒炽盛证，需合方使用。

【方解】《医方集解·泻火之剂》："此手足阳明、手少阳药也。三焦积热，邪火妄行，故用黄芩泻肺火于上焦，黄连泻脾火于中焦，王海藏曰：黄连泻火，实泻脾也。子能令母实，实则泻其子，黄柏泻肾火于下焦，栀子通泻三焦之火从膀胱出。盖阳盛则阴衰，火盛则水衰，故用大苦大寒之药抑阳而扶阴，泻其亢甚之火而救其欲绝之水也。"

【加减】银屑病皮肤生红斑，触之灼热者，加生地黄 30g，大青叶 15g，紫草 10g 以凉血消斑；肤生斑块，色如涂丹者，加牛蒡子 10g，连翘 15g，野菊花 15g，浙贝母 10g 以解毒散结；银屑病关节炎伴有脓疱型皮损，痛如鸡啄者，加金银花 30g，紫花地丁 10g，野菊花 15g，生大黄 10g，牡丹皮 10g 以清热解毒；银屑病关节炎关节红肿热痛者，可加金银花 30g，当归 12g，玄参 15g，生甘草 15g 凉血通痹，亦可加入根藤类通络药如白茅根、茜草、络石藤等。

【名家论述】张秉成《成方便读·泻火之剂》："治一切火邪，表里俱热。"

【现代研究】

（1）临床研究：黄连解毒汤治疗痛风性关节炎 46 例，结果痊愈 20 例，占 43%；显效 14 例，占 30.4%；好转 11 例，占 24%；无效 1 例，占 2.6%；总有效率为 97.4%。治疗寻常型银屑病患者 48 例，治疗组在对照组的基础上加用黄连解毒汤加减治疗，结果治疗组总有效率为 91.7%，治疗组优于对照组（$P < 0.05$）。

（2）实验研究：黄连解毒汤能够调控柠檬酸、琥珀酸、泛酸、尿苷、脯氨酸、苯丙氨酸这 6 个潜在标志物，使之趋于正常水平；并且能有效抑制 CIA 大鼠的关节肿胀。

15. 活络效灵丹

【出处】《医学衷中参西录·治气血郁滞肢体疼痛方》。

【组成】当归 15 ～ 20g，丹参 15 ～ 30g，乳香 6 ～ 15g，没药 6 ～ 15g。

【煎服法】煎药用水量一般以浸过药面 2 ～ 3cm 为宜，根据药量酌情加水，先以冷水浸泡 20 分钟，武火煮开，文火再煎煮 20 ～ 30 分钟，去渣，温服，每日 2 次，每次量约 150mL。

【功效主治】活血祛瘀，通络止痛。主治各种瘀血阻滞之痛证，尤适用于跌打损伤，或内伤瘀血，症见伤处疼痛，麻木酸胀，心腹疼痛，肢臂疼痛。本方用于治疗银屑病关节炎见瘀血证，疼痛固定不移，关节紫红或暗红者，不宜单独使用，合方化裁使用。

【方解】方中乳香、没药为宣通经脉，流通气血之要药；当归生血活血，又能宣通气分，生新血兼能化瘀；辅以丹参流通气血，通行周身。诸药合用，共奏活血化瘀之功。

【加减】银屑病关节炎关节畸形肿胀者，可加土贝母 10g，王不留行 10g，桃仁 10g，红花 10g，连翘 10g，川芎 10g；局部疼痛较明显者，加三七粉 3～6g（冲），水蛭 3～9g，制香附 10g，青皮 10g，陈皮 10g，赤芍 10g，加强行瘀止痛之力；下肢痛加牛膝，臂痛加桑枝。

【名家论述】《医学衷中参西录》："治气血凝滞，癥瘕痃癖，心腹疼痛，腿疼臂疼，内外疮疡，一切脏腑积聚，经络湮淤。"

【现代研究】

（1）临床研究：活络效灵丹加减治疗骨关节炎有较好的抗炎镇痛作用，可使滑膜细胞增生、滑膜组织充血水肿及浸润炎性细胞数量减少，血管增生和血管翳形成显著减少，关节软骨表层组织的变性程度减轻。

（2）实验研究：活络效灵丹加减方能减轻大鼠肉芽肿的慢性炎症反应，以及小鼠耳郭肿胀的急性炎症反应；并能缓解冰醋酸所致的小鼠疼痛。本方可通过降低关节组织中白介素 -1a 的表达而起到治疗痛风的作用。

16. 化斑汤

【出处】《温病条辨·上焦篇》。

【组成】石膏 15g，知母 12g，甘草 6g，玄参 12g，犀角（水牛角代）15g，白粳米 15g。

【煎服法】煎药用水量一般以浸过药面 2～3cm 为宜，根据药量酌情加水，先以冷水浸泡 20 分钟，煎水牛角及石膏 30 分钟，内诸药，武火煮开，文火再煎煮 20～30 分钟，去渣，温服，每日 2 次，每次量约 150mL。

【功效主治】清气凉血。主治温病气血两燔之发斑，发热，或身热夜甚，外透斑疹，色赤，口渴或不渴，脉数等。本方适用于银屑病及银屑病关节炎血分蕴热之证，宜加减化裁应用。

【方解】本方玄参、水牛角清热凉血解毒；石膏清肺胃之热，阳明为多气多血之府，清阳明则血分之热自然肃清；知母清金保肺，而治阳明独胜之热；甘草清热解毒和中；粳米清胃热而保胃液。

【加减】银屑病痒甚者加白鲜皮 15g，地肤子 15g，苦参 12g；斑疹色紫赤者，加生地黄 30g，牡丹皮 12g；斑中夹疹者加金银花 15g，连翘 12g；

关节肿痛者加忍冬藤 30g，络石藤 20g。

【名家论述】《温病条辨·上焦篇》卷一："此热淫于内，治以咸寒，佐以苦甘法也。前人悉用白虎汤作化斑汤者，以其为阳明证也，阳明主肌肉，斑家遍体皆赤，自内而外，故以石膏清肺胃之热，知母清金保肺，而治阳明独胜之热，甘草清热解毒和中，粳米清胃热而保胃液，白粳米阳明燥金之岁谷也。本论独加元参、犀角者，以斑色正赤，木火太过，其变最速。但用白虎燥金之品，清肃上焦，恐不胜任，故加元参启肾经之气，上交于肺，庶水天一气，上下循环，不致泉源暴绝也。犀角咸寒，禀水木火相生之气，为灵异之兽，具阳刚之体，主治主毒蛊疰，邪鬼瘴气，取其咸寒，救肾水以济心火，托斑外出，而又败毒辟瘟也。再病至发斑，不独在气分矣，故加二味凉血之品。"

【现代研究】

临床研究：化斑汤加味和外治法治疗银屑病，治愈 47 例，好转 16 例，无效 2 例，总有效率 96.9%。治愈患者中，治愈时间最短 17 天，最长 142 天，平均治愈时间约 63 天。

17. 加味四物汤

【出处】《医学正传·卷四痛风》。

【组成】当归 12g，麦冬 10g，黄柏 12g，苍术 12g，熟地黄 10g，白芍 10g，川芎 12g，杜仲 15g，五味子 6g，人参（太子参代）12g，黄连 6g，知母 12g，牛膝 15g。

【煎服法】煎药用水量一般以浸过药面 2～3cm 为宜，根据药量酌情加水，先以冷水浸泡 20 分钟，武火煮开，文火再煎煮 20～30 分钟，去渣，温服，每日 2 次，每次量约 150mL。

【功效主治】养血补阴，清热化湿，强筋壮骨。主治白虎历节风证。本方适用于银屑病关节炎血虚湿盛、气阴两虚型。

【方解】本方四物汤补血为主，补血调血；牛膝、杜仲活血消肿止痛；黄连、黄柏、知母、苍术清利湿热；佐以人参、麦冬、五味子益气养阴。诸药合用，共奏补血活血、清利湿热、益气养阴之效。

【加减】如痛在上肢者属风，加羌活、桂枝、威灵仙。在下者属湿，加牛膝、防己、黄柏、木通。有气者，加人参、白术、龟板。有痰者，加南星、半夏、生姜。血虚者倍当归、川芎，佐以桃仁、红花，水煎服之。有痰者，加半夏、南星、生姜。气虚者加人参、白术。因湿者，用苍术、白术，佐以竹沥、姜汁及行气之药。

【名家论述】《医学正传·卷四》："……此病必行气流湿舒风，导滞血，补新血，降阳升阴，治有先后，须明分肿与不肿可也。"

【现代研究】

临床研究：加味四物汤治疗风湿性关节炎，显效率62%，总有效率86%，且无明显副作用。

18. 加味二妙散

【出处】《丹溪心法》。

【组成】苍术15g，黄柏15g，牛膝12g，防己12g，当归10g，萆薢12g，龟板15g，熟地黄15g。

【煎服法】煎药用水量一般以浸过药面2～3cm为宜，根据药量酌情加水，先以冷水浸泡20分钟，煎龟板30分钟，内诸药，武火煮开，文火再煎煮20～30分钟，去渣，温服，每日2次，每次量约150mL。

【功效主治】活血止痛，化瘀利水。主治两足感湿热，肿痛如火，渐至胯腹，或脚气常发。本方适用于银屑病关节炎湿热下注所致关节疼痛。

【方解】本方用苍术辛苦而温，芳香而燥，直达中州，为燥湿健脾胃之主药；防己、萆薢清热利湿通络，畅达气机为辅；当归、牛膝养血活血；龟板、熟地滋阴补肾，龟板为血肉有情之品，既防苦燥伤阴，又能直中病因。诸药合用，共奏清热化湿、舒筋止痛之功。

【加减】关节肿甚者，可酌加土茯苓30g，土贝母10g；疼痛较甚者可加炙乳香6～9g，炙没药6～9g。

【现代研究】

临床研究：加味二妙散透药疗法治疗膝关节骨性关节炎31例，痊愈5例，有效25例，无效1例，总有效率为96.8%。治疗风湿性关节炎278例中，治愈 160 例，治愈率为 57.55%；显效 62 例，显效率为 22.3%；好转 44 例，好转率为 15.83%；无效 12 例，无效率为 4.32%。治疗时间最短者 15 天，最长者 90 天，平均为 35.6 天。

19. 解毒散瘀汤

【出处】《张志礼治疗银屑病经验》。

【组成】紫草 15g，茜草 15g，板蓝根 15g，元参 15g，桃仁 10g，红花 10g，莪术 10g，赤芍 10g，丹参 15g，鸡血藤 15g。

【煎服法】煎药用水量一般以浸过药面 2～3cm 为宜，根据药量酌情加水，先以冷水浸泡 20 分钟，武火煮开，文火再煎煮 20～30 分钟，去渣，温服，每日 2 次，每次量约 150mL。

【功效主治】活血化瘀行气。主治血瘀证，皮损肥厚，颜色暗红，经久不退，肿痛关节色暗红，疼痛如针刺，固定不移，或疼痛夜甚；舌质紫暗或见瘀点、苔少，脉涩或细缓。本方适用于银屑病或银屑病关节炎血瘀型。

【方解】方中紫草、茜草、赤芍凉血活血解毒；板蓝根、元参清热解毒、凉血、利咽；桃仁、红花、丹参活血化瘀；莪术活血行气止痛；鸡血藤养血活血、通经活络。诸药配合，共收解毒散瘀、活血行气之功，再加之诸根药直达躯体下部，故更适宜下肢关节肿痛者。

【加减】银屑病，风盛痒甚者，加白鲜皮 30g，苦参 15g；若脾虚湿盛，症见大便溏泻、下肢浮肿、舌质淡有齿痕者，可加茯苓 15g，扁豆 10g，猪苓 10g；若兼有阴虚血热，脉沉细，舌红少苔者，加地骨皮 12g，知母 10g。

【名家论述】张志礼教授认为，从病机来说血热是银屑病发病的主要根源，血瘀型与血热亦有着密切的关系，血热久留，"血受热则煎熬成块"（王清任《医林改错·积块》），瘀热不化而成瘀血之证，形成热结血瘀。对于此型，张师用药时注意选择少量既有活血又有凉血作用的中药：牡丹皮、赤芍、茜草、紫草等。

【现代研究】

临床研究：解毒散瘀汤治疗血瘀型银屑病的总有效率为 83.3%，并且治疗后患者血清胆固醇、甘油三酯水平降低，载脂蛋白 B（Apo-B）、

Apo-B/Apo-A1 水平有显著改善。

20. 解毒清营汤

【出处】《张志礼皮肤病临床经验辑要》。

【组成】羚羊角粉 0.6g，白茅根 30g，生地黄 15g，牡丹皮 15g，赤芍 15g，草河车 10g，紫草根 15g，板蓝根 30g，金银花 15g，鸡血藤 30g，秦艽 12g，木瓜 10g。

【煎服法】煎药用水量一般以浸过药面 2～3cm 为宜，根据药量酌情加水，先以冷水浸泡 20 分钟，武火煮开，文火再煎煮 20～30 分钟，去渣，温服，每日 2 次，每次量约 150mL；羚羊角粉每次 0.3g 分冲入药汁内。

【功效主治】解毒凉血，通经活络。症见发病急，皮疹为鲜红斑片，或全身弥漫潮红，或伴有脓疱；可有发热、心烦、便干、溲赤，舌质红绛，苔薄白或黄腻，脉弦数。本方适用于银屑病关节炎毒热阻络，关节灼热疼痛者。

【方解】方中羚羊角粉、金银花、板蓝根、草河车清热解毒；牡丹皮、赤芍、紫草根清热凉血活血；地黄、白茅根养阴凉血；秦艽、木瓜祛风湿。诸药相辅相成，清解之中又能祛湿，养阴之中又能凉血活血。

【加减】用药时可酌加既有滋阴润燥，又有清热凉血作用的中药，如干生地黄、白茅根、玄参、麦冬、天冬等。

【名家论述】张志礼教授认为血热是银屑病发病的主要根源，血燥与血热有着密切关系，血热蓄久，内不得疏泄，外不得透达，耗津伤液，肌肤失养，形成血燥证。

21. 蠲痹汤

【出处】《仁斋直指·痹证方论》。

【组成】当归 15g，羌活 15g，姜黄 15g，黄芪 15g，赤芍 15g，防风 15g，甘草 10g，生姜 5 片，大枣 3 枚。

【煎服法】煎药用水量一般以浸过药面 2～3cm 为宜，根据药量酌情加水，先以冷水浸泡 20 分钟，武火煮开，文火再煎煮 20～30 分钟，去渣，温服，每日 2 次，每次量约 150mL。

【功效主治】益气和营，祛风胜湿。主治风寒湿邪痹阻经络之证，症见肩项臂痛、举动艰难、手足麻木等。本方适用于气虚湿盛型银屑病关节炎，关节恶风疼痛游走者。

【方解】黄芪实卫，防风祛风，当归和营，羌活散寒，赤芍通脉络之痹，姜黄通经隧之痹，甘草和药性，姜、枣和营卫。诸药相伍，具有益气和营、祛风胜湿、通络止痛之功效。

【加减】湿盛明显者加茯苓 15g，薏苡仁 30g；关节红肿，加石膏 30g，知母 12g。

【名家论述】《成方便读·祛风之剂》："故此方之治痹，非关肝肾虚、筋骨为病者服之，效如桴鼓。"

【现代研究】

（1）临床研究：蠲痹汤有助于减轻患者关节软骨炎症，增强机体免疫力，降低疾病活动度，对提升临床治疗效果与患者生活质量均有积极作用。类风湿关节炎患者应用通络蠲痹汤疗效确切，利于改善患者临床症状与机体免疫功能，延缓病情进展。研究表明，本方还能有效控制炎性症状、改善病情。

（2）实验研究：蠲痹汤具有诱导滑膜细胞凋亡，抑制滑膜增生，通过抑制炎性细胞因子肿瘤坏死因子、白介素 -1a 的表达，促进抗炎细胞因子白介素 -10 的分泌，改善胶原诱导性关节炎大鼠关节炎症的作用。

22. 六物解毒汤

【出处】《微疡新书·微疮论》。

【组成】土茯苓 12g，金银花 12g，川芎 10g，木通 6g，大黄 6g(后下)，甘草。

【煎服法】煎药用水量一般以浸过药面 2 ～ 3cm 为宜，根据药量酌情加水，先以冷水浸泡 20 分钟，武火煮开，文火再煎煮 20 ～ 30 分钟，大黄后下，去渣，温服，每日 2 次，每次量约 150mL。

【功效主治】用土霉疮骨节疼痛。适用于银屑病关节炎初起风湿热痹病证，关节红肿疼痛不甚者。

【方解】方用土茯苓、金银花解毒除湿、通利关节，川芎活血除痹，木通清热利尿，大黄清热解毒。全方共奏清热解毒、活血除痹之功。

23. 普济消毒饮

【出处】《东垣试效方·杂方门》。

【组成】黄芩 15g，黄连 15g，陈皮 10g，甘草 6g，玄参 10g，柴胡 6g，桔梗 6g，连翘 6g，板蓝根 6g，马勃 6g，牛蒡子 6g，薄荷 6g，僵蚕 6g，升麻 6g。

【煎服法】煎药用水量一般以浸过药面 2～3cm 为宜，根据药量酌情加水，先以冷水浸泡 20 分钟，武火煮开，文火再煎煮 20～30 分钟，薄荷后下，煎 5～8 分钟后，去渣，温服，每日 2 次，每次量约 150mL。

【功效主治】清热解毒，疏风散邪。主治大头瘟，症见恶寒发热，头面红肿，目不能开，咽喉不利，舌燥口渴，舌红苔白兼黄，脉浮数有力。本方适用于银屑病初期风热在表、热毒炽盛证。

【方解】方中重用黄连、黄芩清热泻火，祛上焦头面热毒为君。以牛蒡子、连翘、薄荷、僵蚕辛凉疏散头面风热为臣。玄参、马勃、板蓝根有加强清热解毒之功；配甘草、桔梗以清利咽喉；陈皮理气疏壅，以散邪热瘀结，共为佐药。升麻、柴胡疏散风热，具"火郁发之"之意，二者又可引药上行，配芩连可防其升发太过，引诸药上达头面，功兼佐使之用。

【名家论述】李杲《东垣试效方·杂方门》："夫身半已上，天之气也；身半已下，地之气也。此邪热客于心肺之间，上攻头目而为肿盛，以承气下之，润胃中之实热，是诛罚无过，殊不知适其所至为故。遂处方用黄芩、黄连味苦寒，泻心肺间热以为君；橘红苦平，玄参苦寒，生甘草甘寒，泻火补气以为臣；连翘、鼠粘子、薄荷叶苦辛平，板蓝根味苦寒，马勃、白僵蚕味苦平，散肿消毒定喘以为佐；新升麻、柴胡苦平，引少阳、阳明二经不得伸，桔梗味辛温为舟楫，不令下行。共为细末，半用汤调，时时服之；半蜜为丸，嚼化之，服尽良愈。"

【现代研究】

（1）临床研究：有研究报道普济消毒饮加减治疗银屑病，7 剂后症状减轻，皮疹色转暗红，大便通畅。继服 7 剂，皮疹开始消退，鳞屑变薄、减少。治疗 46 天，诸症痊愈。

（2）实验研究：普济消毒饮能增强自然杀伤（NK）细胞活性和白介素 -2（IL-2）生成能力，促进脾淋巴细胞增殖，增强 NK 细胞杀伤率，表明该方能促进机体免疫功能。

24. 秦艽汤

【出处】《证治准绳·疡医》。

【组成】秦艽 12g，防风 6g，黄芩 6g，麻黄 3g，甘草 6g，玄参 9g，犀角（以水牛角代）9g，牛蒡子 9g，枳壳 9g，升麻 6g。

【煎服法】煎药用水量一般以浸过药面 2 ～ 3cm 为宜，根据药量酌情加水，先以冷水浸泡 20 分钟，入水牛角先煎 30 分钟，然后内诸药，武火煮开，文火再煎煮 20 ～ 30 分钟，去渣，温服，每日 2 次，每次量约 150mL。

【功效主治】疏风凉血，清热解毒。用于风热毒气，客于皮肤，遍身疙瘩，形知豆瓣，堆累成片，皮肤瘙痒。本方适用于风邪在表、热毒炽盛证的银屑病关节炎患者。

【方解】本方重用秦艽祛风通络；防风、麻黄解表发汗，祛风除湿；黄芩、玄参、犀角（水牛角）清热解毒，凉血消斑；牛蒡子、升麻疏风透热，宣肺透疹；枳壳、甘草理气宽中、调和诸药。

【名家论述】《证治准绳·疡医》卷四：“治风热毒气，客于皮肤，遍身生痦瘟如麻豆。”

【现代研究】

实验研究：秦艽汤能降低佐剂性关节炎大鼠的关节炎指数（AI），复方治疗类风湿关节炎的机理与抑制滑膜细胞及纤维组织增生、抑制炎性细胞浸润有关。

25. 清营汤

【出处】《温病条辨·上焦篇》。

【组成】犀角（现以水牛角代）30g，生地黄 15g，玄参 9g，竹叶心

3g，金银花 9g，连翘 6g，川黄连 5g，丹参 6g，麦冬 9g。

【煎服法】煎药用水量一般以浸过药面 2 ～ 3cm 为宜，根据药量酌情加水，先以冷水浸泡 20 分钟，煎水牛角 30 分钟，内诸药，武火煮开，文火再煎煮 20 ～ 30 分钟，去渣，温服，每日 2 次，每次量约 150mL。

【功效主治】清热解毒，活血凉血。主治热毒炽盛，内迫营血证，症见皮疹发展迅速，常互相融合，泛发全身，皮肤变为弥漫性潮红，鳞屑增生快，脱屑剧烈，并灼热痒痛难忍，或伴身热恶寒，四肢关节疼痛，屈伸不利，大便干结，小溲黄赤，脉滑数或弦数，舌质红绛，苔黄。本方适用于银屑病红皮症，热毒蕴结型银屑病，治疗银屑病关节炎患者需加味化裁使用。

【方解】方中犀角（现水牛角代）清解营分之热毒，为君药。热伤营阴，又以生地黄凉血滋阴、麦冬清热养阴生津、玄参滋阴降火解毒，三药共用，既可甘寒养阴保津，又可助君药清营凉血解毒，共为臣药。金银花、连翘、竹叶清热解毒，轻清透泄，使营分热邪有外达之机。黄连苦寒，清心解毒，丹参清热凉血，并能活血散瘀，可防热与血结，共为佐药。

【加减】红斑灼热者可加生石膏 30g（先下），生大黄 10g（后下），知母 10g，牡丹皮 12g，生甘草 10g；红皮病合黄连解毒汤，加黄连 10g，黄芩 15g，栀子 12g，黄柏 10g。

【名家论述】《温病条辨·中焦篇》："阳明温病，舌黄燥，肉色绛，不渴者，邪在血分，清营汤主之。若滑者，不可与也，当于湿温中求之。温病传里，理当渴甚，今反不渴者，以邪气深入血分，格阴于外，上潮于口，故反不渴也。曾过气分，故苔黄而燥，邪居血分，故舌之肉色绛也。若舌苔白滑、灰滑、淡黄而滑，不渴者，乃湿气蒸腾之象，不得用清营柔以济柔也。"

【现代研究】

临床研究：清营汤加味联合阿维 A 治疗中重度斑块状银屑病，能显著减轻患者临床症状，提高生活质量，其疗效机制可能与其能更好地调节 Th1/Th2 平衡、改善免疫功能、减轻组织的炎症损伤有关。与西药对照，观察组的临床疗效和症状改善情况明显优于对照组，差异具有统计学意义

（P<0.05）。治疗组痊愈 24 例（75.00%），有效 6 例（18.75%），总有效率 93.75%。远期疗效观察，治疗组复发 12 例（37.50%），对照组复发 25 例（75.75%）。

26. 三痹汤

【出处】《世医得效方·产科兼妇人杂病科》。

【组成】续断 15g，杜仲 15g，防风 15g，桂心 15g，细辛 3g，人参 15g，白茯苓 15g，当归 15g，白芍 15g，甘草 10g，秦艽 10g，地黄 10g，川芎 10g，独活 10g，黄芪 15g，川牛膝 10g，生姜 3 片，大枣 1 枚。

【煎服法】煎药用水量一般以浸过药面 2 ～ 3cm 为宜，根据药量酌情加水，先以冷水浸泡 20 分钟，武火煮开，文火再煎煮 20 ～ 30 分钟，去渣，温服，每日 2 次，每次量约 150mL。

【功效主治】益气活血，散寒壮骨。主治气血两虚，寒湿筋骨证，症见手足拘挛，四肢腰背寒冷疼痛，肢体沉重，足胫浮肿，舌淡苔薄白，脉沉弱。本方适用于银屑病关节炎初起，见风寒湿或风湿痹阻证或晚期关节畸形，肝肾、气血亏虚证患者。

【方解】《医方集解·祛风之剂》："此足三阴药也。喻嘉言曰：此方用参、芪、四物一派补药，内加防风、秦艽以胜风湿，桂心以胜寒，细辛、独活通肾气，凡治三气袭虚而成痹患者，宜准诸此。昂按：风痹诸方，大约祛风胜湿泻热之药多，而养血补气固本之药少，惟此方专以补养为主，而以治三气之药从之。散药得补药以行其势，辅正驱邪，尤易于见功，故喻氏取之。"

【名家论述】《杂病心法要诀》："五痹不已，乘虚入脏，反留连日久，调理痹病之方也。"

【现代研究】

（1）临床研究：三痹汤在缓解关节症状、调节免疫反应、诱导病情缓解等方面与甲氨蝶呤（MTX）和柳氮磺胺吡啶（SSZ）有协同作用，减少了 MTX 和 SSZ 的毒副反应。

（2）实验研究：三痹汤能降低佐剂性关节炎（AA）大鼠关节滑膜内的

基质金属蛋白酶 -3（MMP-3）、明胶酶 -B、血清趋化因子受体 3（CXCR3）及 CXCR4 mRNA 的水平，抑制关节炎症，减轻足肿胀。并且抑制肿瘤坏死因子释放，阻碍活化的效应细胞、包括 T 细胞在内的炎症细胞进入类风湿关节炎炎症病变部位，减少 Th1 细胞的分化，促进免疫复合物的清除，进而减少滑膜过度增生、血管翳形成和关节破坏等，从而延缓类风湿关节炎的病理进程并且改善 RA 的症状。

27. 四妙丸

【出处】《成方便读·利湿之剂》。

【组成】黄柏 15g，薏苡仁 15g，苍术 15g，牛膝 10g。

【煎服法】煎药用水量一般以浸过药面 2 ～ 3cm 为宜，根据药量酌情加水，先以冷水浸泡 20 分钟，武火煮开，文火再煎煮 20 ～ 30 分钟，去渣，温服，每日 2 次，每次量约 150mL。

【功效主治】清热利湿，强健筋骨。主治湿热下注痹症，症见两足麻木，痿软，肿痛。本方适用于银屑病关节炎湿热下注，伴有关节肿痛，需加减化裁使用。

【方解】方中以黄柏清热燥湿为君；苍术燥湿健脾为臣；牛膝补肝肾，强筋骨，活血通经，兼可引药下行，同时为佐、使药；薏苡仁渗湿泄浊，导湿热从小便出，为佐药。苍术和薏苡仁配伍，强化健脾利湿之功，断湿热之源。全方共奏清热、利湿、活血之功。

【加减】银屑病关节炎可合四藤一仙汤（《祝谌予临床经验集·方药纵横》）使用，丘疹银屑病可加金银花 20g，连翘 12g；病程较长，气血不足者可加杜仲 12g，续断 12g，当归 12g。

【名家论述】《医学正传·痛风》："（此方）凡因久后，两脚酸软疼痛，或膝肿如鼓槌者，此亡阴也，宜以芎、归、熟地等补血药治之自愈。夹气虚者，加参、芪。夹风湿者，加羌活、防风、白术之类。切不可纯作风治，反燥其血，终不能愈。"

【现代研究】

（1）临床研究：四妙散加减治疗类风湿关节炎、膝骨性关节炎，患者关节肿痛、晨僵、局部按压痛等症状均有减轻，治疗组显著优于对照组（$P < 0.05$）。

（2）实验研究：四妙散可促进尿酸排泄，起到消炎镇痛的作用。

28. 四妙勇安汤

【出处】《验方新编·卷二手部》。

【组成】金银花 12g，玄参 12g，当归 10g，生甘草 10g。

【煎服法】煎药用水量一般以浸过药面 2～3cm 为宜，根据药量酌情加水，先以冷水浸泡 20 分钟，武火煮开，文火再煎煮 20～30 分钟，去渣，温服，每日 2 次，每次量约 150mL。

【功效主治】清热解毒，活血止痛。主治热毒炽盛之脱疽，症见患肢暗红微肿灼热，溃烂腐臭，疼痛剧烈，或见发热口渴，舌红脉数。本方可用于银屑病热毒炽盛证，需加减化裁使用。

【方解】本方金银花甘寒入心，善于清热解毒，故重用为主药；当归活血散瘀，玄参泻火解毒，甘草清解百毒，配金银花以加强清热解毒之力，共为辅佐。四药合用，既能清热解毒，又能活血散瘀，是治疗脱疽的良方。原书有方无名，四妙勇安汤为后世命名。

【加减】热毒甚，多加用连翘、蒲公英或合用五味消毒饮，甚热者加生石膏、寒水石；湿热互结者，治疗合以清热祛湿，多加用黄连、黄芩、苍术、厚朴、防风；伤阴较重，治疗应加强滋阴，多加用女贞子、旱莲草、麦冬、北沙参；痰瘀日久成结，治疗应加强散结之力，并辅以化痰之品，多加用天花粉、浙贝母、夏枯草、山慈菇、生牡蛎等。

银屑病风盛者加防风 12g；兼湿浊者加薏苡仁 30g，黄柏 12g；发热者加石膏 30g（先），羚羊角粉 0.6g（冲）；银屑病关节炎，关节肿痛明显者加赤芍 12g，土茯苓 15g；病久不愈，关节变形者可加地龙 12g，乌蛇 10g。

【名家论述】以方测证，其所治之脱骨疽证属热毒蕴结、气血瘀滞、阴血亏损，其中"热毒、瘀滞"为主要因素。西医虽属不同疾病，但基本病理均与血管炎症有关，属中医痹病之"热痹""脉痹"，证属热毒瘀阻。故冯兴华教授用四妙勇安汤治疗收获奇效。

【现代研究】

（1）临床研究：以四妙勇安汤加味治疗银屑病关节炎，结果对照组有效率为44.4%，治疗组有效率为88.9%。在治疗类风湿关节炎患者时，从关节肿痛、晨僵、重着、手握力、局部按压痛等方面观察，以及联合西药基础上，观察血沉、C反应蛋白、类风湿因子、免疫球蛋白的变化，治疗组总有效率达90%以上。联合四妙散加味治疗痛风性关节炎16例，其中临床治愈9例，好转6例，无效1例，总有效率93.7%。

（2）实验研究：加味四妙勇安汤对胶原诱导性关节炎模型大鼠关节炎改善作用的分子机制，可能与下调炎性细胞因子白介素-6、白介素-17、肿瘤坏死因子的表达相关。

（3）其他研究：银屑病关节炎患者免疫功能减低，据报道证实，金银花、当归、甘草都有增强免疫作用，甘草具有促肾上腺皮质激素样作用，从而抑制非特异性炎症产生，白花蛇舌草、山慈菇、鹿衔草有调节免疫机能的作用，且白芍所含芍药苷具有较好的解痉镇痛作用，诸药配伍，则成为有效的抗炎免疫调节药，从而起到有效的治疗作用。

29. 四神煎

【出处】《验方新编·卷八腿部》。

【组成】生黄芪30g，远志15g，牛膝15g，石斛20g，金银花30g。

【煎服法】煎药用水量一般以浸过药面2～3cm为宜，根据药量酌情加水，先以冷水浸泡20分钟，武火煮开，文火再煎煮20～30分钟，去渣，温服，每日2次，每次量约150mL。

【功效主治】扶正养阴祛邪，清热解毒，活血通利关节。主治鹤膝风，症见两膝疼痛，膝肿肌粗大，大腿胫骨瘦削，形似鹤膝，步履维艰，日久则破溃。本方适用于银屑病关节炎后期，伴有关节肿胀畸形者，宜加减化裁应用。

【方解】方中黄芪为君，取其益气、健脾、利水消肿、通痹之力，其性温微甘而不燥烈，益气扶正，气旺则气血流行，经络通畅，水湿自除，此寓补于通，以行血通痹，消肿止痛。牛膝性平味苦酸而降泄，走下焦入肝肾，可引血下行除痹；金银花清热解毒，疏散风热，二药相合，共为臣药。石斛性味甘淡、微寒，功用滋养胃阴，清热生津，除痹。远志辛温，可蠲痰消肿，豁痰，二药相配，共为佐药。

【加减】银屑病关节炎湿重者加萆薢 12g，木瓜 12g；关节热痛者加黄柏 12g，金银花 15g，全蝎 4g。

【名家论述】岳美中先生在其《岳美中医话集·谈专方》中写到："膝关节红肿疼痛，步履维艰，投以《验方新编》四神煎恒效。"

冯兴华教授认为本方针对痹病三大基本病机，即外邪侵袭、正气不足和气血痰湿痹阻设立；体现了中医治疗痹病的三大基本治法，即祛邪、扶正和通痹；用药也体现了治疗类风湿关节炎的五种大法，即益气、养阴、清热、活血、化痰。此方治疗 RA 尤以膝部肿痛、局部发热患者为佳，并可灵活运用，随证加减。

【现代研究】

（1）临床研究：四神煎可用来治疗各种膝关节炎、类风湿关节炎，治疗组总有效率、显效率分别为 92.0% 和 32.0%；湿热痹颗粒对照组分别为 65.2% 和 8.7%。总有效率、显效率四神煎组均显著优于对照组。在关节肿胀数、晨僵程度、疼痛标尺值等指标上统计学比较有显著性差异（$P<0.05$），治疗前后 ESR、CRP 数值均有明显下降，说明治疗组在改善类风湿关节炎体征及活动指标方面有较好疗效，且优于对照组。

（2）实验研究：四神煎各组及雷公藤多苷组均能缓解胶原诱导性关节炎（CIA）大鼠原发性肿胀足部和继发性肿胀足部的肿胀，降低关节炎指数。

30. 身痛逐瘀汤

【出处】《医林改错·痹证有瘀血说》。

【组成】秦艽 9g，川芎 12g，桃仁 9g，红花 9g，甘草 6g，地龙 6g，羌活 6g，没药 9g，当归 9g，五灵脂 6g，香附 6g，川牛膝 9g。

【煎服法】煎药用水量一般以浸过药面 2～3cm 为宜，根据药量酌情加水，先以冷水浸泡 20 分钟，武火煮开，文火再煎煮 20～30 分钟，去渣，温服，每日 2 次，每次量约 150mL。

【功效主治】活血化瘀，消瘀止痛。主治肝气不舒，气滞血瘀证。银屑病皮损严重，皮损较厚，顽硬且坚，抓之如朽木，皮疹多呈暗红色斑块，有的皮疹互相融合呈地图状，表面鳞屑成大片，附着易紧，病程较长，大片融合之皮疹常有裂口或疼痛；银屑病关节炎四肢关节亦有肿胀，疼痛明显，持续固定，活动不利，脉弦涩或细缓，舌质紫黯有瘀斑、瘀点，苔少薄白。本方适用于银屑病及银屑病关节炎患者气滞血瘀型。

【方解】本方以川芎、当归、桃仁、红花活血祛瘀为君；牛膝、五灵脂、地龙行血舒络，通痹止痛为臣；佐以秦艽、羌活祛风除湿，香附行气活血，没药活血化瘀；甘草调和诸药。共奏活血祛瘀、祛风除湿、蠲痹止痛之功。

【名家论述】《医林改错·痹症有瘀血说》："凡肩痛、臂痛、腰疼、腿疼或周身疼痛，总名曰痹证。明知受风寒，用温热发散药不愈；明知有湿热，用利湿降火药无功。久而肌肉消瘦，议论阴亏，遂用滋阴药，又不效。至此便云病在皮脉，易于为功；病在筋骨，实难见效。因不忍风寒湿热入皮肤，何处作痛。入于气管，痛必流走；入于血管，痛不移处。如论虚弱，是因病而致虚，因虚而致病。总滋阴，外受之邪，归于何处？总逐风寒，去湿热，已凝之血，更不能活。如水遇风寒，凝结成冰，冰成风寒已散。明此义，治痹症何难。古方颇多，如古方治之不效，用身痛逐瘀汤。"

冯兴华教授认为，瘀血痹是基于中医气血理论而提出的，是肝气痹进一步发展的结果。瘀血于风湿病而言，无论在经在络，均可导致瘀血痹的产生。身痛逐瘀汤处方中有川芎、当归、桃仁、红花、五灵脂、没药、牛膝、地龙等活血化瘀的药物，配伍香附、羌活、秦艽。本方用香附意在行气，推动血行。方中用羌活、秦艽过去认为是用以祛风除湿，冯教授认为羌活、秦艽尚有行气之功，乃是由于羌活、秦艽两味药都是辛味之品，辛味能行能散；在大队的活血化瘀药物中更加羌活、秦艽可以增强本方行气的功能，如果身痛逐瘀汤无羌活和秦艽就不能称之为身痛逐瘀汤了。同时冯兴华教授认为行气主要是行肝之气，以行肝气法治疗气滞血瘀证，是因为肝主疏泄，主全身的气机调畅。故身痛逐瘀汤用香附理气，香附入肝经，行肝气。

【现代研究】

（1）临床研究：身痛逐瘀汤治疗银屑病关节炎瘀血痹阻证，对照组为气滞血瘀型风湿性关节炎患者。治疗组治疗总有效率 90% 以上，显著高于对照组；观察组患者 PASI 评分、HAQ 评分等的改善情况均显著优于对照组（P<0.05）。用本方治疗膝关节骨性关节炎（KOA）患者，治疗组患者治疗显效率 [45.59%（31/68）] 及总有效 [95.59%（65/68）] 均显著提高，而无效率 [4.41%（3/68）] 则显著降低，同时治疗后的 Michel Lequesen 指数评分 [（2.60±0.91）分] 明显减少，差异均有统计学意义（P<0.05）。以身痛逐瘀汤加减内服，并配合中药验方外洗，治疗银屑病 36 例，结果治愈 12 例，有效 23 例，无效 1 例，总有效率为 97.22%。

（2）实验研究：身痛逐瘀汤能减轻关节炎性细胞浸润及滑膜炎性增生，抑制血管翳的形成，使关节损伤减轻；能改变滑膜细胞的细胞膜缺损，使线粒体无扩张，结构基本正常，内质网正常，浸润的炎细胞数量减少；能够不同程度地改善佐剂关节炎大鼠的关节炎指数、C 反应蛋白、血沉、纤维蛋白原水平，为临床使用身痛逐瘀汤治疗 RA 提供实验依据。

31. 升麻鳖甲汤

【出处】《金匮要略·百合狐惑阴阳毒病脉证治》。

【组成】升麻 6g，当归 6g，蜀椒 3g，甘草 6g，鳖甲 6g，雄黄 0.5g。

【煎服法】煎药用水量一般以浸过药面 2～3cm 为宜，根据药量酌情加水，先以冷水浸泡 20 分钟，煎鳖甲 30 分钟，内诸药，武火煮开，文火再煎煮 20～30 分钟，去渣，温服，每日 2 次，每次量约 150mL。雄黄研末另服。

【功效主治】主治阳毒，面赤斑斑如锦纹，咽喉痛，唾脓血。阴毒为病，面赤斑斑如锦纹，咽喉痛，吐脓血，烂喉痧。本方适用于银屑病热郁血分证，需加减化裁应用。

【方解】方中升麻辛凉宣散，升清解毒，透邪外出；生甘草与升麻同用，有加强清热解毒之功；蜀椒、雄黄辛温，解毒辟秽，有助散邪之效；

鳖甲甘、寒、咸，养阴，可攻逐瘀滞之邪毒；当归温通走散，助鳖甲以行血脉。全方简洁严谨，共奏清热解毒、活血化瘀之妙。

【加减】银屑病，皮疹发红，咽喉痛，去雄黄、蜀椒。

【现代研究】升麻鳖甲汤加减治疗寻常型银屑病54例，36例痊愈（皮损消退，瘙痒消失），9例好转（皮损部分消退，瘙痒减轻），9例无效。本方具有免疫调节剂、皮质激素、抗组胺药等的作用，通过辨证加减用于结缔组织病患者，可减少其激素的用量。

32. 桃红四物汤

【出处】《医宗金鉴·妇科心法要诀》。

【组成】桃仁9g，红花6g，熟地黄12g，当归9g，赤芍9g，川芎6g。

【煎服法】煎药用水量一般以浸过药面2～3cm为宜，根据药量酌情加水，先以冷水浸泡20分钟，武火煮开，文火再煎煮20～30分钟，去渣，温服，每日2次，每次量约150mL。

【功效主治】活血化瘀，养血润燥。主治血瘀证，症见病程较长，反复发作，经年不愈，皮损紫暗或色素沉着，鳞屑较厚，有的是蛎壳状，或伴有关节活动不利，苔薄舌有瘀斑，脉细涩。本方适用于银屑病血瘀型。

【方解】方中以桃仁、红花为主，活血化瘀；以甘温之熟地黄、当归滋阴补肝，养血调经；赤芍养血和营，以增补血之力；川芎活血行气，调畅气血，以助活血之功。全方配伍得当，使瘀血祛、新血生、气机畅。

【名家论述】《医宗金鉴·妇科心法要诀》："（先期）若血多有块，色紫稠黏，乃内有瘀血，用四物汤加桃仁、红花破之。"

【现代研究】

（1）临床研究：桃红四物汤加减治疗银屑病患者，在改善患者皮损等方面，总有效率可达80%以上；联合激素治疗类风湿关节炎疗效明确，能明显抑制机体炎症反应，降低MMP-9水平，进而显著改善患者临床症状。

（2）实验研究：观察佐剂性关节炎（AA）大鼠桃红四物汤给药组（A组）、模型组（B组）、强的松给药组（C组）及正常组（D组）滑膜、软骨、骨的病理改变，发现桃红四物汤可改善类风湿关节炎的病情，有效地抑制

Hulth 法诱导的大鼠膝关节骨性关节炎软骨中基质金属蛋白酶 -1（MMP-1）的表达，促进关节炎软骨中基质金属蛋白酶抑制剂 -1（TIMP-1）的表达。

33. 五味子汤

【出处】《三因极一病证方论·五运时气民病证治》。

【组成】五味子 10g，地龙 10g，淫羊藿 10g，姜黄 10g，制附子 8g（先煎），巴戟天 12g，杜仲 15g，黄芪 15g，熟地黄 15g，桑寄生 15g，枣皮 15g，金毛狗脊 30g。

【煎服法】煎药用水量一般以浸过药面 2 ～ 3cm 为宜，根据药量酌情加水，先以冷水浸泡 20 分钟，煎附子 1 小时，内诸药，武火煮开，文火再煎煮 30 ～ 40 分钟，去渣，温服，每日 2 次，每次量约 150mL。

【功效主治】滋补肝肾，化瘀通络。主治气血亏虚证，病程较长，关节变形，乃至强硬。本方适用于银屑病关节炎寒湿阻络，伴有阴虚的患者，临床需加减化裁应用。

【方解】本方五味子、熟地黄滋阴生津，同时可制约附子之燥热之性，淫羊藿、制附子、巴戟天、杜仲、桑寄生温阳补肾，强健筋骨，佐以姜黄、地龙、狗脊祛风湿，通经络。

【加减】徐宜厚《皮科传心录·特殊型银屑病治疗之我见》："银屑病关节炎血沉增快加土茯苓、紫草、忍冬藤；关节肿痛加桃仁、乌蛇、桑枝、松针、皂角刺、全蝎、蜂房；肌肉萎缩，关节畸形，功能障碍加白鲜皮。"

【名家论述】徐宜厚教授认为银屑病关节炎之处在于虚实夹杂，以虚为主。喻昌言《医门法律·中风门》："凡治痹症，不明其理，以风门诸通套药施之者，医之罪也"。喻氏强调痹证日久关节变形者，多数从肝肾论治，适当加入化瘀通络之品，常用五味子汤加减。

34. 五灵散

【出处】《类证治裁·痹症论治》。

【组成】五灵脂 6g，川乌 5g，没药 6g，乳香 6g。

【煎服法】煎药用水量一般以浸过药面 2 ～ 3cm 为宜，根据药量酌情加水，先以冷水浸泡 20 分钟，煎川乌 1 小时，内诸药，武火煮开，文火再煎煮 20 ～ 30 分钟，去渣，温服，每日 2 次，每次量约 100mL。

【功效主治】主治风冷气血凝闭，手足身体疼痛冷麻；痛痹，历节挛痛甚者。本方适用于银屑病关节炎，关节剧痛，屈伸不利者。

【方解】本方用五灵脂活血化瘀；乳香、没药活血生肌，消肿止痛；川乌祛风除湿，温经止痛。全方共奏活血化瘀、消肿止痛之功。注意川乌药性燥烈升散，宜小量并且配伍凉血润燥之品。

【名家论述】《类证治裁·痹症论治》："历节挛痛，疏风活血汤，痛甚者，五灵散。"

35. 温清饮

【出处】《万病回春·血崩》。

【组成】当归 12g，白芍 10g，地黄 12g，川芎 12g，黄连 8g，黄芩 6g，黄柏 6g，栀子 6g。

【煎服法】煎药用水量一般以浸过药面 2 ～ 3cm 为宜，根据药量酌情加水，先以冷水浸泡 20 分钟，武火煮开，文火再煎煮 20 ～ 30 分钟，去渣，温服，每日 2 次，每次量约 150mL。

【功效主治】凉血活血。主治妇人经行不住，或如豆汁，五色相杂，面色痿黄，脐腹刺痛，寒热往来，崩漏不止。本方适用于血分有热的银屑病患者。

【方解】黄连、黄芩、黄柏、栀子清热泻火，解毒燥湿，清血中之热；方中地黄宜生用；白芍清热凉血；当归、川芎补血活血而润燥。全方温补清热共用，滋阴润燥并调，养血凉血相合，使清而不燥，补而不腻，补泻寒热一体，扶正祛邪兼施。

【名家论述】《万病回春·血崩》："治妇人经脉不住，或如豆汁，五色相杂，面色萎黄，脐腹刺痛，寒热往来，崩漏不止。"

【现代研究】

（1）临床研究：温清饮加味治疗寻常型银屑病 40 例，观察皮损变化，其中痊愈 16 例，好转 19 例，无效 5 例。

（2）实验研究：温清饮具有免疫双向调节作用，有望成为对免疫性疾病的治疗优于西药的新制剂。

36. 小活络丹

【出处】《太平惠民和剂局方·治诸风》。

【组成】制川乌 1.5g，制草乌 1.5g，地龙 10g，天南星 6g，乳香 9g，没药 9g。

【煎服法】煎药用水量一般以浸过药面 2～3cm 为宜，根据药量酌情加水，先以冷水浸泡 20 分钟，煎川乌、草乌 30 分钟，内诸药，武火煮开，文火再煎煮 20～30 分钟，去渣，温服，每日 2 次，每次量约 150mL。

【功效主治】祛风除湿，化痰通络，活血止痛。主治风寒湿痹证。肢体筋脉疼痛，麻木拘挛，关节屈伸不利，疼痛游走不定。亦治中风，手足不仁，日久不愈，经络中有湿痰瘀血，而见腰腿沉重，或腿臂间作痛。本方适用于银屑病关节炎风寒湿痹型，临床宜加减化裁使用。

【方解】方中制川乌、制草乌辛热峻烈，善祛风散寒，除湿通痹，止痛力强，故用以为君。天南星辛温燥烈，祛风散寒，燥湿化痰，能除经络之风湿顽痰而通络，为臣药。乳香、没药行气活血止痛，以化经络中之瘀血；地龙善行走窜，功专通经活络，共为佐药。诸药合用，相辅相成，使经络之风寒湿得除，痰瘀得去，则经络通畅而诸症自解。

【加减】银屑病关节炎若见疼痛游走不定者，加防风 12g，秦艽 12g 以祛风止痛；腰腿沉重而痛者，加苍术 12g，防己 12g 以去湿通经；肢节冷痛为主者，可加肉桂 6g，并重用川乌、草乌以逐寒湿。

【名家论述】费伯雄《医方论》："（此方）药力颇峻，果有顽痰死血则可用。若寒湿流筋，及血不养筋者，不可误投。"

【现代研究】

（1）临床研究：小活络丹中的制川乌、制草乌祛风除湿，温经通络，并且具有较强的止痛作用。小活络丹相比葡萄糖胺，在改善关节静息痛、平地行走痛、膝关节功能上效果较佳。

（2）实验研究：小活络丹可明显减少小鼠醋酸扭体反应的次数，抑制小鼠红细胞免疫黏附功能。

37. 仙方活命饮

【出处】《外科证治全书·卷五》。

【组成】穿山甲 9g，甘草 6g，防风 9g，没药 9g，赤芍 9g，当归 12g，乳香 9g，贝母 9g，天花粉 9g，皂角刺 9g，白芷 6g，金银花 12g，陈皮 10g。

【煎服法】煎药用水量一般以浸过药面 2～3cm 为宜，根据药量酌情加水，先以冷水浸泡 20 分钟，煎穿山甲 30 分钟，内诸药，武火煮开，文火再煎煮 20～30 分钟，去渣，温服，每日 2 次，每次量约 150mL。

【功效主治】清热解毒，消肿溃坚，活血止痛。治阳证痈疡初起证，症见局部红肿焮痛，或身热凛寒，舌苔薄白或黄，脉数有力。本方适用于银屑病初期热毒炽盛证。

【方解】《医方集解·痈疡之剂》："此足阳明、厥阴药也。金银花散热解毒，痈疽圣药，故以为君。花粉清痰降火，白芷除湿祛风，并能排脓消肿，当归和阴而活血，陈皮燥湿而行气，防风泻肺疏肝，贝母化痰利结，甘草化毒和中，故以为臣。乳香调气，托里护心；没药散瘀消肿定痛，皆厥阴阳明正药，能贯穿经络，直达病所，而溃壅破坚，故以为使。加酒者，欲其通行周身，使无邪不散也。"

【名家论述】《医宗金鉴·删补名医方论卷五》："此疡门开手攻毒第一方也。经云：营气不从，逆于肉理。故痈疽之发，未有不从营气之郁滞，因而血结痰滞，蕴崇热毒为患。治之之法，妙在通经之结，行血之滞，佐之以豁痰、理气、解毒。是方穿山甲以攻坚，皂刺必达毒所，白芷、防风、陈皮通经理气而疏其滞，乳香定痛和血，没药破血散结，赤芍、当归以祛血热而行之，以破其结。佐以贝母、花粉、金银花、甘草，一以豁痰解郁，一以散毒和血，其为溃坚止痛宜矣。然是方为营卫尚强，中气不亏者设，若脾胃素弱，营卫不调，则有托里消毒散之法，必须斟酌而用。"

【现代研究】

实验研究：仙方活命饮可显著抑制健康大鼠琼脂性足趾肿胀程度；对健康大鼠棉球肉芽肿形成有显著抑制作用。本方具有增强机体免疫力、抑菌、解热抗炎及改善局部血液循环等作用。

38. 消风散

【出处】《外科正宗·杂疮毒门》。

【组成】当归9g，生地黄9g，防风6g，蝉蜕6g，知母6g，苦参9g，胡麻6g，荆芥12g，苍术10g，牛蒡子9g，石膏15g（先煎），甘草6g，木通6g。

【煎服法】煎药用水量一般以浸过药面2～3cm为宜，根据药量酌情加水，先以冷水浸泡20分钟，煎石膏30分钟，内诸药，武火煮开，文火再煎煮20～30分钟，去渣，温服，每日2次，每次量约150mL。

【功效主治】疏风清热，凉血润燥。皮疹发展迅速，遍及躯干及四肢，且不断有新的皮损出现，伴低热，关节红肿发热，疼痛较为固定，得热痛剧，常伴有口渴心烦，大便干，小溲黄，脉弦滑或弦数，舌质红，舌苔白或厚腻。本方适用于银屑病风热郁肤，灼津血燥证。

【方解】方中取荆芥、防风、牛蒡子、蝉蜕之辛散透达，疏风散邪，使风去则痒止，共为君药。配伍苍术祛风燥湿，苦参清热燥湿，木通渗利湿热，是为湿邪而设；石膏、知母清热泻火，是为热邪而用，以上俱为臣药。然风热内郁，易耗伤阴血，湿热浸淫，易瘀阻血脉，故以当归、生地黄、胡麻仁养血活血，并寓"治风先治血，血行风自灭"之意为佐。甘草清热解毒，和中调药，为佐使。

【加减】银屑病血分热重，皮疹红赤者，宜重用生地黄，加赤芍12g，紫草12g；湿热偏盛者加地肤子20g，车前子15g清热利湿。

【名家论述】《外科正宗·杂疮毒门》卷四："治风湿浸淫血脉，致生疥疮，瘙痒不绝，及大人小儿风热瘾疹，遍身云片斑点，乍有乍无并效。"

汪昂《医方集解·祛风之剂》："此足太阳、手太阴药也。羌、防、荆、芎之辛浮以治头目项背之风，僵蚕、蝉蜕之清扬以去皮肤之风，藿香、厚朴以去恶散满，参、苓、甘、橘以辅正调中，使风邪无留壅也"。

《外科心法要诀》："治钮扣风，骚痒无度，抓破津水，亦有津血者。"

【现代研究】

临床研究：消风散治疗寻常型银屑病进行期血热证疗效显著，与阿维

A 胶囊组疗效相当，优于乙双吗啦片；治疗后随着临床病情的改善，PASI 和 DLQI 评分均显著下降，且 DLQI 改善率和 PASI 改善率呈显著正相关，显示中西医结合治疗寻常型银屑病有显著疗效，且优于单纯中药和常规西药治疗。在 147 例银屑病患者中，消风散加减治疗，基本痊愈 15 例，全身症状皮疹消退，苔藓性皮疹角化，显效 96 例，好转 31 例，无效 5 例，有效率 90% 以上。

39. 血府逐瘀汤

【出处】《医林改错·督闷》。

【组成】桃仁 12g，红花 9g，当归 9g，地黄 9g，川芎 6g，赤芍 6g，牛膝 9g，桔梗 6g，柴胡 6g，枳壳 6g，甘草 6g。

【煎服法】煎药用水量一般以浸过药面 2～3cm 为宜，根据药量酌情加水，先以冷水浸泡 20 分钟，武火煮开，文火再煎煮 20～30 分钟，去渣，温服，每日 2 次，每次量约 150mL。

【功效主治】活血化瘀，行气止痛。主治胸中血瘀证，症见胸痛，头痛，日久不愈，痛如针刺而有定处或呃逆日久不止，或饮水即呛，干呕，或内热督闷，或心悸怔忡，失眠多梦，急躁易怒，入暮潮热，唇黯或两目黯黑，舌质黯红，或舌有瘀斑或瘀点，脉涩或弦紧。本方适用于瘀血阻滞型银屑病关节炎患者。

【方解】方中桃仁破血行滞而润燥，红花活血祛瘀以止痛，共为君药。赤芍、川芎助君药活血祛瘀；牛膝活血通经，祛瘀止痛，引血下行，共为臣药。地黄、当归养血益阴，清热活血；桔梗、枳壳，一升一降，宽胸行气；柴胡疏肝解郁，升达清阳，与桔梗、枳壳同用，尤善理气行滞，使气行则血行，以上均为佐药。桔梗并能载药上行，兼有使药之用；甘草调和诸药，亦为使药。合而用之，使血活瘀化气行，则诸症可愈。

【加减】银屑病关节炎瘀痛入络，可加全蝎 4g，穿山甲 6g，三棱 6g，莪术 6g，破血通络止痛。

【名家论述】唐宗海《血证论·八卷》："王清任著《医林改错》，论多粗疏，惟治瘀血最长。所立三方，乃治瘀血活套方也。一书中惟此汤歌诀

"血化下行不作痨"句颇有见识。凡痨所由成，多是瘀血为害，吾于血症诸门，言之纂祥，并采此语为印证。"

岳美中《岳美中医话集·王清任与医林改错》："方中以桃仁四物汤合四逆散，动药与静药配伍得好，再加牛膝往下一引，柴胡、桔梗往上一提，升降有常，血自下行，用于治疗胸膈间瘀血和妇女逆经证，多可数剂而愈。"

【现代研究】

（1）临床研究：血府逐瘀汤配合手术的方式对股骨颈骨折患者进行治疗，可显著提高治疗效果，有利于患者髋关节功能的恢复，改善预后。血府逐瘀汤能抑制炎症反应，使微循环障碍得到改善，使异常血液流变学逐渐趋于正常，而且能影响细胞增殖病变的转化或吸收。

（2）实验研究：血府逐瘀汤有抑制表皮细胞过度增殖、改善表皮分化异常、降低血浆内皮素 -1（ET-1）、改善表皮微循环的作用，对降低血浆 ET-1、改善表皮微循环的作用均较甲氨蝶呤强，提示中医治疗银屑病的作用环节与甲氨蝶呤存在差异。血府逐瘀汤在一定程度上能调节患者氧自由基代谢状况，减少体内过多的氧自由基，并由此降低对核细胞转录因子 -κB（NF-κB）的活化作用，从而在一定程度上减少炎性因子的释放，对系统炎症反应起到一定的阻止作用；同时脂质过氧化反应程度的降低也减轻了机体细胞的受损害程度。

40. 犀角地黄汤

【出处】《备急千金要方·卷十二胆腑》。

【组成】犀角（现以水牛角代）30g，生地黄 24g，赤芍 12g，牡丹皮 9g。

【煎服法】煎药用水量一般以浸过药面 2 ～ 3cm 为宜，根据药量酌情加水，先以冷水浸泡 20 分钟，煎水牛角 30 分钟，内诸药，武火煮开，文火再煎煮 20 ～ 30 分钟，去渣，温服，每日 2 次，每次量约 150mL。

【功效主治】主治热入血分证，症见热扰心神，身热谵语，舌绛起刺，脉细数；热伤血络，斑色紫黑，吐血、衄血、便血、尿血等，舌绛红，脉数；蓄血瘀热，喜忘如狂，漱水不欲咽，大便色黑易解等。本方适用于银屑病热入血分证，临床需加减化裁应用。

【方解】方中苦咸寒之犀角（水牛角），凉血清心解毒，为君药。甘苦寒之生地黄，凉血滋阴生津，助犀角（水牛角）清热凉血止血，同时恢复已失之阴血。赤芍、牡丹皮清热凉血，活血散瘀，故为佐药。

【加减】银屑病邪热与瘀血互结，可加大黄 6g，黄芩 9g 清热凉血散瘀。

【名家论述】《医宗金鉴·删补名医方论卷一》："吐血之因有三：曰劳伤，曰努伤，曰热伤。劳伤以理损为主；努损以去瘀为主；热伤以清热为主。热伤阳络则吐衄；热伤阴络则下血，是汤治热伤也。故用犀角清心去火之本，生地凉血以生新血，白芍敛血止血妄行，丹皮破血以逐其瘀。此方虽曰清火，而实滋阴；虽曰止血，而实去瘀。瘀去新生，阴滋火息，可为探本穷源之法也。"

张介宾《景岳全书·卷五十七》："此方治伤寒血燥血热，以致温毒不解，用此取汗最捷，人所不知。盖以犀角之性气锐能散。仲景云：如无犀角，以升麻代之。此二味可以通用，其义盖可知矣。"

【现代研究】

（1）临床研究：犀角地黄汤加味治疗寻常性银屑病 42 例，观察皮损面积与严重指数评分，治疗组疗后 1 周，临床有效率为 61.9%，治疗后 2 周为 73.8%，治疗后 4 周为 85.7%。联合阿维 A 的中西医结合治疗方法较单一的使用阿维 A 治疗寻常型银屑病效果好。

（2）实验研究：犀角地黄汤含药血清对白介素 -22 诱导的人角质形成细胞（HaCaT）有抑制增殖的作用，发现 12.5 ～ 200ng/mL 的 IL-22 均能刺激 HaCaT 细胞增殖。犀角地黄汤可降低大鼠关节滑膜组织中磷酸酯酶 C（PLC-a1）、血管内皮生长因子（VEGF）的表达，对急性期类风湿关节炎有一定的治疗作用。

41. 宣痹汤

【出处】《温病条辨·中焦篇》。

【组成】防己 12g，杏仁 6g，滑石 10g，连翘 9g，山栀 9g，薏苡仁 15g，半夏 9g，蚕沙 6g，赤小豆 9g。

【煎服法】煎药用水量一般以浸过药面 2 ～ 3cm 为宜，根据药量酌情加水，先以冷水浸泡20分钟，武火煮开，文火再煎煮20～30分钟，去渣，温服，每日2次，每次量约150mL。

【功效主治】清化湿热，宣痹通络。主治湿热痹证，症见寒战发热，骨节烦疼，面色萎黄，小便短赤，舌苔黄腻。本方适用于银屑病关节炎患者湿热痹阻证。

【方解】方中以防己为主，入经络而祛经络之湿，通痹止痛；配伍杏仁开宣肺气、通调水道，助水湿下行；滑石利湿清热；赤小豆、薏苡仁淡渗利湿，引湿热从小便而解，使湿行热去；半夏、蚕沙和胃化浊，制湿于中，蚕沙尚能祛风除湿，行痹止痛；薏苡仁还有行痹止痛之功；更用山栀、连翘泻火、清热解毒，助解骨节热炽烦痛。全方用药，通络、祛湿、清热俱备，分消走泄。

【名家论述】《素问·痹论》最早提出痹证的病因为风、寒、湿邪，有"风寒湿三气杂至，合而为痹"之说。吴鞠通认为，这样的论述是不够全面的，而《金匮要略》中提出的"经热则痹"的观点，是对《素问》痹证理论的有益补充。因此，吴鞠通从风湿热的病因入手，配伍而成宣痹汤，是对痹证认识与治疗的补充和发挥。

【现代研究】

（1）临床研究：宣痹汤加减治疗急性痛风性关节炎效果较好，作用与其降低血清超敏C反应蛋白（hs-CRP）和基质金属蛋白酶-3（MMP-3）水平密切有关。治疗急性痛风性关节炎发作期患者116例，治疗组总有效率96.5%，对照组总有效率86.5%，治疗急性痛风性关节炎疗效确切，治疗组明显优于对照组，且随访6个月，复发率低。

（2）实验研究：宣痹汤可抑制下丘脑和血清中白介素-1a、肿瘤坏死因子的产生与释放，从而起到对类风湿关节炎的免疫调节作用。宣痹汤能有效缓解胶原诱导性关节炎（CIA）大鼠临床症状，恢复Th1/Th2漂移，这可能是其临床治疗类风湿关节炎的机制之一，其治疗类风湿关节炎的作用机制也与其抑制关节局部VEGF表达有关。

42.朱仁康教授经验方

【出处】《朱仁康临床经验集-皮肤外科·银屑病论治》。

【组成】桂枝 6g，当归 12g，赤芍 12g，知母 6g，桑寄生 12g，防风 6g，桑枝 6g，怀牛膝 10g，忍冬藤 15g，络石藤 15g，鸡血藤 15g，甘草 9g。

【煎服法】煎药用水量一般以浸过药面 2～3cm 为宜，根据药量酌情加水，先以冷水浸泡 20 分钟，武火煮开，文火再煎煮 20～30 分钟，去渣，温服，每日 2 次，每次量约 150mL。

【功效主治】通络活血，祛风除湿。主治周身泛发皮损，并见关节疼痛，尤以两指关节呈畸形弯曲，不能伸直；脉弦滑，苔薄白腻。

【方解】方以忍冬藤、络石藤清热通络，鸡血藤、当归养血通络，三藤以藤类走窜，直达络脉共起蠲痹止痛之功，以桂枝、桑枝、防风散风通络，赤芍凉血，甘草合中。

【名家论述】朱仁康教授认为：血热为银屑病的主因，由于平素血热，外受风邪，而致血热生风，风盛则燥，故皮损潮红、脱屑；风燥日久，伤阴伤血，而致阴虚血燥，肌肤失养，故皮肤干燥，叠起白屑；银屑病关节炎乃是由于风湿阻络伤营化燥而致。

（马桂琴　王海舰）

参考文献

[1] 马学玉.加味白虎加桂枝汤治疗类风湿关节炎湿热痹阻证临床研究 [J]. 中医学报，2016，227（10）：1574-1576.

[2] 苏利生，林学明，陈贤涛，等.白虎加桂枝汤合四妙散辨治急性痛风性关节炎湿热蕴结证临床研究 [J]. 河南中医，2015，35（4）769-771.

[3] 任小英.白虎桂枝汤治疗急性痛风性关节炎例疗效观察 [J]. 现代医院，2005，5（10）：65-66.

[4] 金红兰，郭瑞新.复方白虎加桂枝汤防治大鼠痛风模型的实验观察 [J]. 深圳中西医结合杂志，2005，15（4）：199-202.

[5] 徐世军，代渊，李磊，等.基于"方证相关"理论的治"痹"经方

调控 T 细胞亚群比较研究 [J]. 中国中药杂志, 2010, 35（15）: 2030.

　　[6] 徐世军, 李磊, 张文生, 等. 基于"方证相关"理论的治"痹"经方调控 TLR / TRAF 信号通路的比较研究 [J]. 中国中药杂志, 2010, 35（8）: 1025.

　　[7] 陈欢, 巨少华, 魏江平, 等. 白虎加桂枝汤对热痹模型大鼠特征性甲基化基因表达的影响 [J]. 中国中药杂志, 2017, 42（2）: 339.

　　[8] 张前德. 草薢丸加味治疗痛风性关节炎 26 例 [J]. 新中医, 2000, 32（10）: 47.

　　[9] 叶遂安, 蔡晓静. 中西医结合治疗银屑病关节炎 32 例疗效观察 [J]. 山西中医, 2008, 24（10）: 16-17.

　　[10] 阮志华, 杨豪, 张文举, 等. 羌活胜湿汤合草薢渗湿汤治疗膝关节骨关节炎 29 例 [J]. 中国中医药现代远程教育, 2014, 5（9）: 46.

　　[11] 张秦, 王玉明, 谢幼红, 等. 当归拈痛汤加减治疗银屑病关节炎湿热痹阻型临床观察 [J]. 北京中医药, 2011, 30（4）: 246-248.

　　[12] 沈维增, 吕红梅, 谢峥伟, 等. 当归拈痛汤对急性痛风性关节炎患者血 IL-1、IL-8 和 TNF-α 的影响 [J]. 中国中医急症, 2011, 20（3）: 353-354.

　　[13] 袁立霞, 刘亚伟. 当归拈痛汤及其拆方对类风湿关节炎大鼠炎症因子谱的调控作用研究 [J]. 时珍国医国药, 2015, 26（6）: 1284-1287.

　　[14] 许伏龙, 袁立霞. 当归拈痛汤及拆方对类风湿关节炎大鼠血清 IL-6 的影响 [J]. 辽宁中医杂志, 2015, 42（4）: 871-873.

　　[15] 易国仲, 袁立霞. 当归拈痛汤对类风湿关节炎大鼠滑膜 MMP-9 的影响 [J]. 时珍国医国药, 2014, 25（5）: 1033-1034.

　　[16] 徐莎婷, 荣誉, 吴杨, 等. 当归拈痛汤及其拆方对急性痛风性关节炎大鼠血尿酸值、IL-1β、TNF-α、COX-2 的影响 [J]. 湖南中医药大学学报, 2013, 33（9）: 44-47.

　　[17] 沈维增, 吕红梅, 陈晓峰, 等. 当归拈痛汤对急性痛风性关节炎大鼠血清白细胞介素 1β 和肿瘤坏死因子 α 的影响 [J]. 中华中医药学刊, 2012, 30（2）: 398-399.

[18] 雷桂平 . 当归拈痛汤对急性痛风性关节炎患者血清 MMP-3 的影响 [J]. 中医临床研究，2011，3（13）：42-44.

[19] 廖江铨，田佳星，陈俊绵，等 . 当归拈痛汤及其拆方对佐剂性关节炎大鼠滑膜组织 VEGF 表达的影响 [J]. 中国中医基础医学杂志，2010,16(4)：298-299.

[20] 乌英别兢，安莉萍 . 当归拈痛汤对佐剂性关节炎大鼠肿瘤坏死因子α 的影响 [J]. 现代中西医结合杂志，2010，19（10）：1187-1188.

[21] 安莉萍，乌英别兢 . 当归拈痛汤对佐剂性关节炎大鼠 T 淋巴细胞亚群 CD4 的影响 [J]. 内蒙古中医药，2009（12）：57-59.

[22] 安莉萍，程鹏，刘辉，等 . 当归拈痛汤对佐剂性关节炎大鼠血清中 MMP-3 表达的影响 [J]. 中国中医急症，2009，18（11）：1851-1853.

[23] 袁立霞，余志坚 . 当归拈痛汤及其拆方对佐剂性关节炎大鼠滑膜组织 ICAM-1 调节作用的实验研究 [J]. 中国中医基础医学杂志，2009，15（1）：52-53.

[24] 魏巍 . 当归饮子加减联合中药药浴治疗静止期银屑病的临床观察 [D]. 哈尔滨：黑龙江中医药大学，2016.

[25] 宫晓峰 . 当归饮子加减治疗银屑病的临床疗效观察 [D]. 哈尔滨：黑龙江中医药大学，2015.

[26] 汪海珍，黄盼，杨志波，等 . 当归饮子配方颗粒对血虚风燥型银屑病患者皮肤屏障功能的影响 [J]. 湖南中医药大学学报，2015，35（4）：41-43.

[27] 吴科佳 . 加减当归饮子治疗银屑病血虚风燥证的临床研究 [D]. 南京：南京中医药大学，2014.

[28] 李芳梅，杨志波，曾宪玉 . 当归饮子对寻常型银屑病患者皮肤屏障功能的影响 [J]. 中医药导报，2014，20（7）：11-13.

[29] 文谦，李芳梅，杨志波，等 . 当归饮子对银屑病模型豚鼠神经酰胺含量、AQP-3 基因及蛋白表达的干预研究 [J]. 环球中医药，2016，9（8）：914-917.

[30] 李芳梅，杨志波，等 . 曾宪玉 . 当归饮子对寻常性银屑病皮肤屏障

功能影响的研究 [J]. 中医药导报, 2014, 20 (7): 11-13

[31] 文谦, 黄刚, 李芳梅, 等. 当归饮子对银屑病模型豚鼠皮肤 Filaggrin 和 Caspase-14 基因及蛋白表达的影响 [J]. 新疆医科大学学报, 2016, 39 (4): 418-421.

[32] Lian Rong Wang. The Effect of Da-Fang-Feng-Tang on treatment of type Ⅱ collagen-induced arthritis in DBA/1mice[J].American Journal of Chinese Medicine, 1999, 27 (2): 205.

[33] 王连荣, 吴伟康. 大防风汤治疗Ⅱ型胶原纤维诱导小鼠类风湿关节炎的实验研究 [J]. 中国实验方剂学杂志, 2010, 16 (2): 100-103.

[34] 李昌勤, 张倩, 康文艺, 等. 大秦艽汤临床应用概述 [J].2010, 32 (6): 1029-1030.

[35] 张治祥, 王艳, 马宏秀, 等. 大补阴丸加味汤治疗类风湿关节炎 21 例 [J]. 陕西中医, 2005, 26 (8): 769-770.

[36] 王燕, 赵毅. 大补阴丸对自身免疫病模型小鼠的免疫药理研究 [J]. 中药材, 2007, 30 (5): 567-570.

[37] 李培生. 高等医药院校教材. 伤寒论讲义 [M]. 上海: 上海科学技术出版社, 1985.

[38] 纪姝花. 独活寄生汤治疗膝关节骨性关节炎疗效评价 [J]. 临床医学, 2014, 34 (2): 124-125.

[39] 雷露, 朱明海. 独活寄生汤治疗膝骨关节炎随机对照临床文献的 Meta 分析 [J]. 风湿病与关节炎, 2016, 5 (1): 25-26.

[40] 陈加守, 李西海, 李会婷, 等. 独活寄生汤水提物对软骨细胞 G_1 期调控因子 mRNA 表达的影响 [J]. 中国中药杂志, 2013, 38 (22): 3949-3952.

[41] 李爱萍, 何昌谋. 独活寄生汤对兔膝骨关节炎体液中 NO、SOD 水平的影响 [J]. 陕西中医, 2010, 31 (10): 1430-1431.

[42] 程维, 张玉辉. 独活寄生汤对膝骨性关节炎患者关节滑液中细胞因子的影响 [J]. 辽宁中医药大学学报, 2011, 13 (10): 216-217.

[43] 杨晓娇，张杰.独活寄生汤免煎颗粒剂对类风湿关节炎模型鼠破骨细胞影响随机平行对照研究 [J].实用中医内科杂志，2013，27（3）：81-83.

[44] 徐令祥.防风通圣散为主治疗银屑病临床研究 [J].医药论坛杂志，2013，33（3）：23-24.

[45] 李锋，杨帆，刘孝兵，等.氯烯雌酚醚联合防风通圣散对银屑病患者 CRP、IL-2、IL-4、IL-10 及 IL-12 影响研究 [J].辽宁中医药大学学报，2015，17（10）：158-160.

[46] 王马剑.复元活血汤治疗骨折急性创伤患者术后疼痛的临床疗效 [J].中医中药，2017，2（2）：135-136.

[47] 姜蔓萍.复元活血汤加减治疗变异型心绞痛疗效分析 [J].医药论坛杂志，2011，32（20）：161-162.

[48] 石米扬，段礼新，易吉萍，等.复元活血汤不分药理作用研究 [J].武汉大学学报：医学版，2004，25（1）：58-61.

[49] 侯斌，蒋传斌，孟凡龙，等.小切口复位内固定加复元活血汤治疗手舟骨骨折 19 例 [J].中国中医药现代远程教育，2012，10（18）：18-19.

[50] 王春华，崔彩霞.桂芍知母汤治疗类风湿关节炎 36 例 [J].光明中医，2009，24（12）：2351.

[51] 施光其，陈国会，孙仁，等.加减桂枝芍药知母汤合益肾除湿丸治疗类风湿关节炎 38 例 [J].新中医，2009，41（4）：70.

[52] 胡阳广，罗丽飞.桂枝芍药知母汤对急性痛风性关节炎患者血浆炎症因子的影响 [J].中国中医急症，2013，22（2）：286-287.

[53] 马桂琴，王承德.桂枝芍药知母汤加减治疗急性痛风性关节炎临床观察 [J].中医正骨，2008，20（8）：14-16.

[54] 余阗，卿茂盛，肖伟，等.桂枝芍药知母汤对类风湿关节炎滑膜细胞凋亡的基因调控的实验研究 [J].当代医学，2010，16（2）：18-19.

[55] 朱玲玲，艾碧琛，曹蓉，等.甘露消毒丹免疫调节作用的物质基础 [J].中医药导报，2015，21（16）：20.

[56] 彭新念，吕文亮，高清华，等.甘露消毒丹合剂抗炎作用的实验研

究 [J]. 湖北中医杂志，2009，31（10）：6-7.

[57] 兰墨赭. 黄连解毒汤治疗急性痛风性关节炎 46 例疗效观察 [J]. 河南中医药学刊，2001，16（4）：58-59.

[58] 李艳，周继福. 黄连解毒汤联合甲氨蝶呤治疗寻常型银屑病 48 例 [J]. 河南中医，2014，34（1）：101-102.

[59] Yue R，Zhao L，Hu Y，et al.Metabolomic study of collagen-induced arthritis in rats and the interventional effects of huang-lian-jie-du-tang, a traditionalchinese medicine [J]. Ethnopharmacol，2013，145（2）：465-475.

[60] Rongcai Yue，Ling Zhao，Yaohua Hu. Rapid-resolution liquid chroma-tography TOF-MS for urine metabolomic analysis of collagen-inducedarthritis in rats and its applications[J].Journal of Ethnopharmacology，2013，145：465-475.

[61] 朱军璇，王敏智，刘彪，等. 活络效灵丹加减方治疗骨性关节炎的药效研究 [J]. 中国中医基础医学杂志，2012，18（4）：389-391.

[62] 徐卫东，罗红梅，喻建平，等. 加味活络效灵丹对啤酒诱发痛风模型大鼠关节组织中 IL-1β 表达的影响 [J]. 风湿病与关节炎，2017，6（3）：63.

[63] 魏揖春. 化斑汤加味合外治法治疗牛皮癣 65 例 [J]. 中医外治杂志，1997（5）：20.

[64] 童燕龄. 加味四物汤治疗类风湿关节炎 42 例临床报告 [J]. 浙江中西医结合杂志，1994，4（3）：37.

[65] 刘炳炎，黄鹰，刘亦兰，等. 加味二妙散透药疗法治疗膝骨性关节炎 31 例 [J]. 湖南中医杂志，2002，11（6）：53.

[66] 彭爱英. 加味二妙散治疗风湿性关节炎效验 [J]. 实用中医内科杂志，1997，11（2）：36.

[67] 王根林. 张志礼辨证治疗寻常型银屑病的经验 [J]. 山西中医，2007，10（5）：10-11.

[68] 周垒，蔡念宁，陶洋，等. 解毒散瘀汤治疗血瘀型银屑病对血脂、载脂蛋白的影响 [J]. 中国医药学报，2001，16（3）：35-36.

[69] 李小伟. 通络蠲痹汤对类风湿关节炎患者 RF、ESR、CPR 及免疫球蛋白水平的影响 [J]. 实用中西医结合杂志，2017，17（6）：162.

[70] 马辉，袁敏哲，姚卓，等. 蠲痹汤治疗活动性类风湿关节炎临床观察 [J]. 辽宁中医药大学学报，2012，14（7）：82-83.

[71] 叶霖，皮慧，王友莲，等. 蠲痹汤对胶原诱导性关节炎大鼠血清和滑膜 Fas/Fasl 系统的影响 [J]. 山西医药杂志，2017，46（5）：203-506.

[72] 俞琦，蔡琨，王文佳，等. 蠲痹汤对类风湿关节炎大鼠模型细胞因子的影响 [J]. 中国民族民间医药，2015，24（14）：1-2.

[73] 傅子健. 普济消毒饮治疗皮肤病经验 [J]. 江西中医药，2000，31（6）：34-35.

[74] 黎同明，王桂香，全世建，等. 普济消毒饮对小鼠免疫功能的影响 [J]. 广州中医药大学学报，2005，22（2）：141-143.

[75] 李福安，魏全嘉，李晓良，等. 秦艽汤对大鼠佐剂性关节炎模型滑膜病理的影响 [J]. 青海医学院学报，2005，26（1）：36-39.

[76] 刘雪梅，刘向东，孙月，等. 清营汤加味联合阿维 A 治疗中、重度斑块状银屑病患者的疗效及免疫调节作用 [J]. 实用医学杂志，2017，35（5）：816-819.

[77] 卢志坚. 清营汤加减治疗 62 例银屑病患者的临床应用效果 [J]. 内蒙古中医药，2015（5）：19.

[78] 李新华，李新文，朱应来，等. 清营汤治疗寻常型银屑病 32 例 [J]. 实用中医药杂志，2001，17（8）：18.

[79] 李松伟. 三痹汤治疗类风湿关节炎临床观察 [J]. 中医药学刊，2006，24（9）：1738-1739.

[80] 张春芳，客蕊，汪洋，等. 三痹汤对实验性关节炎大鼠关节滑膜 MMP-3 及明胶酶 -B 的影响 [J]. 中医药信息，2010，27（4）：50.

[81] 张春芳，汪洋，王炎焱，等. 三痹颗粒对 CIA 模型大鼠血清

CXCR3、CXCR4 mRNA 的影响 [J]. 中医药学报，2014，42（4）：58.

[82] 祁永校，张春芳，纪德凤，等 . 三痹汤对佐剂型关节炎大鼠血清 IL- 6、IL-10 及 MCP-1 的影响 [J]. 中医药学报，2016，44（3）：47-49.

[83] 陈东亮 . 四妙散加减治疗湿热型类风湿关节炎 35 例 [J]. 陕西中医，2007，28（9）：1191-1192.

[84] 范程 . 四妙散加味治疗骨性膝关节炎 269 例 [J]. 陕西中医，2006，12（6）：1511-1512.

[85] 杨澄，朱继孝，王颖，等 . 盐制对黄柏抗痛风作用的影响 [J]. 中国中药杂志，2005，30（2）：144.

[86] 胡俊青，胡晓 . 黄柏化学成分和药理作用的现代研究 [J]. 当代医学，2009，15（7）：139-141.

[87] 苗明三 . 薏苡仁多糖对环磷酰胺致免疫抑制小鼠免疫功能的影响 [J]. 中医药学报，2002，30（5）：49.

[88] 朱红军 . 中西医结合治疗银屑病关节炎的临床研究 [J]. 中医学报，2012，27（12）：1644-1645.

[89] 何夏秀，杨瑾 . 冯兴华运用四妙勇安汤治疗风湿病验案 4 则 [J]. 中医杂志，2012，53（9）：735-737.

[90] 李生梧 . 加味四妙勇安汤治疗类风湿关节炎 53 例 [J]. 陕西中医，2000，21（11）：492-493.

[91] 周锦友 . 四妙勇安汤合四妙散加味治疗痛风性关节炎 16 例 [J]. 湖南中医学院学报，1996，16（1）：18-19.

[92] 魏艳，杨锡明，王慎娥，等 . 中西医结合治疗活动期类风湿关节炎 50 例临床观察 [J]. 中国中医药科技，2013，20（1）：54-55.

[93] 马卫国，孟凤仙，张继胜，等 . 加味四妙勇安汤对 CIA 大鼠关节炎性病理损伤的作用研究 [J]. 天津中医药，2017，34（1）：43-47.

[94] 祁玉军，王佳晶 . 房定亚用四妙勇安汤加味治疗银屑病关节炎 [J]. 北京中医，2002，21（2）：80-81.

[95] 樊相军，高永富 . 房定亚教授应用四神煎治疗多种膝关节炎 [J]. 中

医药研究，2001，17（4）：1.

[96]曹炜，张华东，刘宏潇，等.四神煎治疗类风湿关节炎50例临床观察[J].北京中医药大学学报，2008，（31）7：490-493.

[97]马俊福，朱跃兰，侯秀娟，等.不同剂量四神煎对胶原诱导性关节炎大鼠炎性细胞因子及肝肾功能的影响[J].中华中医药杂志，2015，30（8）：2949-2954.

[98]马桂琴，何夏秀，刘宏潇，等.冯兴华治疗瘀血痹学术思想[J].中国中医药现代远程教育杂志，2018，16（4）：68-70.

[99]吴晓云，王晓华，李应宏，等.身痛逐瘀汤联合西药治疗银屑病关节炎瘀血痹阻证患者疗效观察[J].内科，2017，12（4）：480-483.

[100]王颂歌.身痛逐瘀汤治疗气滞血瘀型风湿性关节炎效果研究[J].中国继续医学教育，2016，8（1）：177-178.

[101]邹震，张旭桥，郭绍勇，等.身痛逐瘀汤治疗膝关节骨性关节炎疗效观察[J].现代医药卫生，2015，31（5）：738-739.

[102]潘莉虹，李丽琼，欧阳晓勇，等.身痛逐瘀汤加减治疗银屑病36例[J].云南中医中药杂志，2015，36（2）：33.

[103]孙志新.身痛逐瘀汤及其配伍对佐剂性关节炎大鼠的实验研究[D].哈尔滨：黑龙江中医药大学，2008.

[104]王锦波，安莉萍.身痛逐瘀汤对佐剂关节炎大鼠纤维蛋白原水平的影响[J].新疆中医药，2008，26（2）：9-11.

[105]王景福，贾东强.升麻鳖甲汤治疗寻常型银屑病[J].浙江中医杂志，1995，2：67.

[106]范永升，温成平.阴阳毒证治探讨[J].中国医药学报，1997，12（4）：55-56.

[107]宋耀鸿.阴阳毒病证治之浅见[J].四川中医，1991，9（5）：10-11.

[108]葛明，张虹亚，李美莲，等.桃红四物汤加减治疗银屑病38例[J].安徽中医学院学报，1998，17（5）：32.

[109]韦永先，王续荣.桃红四物汤加味治疗银屑病32例[J].陕西中医，

1990，11（2）：61.

[110] 陈励 . 桃红四物汤加减治疗银屑病 40 例临床观察 [J]. 光明中医，2009，24（6）：1078-1079.

[111] 蒋雪峰 . 桃红四物汤加减联合激素治疗对类风湿关节炎 MMP-9 水平的影响 [J]. 贵州医药，2016，40（10）：1093-1095.

[112] 于静，高明利，薛书燕，等 . 桃红四物汤对 AA 大鼠整体及病理影响的实验研究 [J]. 实用中医内科杂志，2011，25（5）：6-8.

[113] 李宁，宋敏，宋志靖，等 . 桃红四物汤加味对膝关节骨性关节炎大鼠关节软骨中 MMP-1 及 TIMP-1 的影响 [J]. 甘肃中医学院学报，2009，26（6）：12-14.

[114] 崔生海 . 温清饮加味治疗寻常型银屑病 40 例 [J]. 陕西中医，1998，（19）5：197.

[115] 杜旭，仉雁，李玉文，等 . 温清饮免疫双向调节作用的实验研究 [J]. 中国中医基础医学杂志，1999，5（11）：30-31.

[116] 魏东 . 小活络丹加减治疗早中期膝骨关节炎 120 例 [J]. 中医正骨，2010，22（7）：50-52.

[117] Setnikar I，Palumbo R，Canali S，et al. Pharmacokinetics of Glucosamine in man [J]. Arzneimittelforschung，1993，43（10）：1109-1113.

[118] Barclay TS，Tsourounis C，Mccart GM. Glucosamine[J]. Ann Pharmacother，1998，32（12）：574-579.

[119] 黎潭辉，罗淑芳，杨少勇，等 . 小活络丹治疗膝骨性关节炎 58 例 [J]. 河南中医，2012，32（4）：489-490.

[120] 潘竞锵，肖柳英，张丹，等 . 小活络丸的免疫抑制、抗氧化剂抗炎镇痛作用 [J]. 中国临床康复，2006，10（47）：188.

[121] 王少红，潘竞锵，肖柳英，等 . 小活络丸抑制佐剂性关节炎大鼠免疫性炎症作用机制 [J]. 中国民族民间医药，2009（16）：6-7.

[122] 辛勤，司端运，等 . 仙方活命饮的抗炎及解热作用研究 [J].2002，25（1）：37-38.

[123] 李建平，成玉明，王桂霞，等. 仙方活命饮体外抑菌实验研究 [J]. 中国实验方剂学杂志，2002，9（6）：61.

[124] 张景峰，李敏然，宋玉霞，等. 消风散治疗银屑病的临床效果 [J]. 内蒙古中医药，2010（13）：59-60.

[125] 李红梅，谢昌奋. 血府逐瘀汤配合手术治疗股骨颈骨折临床研究 [J]. 河南中医，2017，37（8）：1415-1417.

[126] 韦福巧，杨素清，刘畅，等. 围刺联合血府逐瘀汤治疗血瘀型斑块状银屑病的临床观察 [J]. 针灸临床杂志，2017，33（5）：18.

[127] 梁莹，周萌. 活血化瘀中药复方对小鼠银屑病模型的影响. 中国医药导报，2009，6（26）：10.

[128] 郭昌星，杨兴易，林兆奋，等. 血府逐瘀汤对全身炎症反应综合征患者氧自由基的影响. 中国中西医结合急救杂志，2002，9（4）：229.

[129] 贺兰珍，杜小娜. 犀角地黄汤加味为主治疗寻常型银屑病 42 例临床观察 [J]. 浙江中医杂志，2015，7（50）：508-508.

[130] 张奇峰. 犀角地黄汤加减联合阿维 A 治疗寻常型银屑病疗效观察 [J]. 中国卫生标准管理，2016（2）：141-142.

[131] 叶静静，陈宁刚. 犀角地黄汤重用生地治疗进展期血热证银屑病 30 例 [J]. 浙江中医杂志，2015，50（8）：587.

[132] 闫小溪. 银屑病经典方剂含药血清对白介素 -22 诱导 HaCaT 细胞增殖的影响 [D]. 北京：北京中医药大学，2014.

[133] 李茜，高峰，杨学文，等. 犀角地黄汤对胶原诱导性关节炎大鼠模型滑膜组织中磷脂酶 C-γ1 表达的影响 [J]. 中国医药导报，2013，10（29）：7-9.

[134] 李茜. 加味犀角地黄汤对 CIA 模型大鼠关节滑膜组织中 VEGF、VEGFR2 表达的影响 [D]. 南京：南京中医药大学，2010.

[135] 王国强. 从热痹论治急性期痛风 [J]. 光明中医，2015，2（2）：371-372.

[136] 蓝艳，柳占元，谢丽福，等. 宣痹汤对急性痛风性关节炎患者

血清超敏 C 反应蛋白和基质金属蛋白酶 -3 水平的影响 [J]. 中国现代医生，2014，52（17）：76-78.

[137] 蒙康龙，任惠萍 . 宣痹汤治疗急性痛风性关节炎 116 例疗效观察 [J]. 世界中医药，2013，8（7）：761-763.

[138] 刘成德，王振宇，李淑莲，等 . 宣痹汤对佐剂性关节炎大鼠下丘脑和血清中 TNF-α 和 IL-1β 含量影响 [J]. 中医药学报，2009，37（6）：27-28.

[139] 黄颖，周刚，谢婷，等 . 宣痹汤对 Ⅱ 型胶原诱导的关节炎大鼠关节组织 VEGF 的影响 [J]. 安徽中医学院学院学报，2008，27（2）：27-29.

[140] 平凡，李成荫，朱丰林，等 . 宣痹汤加减治疗痛风性关节炎临床疗效的 Meta 分析 [J/OL]. 中国实验方剂学杂志，2015，21（21）：193-196.

第七章

银屑病关节炎的护理与调摄

医学大家孙思邈曰："上医医未病之病，中医医欲病之病，下医医已病之病。"即医术精湛、品德高尚的医生应指导人们保持健康的生活方式，养生颐寿，增强体质，从而达到不患病或少患病的目的，使人们能"尽终其天年"。正如《素问·四气调神大论》云："圣人不治已病治未病，不治已乱治未乱……夫病已成而后药之，乱已成而后治之，譬犹渴而穿井，斗而铸兵，不亦晚乎！"可见古人在两千年前就认识到预防疾病的重要意义。

银屑病与银屑病关节炎护理的目的在于使患者保持充足的睡眠，有良好的精神状态；维持体温恒定，保证皮肤清洁干燥及皮肤的完整性，减少能量消耗；维持适当的营养及体液平衡；避免感染；注意口腔、眼部卫生，忌食刺激性食物；保护关节，防止肌肉萎缩或关节变形及压疮发生；指导患者合理用药。

预防调摄主要体现在三方面，第一是消除紧张情绪，避免诱发因素，防止感染，合理饮食，养生良好的生活起居习惯。第二是平素锻炼身体时注意关节保护，维持关节活动度，注意不要过度疲劳，戒烟戒酒。第三要坚持治疗，树立战胜疾病的信心。

第一节　护理

一、一般护理

精神情志的调节、规律的饮食起居在人类防病、治病、延年益寿中起了很大作用。

银屑病关节炎在治疗的同时，不能忽视护理，常言"三分治疗，七分护理"，说明在正确治疗本病的同时，一定要有恰当的护理密切配合，对银屑病关节炎的康复具有十分重要的意义。

1. 发热护理

对红皮病型、脓疱型银屑病患者伴发热时，应每4小时测体温1次，观察发热类型变化。低热首先考虑物理降温，如温水擦浴、多饮水等，必要时药物降温，禁用酒精擦浴。降温过程中要密切观察患者体温、脉搏变化，并观察降温后的血压及意识情况，避免失水过多导致低血容量性休克。高热时应食用清淡、易消化饮食，少量多餐。高热期间每天早晚应进行口腔护理，饮食前后均应漱口，口唇干裂者可涂液状石蜡油保湿。

2. 皮肤护理

保持皮肤清洁干燥及皮肤的完整性，抑制细菌滋生，减少皮屑，改善外观。银屑病皮肤损害多发于头皮及四肢伸侧，尤其是肘、膝部位，呈散在或广泛分布，应嘱患者要搞好个人卫生，经常修剪指甲，皮肤出现瘙痒、疼痛、水肿时，做好创面护理，防止感染，不得抓挠斑块或摩擦皮肤，以免症状加重。不要用盐水、肥皂水、热开水清洗，宜选用温水清洗，脓疱型不宜过早去除结痂，每日更换毛巾、床单、被罩等，脱去的衣物在支撑架保护下给予远程红外线照射。病房内保持通风，每日紫外线消毒，每次照射半小时。

尽量避免皮肤与刺激性物质如油漆、石灰等接触；皮损处禁止静脉穿刺及使用胶布粘贴。发作期患者不宜紫外线照射和使用刺激性药物，以免引起同形反应，可在皮损处涂浓度低、较温和的冷霜、硅油霜及紫草油等。搽药期间注意皮肤的变化，如发现皮损扩大，应及时报告医生，皮损在头发处则剪去周围的头发。皮损恢复期应勤换内衣裤，穿宽松的棉质内衣裤。定期对患者进行皮肤检查并及时观察皮损部位、颜色、弹性、大小形状和原发灶的一系列变化等。

对银屑病患者进行日光疗法应考虑患者的整体健康状况、皮损情况、环境、温度、持续时间及注意事项。整体健康状况不佳者不宜进行日光疗法，如伴有严重疾病、过度疲劳、严重虚弱、发热及光过敏者。急性进展期病例及红皮病型病例应慎用，脓疱型及掌跖银屑病不选用。进行日光疗法环境应安静、不潮湿，空气应流动且清新，沙滩或草坪上放置日光浴床（或垫）是较好的选择，海水浴或温泉浴与日光疗法相结合疗效更为确切；温度应适宜，气温过低或过高均不宜进行日光疗法。温度适宜时，宜选择在 08：00～10：00 和 16：00～17：00 时实施，不宜在光线强烈时暴晒，以免晒伤和中暑。同时应注意保护眼睛、生殖器及皱襞部位，以免造成伤害。日光照射持续的时间应因人而异，通常应先短后长，逐步适应，比如从每次 10～15 分钟逐渐延长至 30 分钟。每日多次、每次短时的规律照射更为安全有效。

3. 失眠护理

保证充足睡眠，对疾病的恢复有着重要的意义。晚餐宜在睡前 3～4 小时进行，不能进食太晚，少吃油腻食品。睡前不喝浓茶、咖啡，可以多散步，不仅可增强免疫力，也可促进睡眠。睡前泡温水澡，既能使患者舒服又能促进睡眠，劝导患者放下所有不愉快事情，坦然面对疾病。冬季注意保暖。护士安排床位时，注意患者年龄、病情差异，避免处置时影响其他患者；合理安排治疗、护理时间，动作要轻稳，做到不影响患者休息。让患者的床铺平整、柔软、舒适，这样更利于患者入眠。

4. 关节护理

关节保护应贯穿于患者的日常生活中，坚持锻炼，维持关节活动度。急性期关节肿胀明显，疼痛剧烈，兼有发热者，要卧床休息，并将患肢垫起；对关节僵硬、活动不便者，护理人员用温水擦洗患处，以改善局部血液循环。慢性患者长期卧床者，定时翻身，更换体位，将罹患关节保持在功能位置，协助患者进行床上被动活动，以加速局部血液循环，防止肌肉萎缩或关节变形及压疮发生。避免不恰当的护理动作，如牵拉病患肩、腕关节。恢复期避免关节长时间负重，如手长时间提重物，必要时可使用保护关节的用具，如护膝等。保护关节功能位在夜间尤其重要，必要时可用小夹板固定。足趾关节肿痛者鞋子要柔软、舒适、大小适宜，避免穿硬底鞋。

5. 临床用药护理

指导患者及家属服药方法和注意事项，鼓励患者坚持服药。临床上用于治疗银屑病关节炎的西药有来氟米特、甲氨蝶呤、柳氮磺胺吡啶等，其主要用于对 NSAIDs 疗效不佳的严重和进展性银屑病关节炎患者，尤其是多关节病变者可联合用药。急性期可用 NSAIDs 和强的松，部分反复发作患者可运用生物制剂改善病情。因个体差异可能会出现消化系统损害、肝肾功能损害、肺炎、继发性闭经、药疹、药物热和白细胞减少等不良反应。糖皮质激素长期服用主要会出现骨质疏松、感染、股骨头坏死、类固醇性糖尿病等不良反应，用药期间应定期行肝肾功能和血尿常规检查。在住院过程中，根据患者的性格差异和生活习惯不同，发现患者用药不当之处，有重点地予患者做用药指导。一旦发现不良反应要安慰患者，及时报告医生，做好对症处理。因服用药物出现恶心者可先饮牛奶后服药或与饭同时服用。在用药期间应避免怀孕，至少要停用这些药物半年以上方可怀孕，并告知患者一些药物可能诱发及加重病情，如抗疟药、锂剂、心得安和其他 β 受体阻滞剂、奎尼丁、吲哚美辛等。出院后由责任护士按时做好随访工作，了解患者用药情况，督促患者按时服药、定期复查、不适随诊等。

二、心理调适

中医学认为，人的精神活动包括喜、怒、忧、思、悲、恐、惊，精神心理因素在某些情况下为重要的致病因素，导致疾病的发生发展与恶化。应了解患者主要存在的心理问题，并个别指导患者、重点护理以矫正患者存在的各项不良心理及极端行为。

银屑病关节炎是一种炎性关节病，具有银屑病皮疹、关节和周围软组织疼痛、肿胀、压痛、僵硬和运动障碍，部分患者可有骶髂关节炎、脊柱炎，由于病程迁延，易复发，晚期可导致关节强直、残疾等。有的患者对银屑病不了解、不在乎、不配合治疗，加上不良的生活习惯，使疾病更加不易控制；或者是心理上过度紧张，有病乱投医，往往事与愿违，都会导致疾病的恶化，从而引起严重的心理障碍。对中重度抑郁、不愿参加公共活动及进入公共场所患者，应让患者及家属了解该病无传染性，多鼓励并动员患者家属支持患者，给患者以温暖与关怀。对重度焦虑、重度抑郁患者，还可经患者家属同意请心理医生会诊并进行相应药物及心理支持治疗。

银屑病的转归与心理状态有着密切的关系，全面准确地对患者的心理状况进行评估，并实施个性化、整体化的心理护理干预，对缓解患者的病情及促进患者的康复、避免复发、改善生活质量具有十分重要的意义。具体可包括以下几个方面：

1. 集体心理干预

定期召集入选的患者，在专门的治疗室进行放松训练，缓解精神压力，包括渐进性肌肉松弛和引导想象，每次25分钟，每日2次，持续2周。同时指导患者平时生活要有规律、每天保持精神愉快、多听音乐、经常锻炼身体，举行一些娱乐性比赛活动，以分散患者的注意力，增强其主观能动性，提高自我处理的能力，从而起到良好的心理调节作用，消除其精神紧张，缓解压力，对促进康复十分有益。

2. 个体心理干预

（1）掌握患者的心理状态　护理人员利用沟通技巧，经常与患者谈心，耐心倾听他们的心理倾诉、感受和疑虑。尤其对初发患者，认真倾听患者的主诉，分析患者的心理状态，了解患者所想、所思、所虑及对本病的认知情况，以便更细致、全面地解答患者的疑问。组织患者、家属与同事和其他银屑病患者进行心理沟通和交流，定期开展座谈会、知识讲座和防治经验交流会等，以利于疾病的早日康复。

（2）个体化心理护理　焦虑、恐惧患者：有关统计数据显示约75%的银屑病关节炎患者皮疹出现在关节炎前。皮疹表面覆盖有丰富的银白色鳞屑，这些多部位鳞屑让患者苦不堪言，这种在毫无思想准备的情况下突然发病，极易引起复杂的心理反应，从而产生焦虑、抑郁情绪。此时应耐心向患者介绍疾病方面的知识，包括银屑病关节炎的病因、临床表现、治疗及预后、用药指导（如甲氨蝶呤的不良反应随着药物的代谢会消失）、饮食指导（如不进食辛辣食物），使患者对疾病有较全面的了解而做好应对疾病的思想准备，以缓解其焦虑、恐惧的心理。

抑郁患者：这种抑郁心理将直接影响治疗效果，故应采取有针对性的心理干预措施。首先，指定专业医生和经过心理学培训的护理人员根据患者的个性、职业、文化修养不同，有针对性地消除其抑郁等不良情绪，使患者积极、有效地配合治疗；并采取多渠道沟通的原则，取得家属的支持与参与，主动与患者交流，让其说出自己的忧虑，使其把内心矛盾与感受宣泄出来，培养患者的正性情绪。因为良好的情绪能使人保持一种向上的力量，并充分调动机体的各种潜能，以积极应对外界环境的复杂变化，从而缓解抑郁情绪。

针对焦虑、抑郁患者，更要有高度的同情心和责任感，关心、爱护、帮助患者，积极寻找康复资料，向患者介绍治疗的新方法和成功的典型病例，调动其治疗的积极性。对文化水平低的患者，用通俗易懂的语言解释疾病的病因、治疗和康复过程中可能出现的情况，以消除患者因不知情而造成的焦虑、抑郁心理，同时建立电话联系方式，随时接受患者及家属的咨询和沟通。

告知并帮助患者纠正不良的行为，告知合理安排饮食、生活起居、工作和学习，忌食辛辣食物，少食牛羊肉及海鲜类，戒烟酒，合理用药的必要性。用行为和语言艺术随时在病房为患者制造愉快、轻松的气氛，帮助患者在病房与病友建立和谐、融洽的关系，改变病房的沉闷气氛。

详细讲解银屑病的相关知识，并且主动用手去触诊患者的皮疹，同患者亲切交谈，让家属及室友知道该病不传染，消除他们的恐惧及歧视心理，为患者营造一个和谐、安静和舒适的家庭环境及良好的社会支持环境。有研究表明，依从性差可影响患者的生活，40%～60%的银屑病患者有不遵从治疗和护理的现象。根据患者不同的特点，结合临床经验，给予不同的指导，提高患者的依从性。

家庭是人类生活的最基本单位，是人类生活和休憩的港湾，对于每个个体来讲，家人的支持和关心都非常重要。在临床中应协助患者和家庭成员之间建立和谐的关系，在进行健康教育的时候多鼓励患者的家人参与，鼓励家庭成员多与患者聊天、沟通，让患者充分体会到自尊和被爱的感觉，改善对疾病的态度，提高生活质量。

适当给予形象指导。对皮疹发生在头皮及四肢暴露部位者，尤其是年轻女性，告知因治疗需要剪短头发，需细致、耐心跟患者进行心理沟通交流，用欣赏的眼光来看他们的新形象，建立良好护患关系。建议患者选择适合自己的假发戴上，穿长袖衣裤，保持自信、乐观的心态。

（王海舰　马桂琴）

参考文献

[1] 乐惠玲.银屑病关节炎患者的病情观察与护理 [J].现代实用医学，2007，6（19）：494-495.

[2] 朱金金.34 例银屑病患者临床护理体会 [J].齐齐哈尔医学院学报，2015，36（7）：1054.

[3] 尹静.银屑病关节炎 23 例护理体会 [J].基层医学论坛，2011，15（4）：45.

[4] 杨梅，陈学兰.银屑病关节炎的治疗进展与护理对策 [J].全科护理，2013，13（11）：3434-3435.

[5] 范平.自然疗法与银屑病康复治疗 [J].中国疗养医学，2012，21（10）：882-884.

[6] 杨姗姗.中医治疗银屑病的治疗和护理措施 [J].临床医药文献杂志，2017，4（68）：13385-13386.

[7] 吕永贞，胡传香.类风湿关节炎的护理体会 [J].云南中医中药杂志，2004，25（4）：4.

[8] 杨梅，陈学兰.银屑病关节炎的治疗进展与护理对策 [J].全科护理，2013，12（11）：3434-3435.

[9] 葛伟，李方，刘凌昕.银屑病关节炎的中西医结合辨证护理 [J].中国中医急症，2010，8（19）：1451-1452.

[10] 陈丽萍，肖清.浅谈类风湿关节炎的中医护理 [J].光明中医，中国中医急症，2015，10（10）：2216-2217.

[11] 冯占芹，颜爱萍寻常型银屑病患者心理因素分析及护理干预 [J].皮肤与性病，2009，2（31）：5-6.

[12] 亓克玲，亓秀丽．系统护理干预对银屑病治疗患者的影响 [J]. 哈尔滨医药，2010，30（3）：94-95.

[13] 王聪敏，李海涛，余明莲，等．心理护理对银屑病患者心理状态的影响 [J]. 实用皮肤病学杂志，2014，4（2）：138-139.

[14] 倪宝英，朱建英，李冬梅，等．电解脱弹簧圈栓塞颅内破裂动脉瘤 104 例护理体会 [J]. 解放军护理杂志，2003，20（3）：73.

[15] 杨红梅．介入手术病人全程心理护理的探讨 [J]. 护士进修杂志，2003，18（2）：152.

[16] 许晓云．银屑病关节炎患者心理问题分析及心理干预 [J]. 齐鲁护理杂志，2014，20（11）：95-96.

[17] 何桂英，邓敏，田红梅，等．心理护理对寻常型银屑病患者心理状态的影响 [J]. 中国煤炭工业医学杂志，2010，8（13）：1224.

[18] 白美蓉．健康教育对银屑病患者依从性影响的观察 [J]. 现代临床医学，2012，38（3）：221-222.

[19] 白美蓉，周慧，刘艳，等．循证护理在银屑病心理护理中的应用 [J]. 中国中西医结合皮肤性病学杂志，2013，12（6）：382-383.

[20] 陈都红，王超，黄丹丽，等．综合护理干预对银屑病患者生活质量的影响 [J]. 中华全科医学，2013，6（11）：972-973.

第二节 预防与调摄

中医学一直把"治未病"作为医疗卫生实践的理想境界。《丹溪心法·不治已病治未病》指出："今以顺四时，调养神志，而为治未病者，是何意耶？盖保身长全者，所以为圣人之道。"清代曹庭栋在《老老恒言·慎药》中则进一步强调日常养护的作用："以方药治已病，不若以起居饮食调摄于未病。"强调了"未病先防"或"无病重防"之意。

严重的关节炎会影响患者的生活质量，早期诊断并及时治疗能延缓或阻止关节损害。在银屑病阶段，皮损病情稳定时保持精神愉快，坚持锻炼，注意防范风寒、潮湿，合理调配膳食，早治疗，则会降低发生银屑病关节炎的机率。

一、饮食调养

对于饮食调护，历代医家都十分重视，宋金元时期尤为突出。如元代《饮膳正要·前言》作为一部营养和食疗专著，把饮食调护与人体保健、饮食卫生等密切结合，指出："使以五味调和五脏，五脏和平，则血气资荣，精神健爽，心志安定，诸邪自不能入。"《备急千金要方·食治》说："为医者，当洞察病源，知其所犯，以食治之，食疗不愈，然后用药。""食能排邪而安脏腑，悦情爽志以资气血。"当人体患病之时，脏腑的综合调节功能就会减退，对饮食的选择就非常重要，如果药疗、食调适应病情，就可相得益彰，提高疗效。

人应顺应自然界的变化规律用食，做到与自然的协调统一。《养老奉亲书》指出，"当春之时，其饮食之味，宜减酸益甘以养脾气""选食治方中性稍凉、利饮食，调停与进，自然通畅"；"当夏之时，宜减苦增辛，以养肺气""饮食温软，不令太饱……生冷肥腻，尤宜减之……瓜果之类，量虚实少为进之"；"当秋之时，其饮食之味宜减辛增酸，以养肝气""其新登五谷，不宜与食，动人宿疾"；"当冬之时，其饮食之味宜减咸而增苦，以养心气""煎炉之物尤宜少食……晨朝宜饮少醇酒，后进粥"。按西医观点，就是通过食物可调节机体的免疫功能，机体免疫功能改善，则可预防和减少一些疾病的发生。

（1）辨证食疗　根据患者的不同证型给予辨证指导。《素问·阴阳应象大论》"形不足者，温之以气，精不足者，补之以味"之言，说明补益也要根据人的体质及虚之所在而有所区别。银屑病关节炎血分燥热为本，对于血热内蕴型患者，可食绿豆、丝瓜、冬瓜、藕、百合、黄瓜、苦瓜等清热之品；对于湿热内蕴型患者，可食用薏苡仁、山药、赤小豆等利湿之品；对于热毒痹阻型患者，可食用兔肉、鸽肉、黑木耳、竹笋、紫菜等清热凉血、舒筋通络之品；对于阴虚血燥患者，可食用乌梅、柚子、豆腐等清热生津之品。

在临床中必须重视发物的问题。发物忌口是关节炎患者所必须遵循的食物调养原则，在临床中也常遇到银屑病关节炎食海鱼（无鳞鱼）、羊肉等导致关节肿加重，皮疹复发或加重。发物的概念最早见于《黄帝内经》，《素问·热论篇第三十一》中记载："病热少愈，食肉则复，多食则遗，此其禁也。"《金匮要略·禽兽鱼虫禁忌并治第二十四》中说："所食之味，有与病相宜，有与身为害。若得宜，则益体，害则成疾，以此致危，例皆难疗。"《本草纲目》曰："羊肉大热，热病及天行病，疟疾后，食之必发热致危。"清代王孟英《随息居饮食谱》中记载，荞麦"发痼疾"，黑大豆"性滞壅气"，胡椒"多食动火烁液"，春芥菜"发风动气"，桃"多食生热，发痈疮"，猪肉"多食助湿热"，鸡"多食生热、动风"，鹅"动风发疮"。现代名医秦伯未认为，凡能引起口干、目及牙龈肿胀、大便闭结等的芥菜、韭菜、香菇、金花菜等都属发物，而阴虚证尤其外科疔毒疮痈宜忌食发物和过敏性食物，特别是海鲜。鱼、猪肉、鸡、鸭、瓜果都有各自的营养价值，必须根据病情及个体情况予以合理调配，以对病情有力为原则。皮肤损害急性进展期、关节炎湿热内蕴证、热毒痹阻证候，要做到绝对忌食发物，尽量清淡饮食，其他证候及皮肤损害静止期忌口可以适当放松。总结如下：

海腥类：海腥类发物主要包括带鱼、黄鱼、鲳鱼、蚌肉、虾、螃蟹等水产品，这类食物多性温而腥，对体质过敏者，易诱发过敏性疾病，同时也易催发疮疡肿毒等皮肤疾病。

果品类：此类属发物者有桃、杏、银杏、芒果、杨梅、樱桃、荔枝、甜瓜等。古人曾指出，多食桃易生热，发痈、疮、疸、疖、虫疳诸患；多食杏生痈疖、伤筋骨。

禽畜类：此类属发物者有公鸡、鸡头、猪头肉、鹅肉、鸡翅、鸡爪、驴肉、獐肉、牛肉、羊肉、狗肉、鹅蛋、鸭蛋等，这类食物自动而性升浮，食之易动风升阳，触发肝阳头痛、肝风脑晕等沉疴，还易诱发或加重皮肤疮疡肿毒。

食用菌类：过食这类食物易致动风生阳，触发肝阳头痛、肝风眩晕等沉疴，还易诱发或加重皮肤疮疡肿毒，如蘑菇。

酒类：白酒、啤酒、葡萄酒等各种酒类，易诱发热毒皮肤疮疡等。

蔬菜类：此类属发物者有竹笋、芥菜、香椿、尖椒等，这类食物易诱发皮肤疮疡肿毒。

（2）科学选食　饮食要合理化、科学搭配，避免盲目忌口。由于患者大量皮屑脱落，蛋白丢失多、消耗大，维生素、微量元素也有部分丢失，久病体虚者饮食更不可过量，进食要守时、适量，不可暴饮暴食、饥饿失常，饮食应以清淡为主。应当多吃新鲜的蔬菜水果等，以增强抵抗力。蔬菜含有丰富的胡萝卜素、维生素 C 及维生素 B_1、维生素 B_2 和天然的抗氧化物等，如白菜、胡萝卜、苦瓜、土豆、茄子等；水果含有丰富的果酸、果胶等；红黄色的水果同时富含维生素 C 与胡萝卜素，如鲜枣、橙子等。同时指导患者选用高蛋白、高维生素、易消化的食物，多吃含钙、锌的食物，如葡萄干、芝麻、松子、排骨等；少食用糖类和脂肪食物，食盐用量也应比正常人少，盐摄入过多会造成钠盐潴留。银屑病关节炎患者在服用西药治疗时会出现消化道症状，如恶心、呕吐、胃肠道出血等，故应根据患者的需要和疾病的特点，配制适合于患者的饮食，鼓励患者进食。

二、中医食疗方法

中医学认为，燥为秋之主，人只要稍不注意就会有燥邪入侵，口干舌燥。适当喝粥可以滋脾润燥，养阴清燥，对银屑病患者大有裨益。下面介绍几种食疗粥：

梨子粥：梨子 2 个，洗净后连皮带核切碎，加粳米 100g，和水煮粥，可作为秋令银屑病患者常食用的保健食品。

胡萝卜粥：将胡萝卜用素油煸炒，加粳米 100g 和水煮粥。因胡萝卜含有胡萝卜素，银屑病患者摄入后可转化为维生素 A，适用于皮肤干燥、口唇干裂者。

菊花粥：菊花 60g，粳米 100g，先将菊花煎汤，再同煮成粥。因其具有散风热、清肝火、明目等功效，对银屑病患者也有较好的防治作用。

生槐花粥：将生槐花与土茯苓适量一同放入锅内，加入适量的水烧开后取出槐花的汁液，之后加入粳米 60g 煮成粥食用。本方有清热凉血的作用，同时还可以帮助银屑病患者缓解皮肤的瘙痒。

冬瓜薏苡仁汤：冬瓜仁 500g，薏苡仁 50g，食盐适量；将冬瓜切成片，与薏苡仁加适量水共煮，小火煮至冬瓜烂熟为度，食用时加食盐调味。有健脾、清热利湿的作用，适用于银屑病关节炎湿热内蕴而湿邪偏盛者。

芝麻粥：芝麻 50g，粳米 100g，先将芝麻炒熟，研成细末，待粳米煮熟后，拌入芝麻同食。秋冬季节食用可清肺润燥。

车前子薏苡粥：将车前子放入布袋中，将袋口封住放入锅中，加入适量水烧开，取出布袋后加入薏苡仁煮成粥。此粥有清热解毒、祛风利湿的功效，每天食用一次，适用于银屑病关节炎患者食用。

栗子粥：栗子 50g，粳米 100g 加水同煮成粥。因栗子具有良好的养胃健脾、补肾强筋、活血化瘀的作用，尤其适用于老年银屑病患者腰膝酸痛、关节痛等。

（王海舰　马桂琴）

参考文献

[1] 郭颖，王金凤，于秀历，等 . 实用护理临床实践 [M]. 北京：科学出版社，2013.

[2] 戴德银，钟梁，代升平，等 . 风湿病饮食用药调养 [M]. 北京：化学工业出版社，2016.

[3] 张婷婷，郑福保 ."发物"在皮肤病治疗中的意义 [J]. 西部中医药，2011，24（8）：90-91.

[4] 吴华香，李军，郑敏，等 . 银屑病关节炎的临床特征和治疗 [J]. 中华皮肤科杂志，2005，3（38）：170-171.

[5] 秦伯未 . 秦伯未医学名著全书 [M]. 北京：中医古籍出版社，2006.

[6] 魏淑兰 . 骨折患者的中医饮食调护 [J]. 甘肃中医，2010，23（3）：62.

[7] 尤蔚 . 银屑病 [M]. 北京：中国医药科技出版社，2014.

[8] 马桂琴 . 类风湿关节炎辨治医话三则 [J]. 风湿病与关节炎，2013，2（7）：75-77.

[9] 李克光 . 金匮要略讲义 [M]. 上海：上海科学技术出版社，1985.

[10] 李时珍 . 本草纲目（校点本第 2 册）[M]. 北京：人民卫生出版社，1979.

[11] 王士雄 . 随息居饮食谱 [M]. 天津：天津科学技术出版社，2002.

[12] 丁春燕 . 浅谈银屑病患者的护理 [J]. 中国现代药物应用，2011,5(23)：103-104.

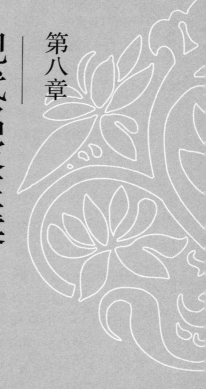

第八章

现代名家医案

一、朱仁康教授治疗银屑病经验

医论：朱仁康教授认为，血热是本病的主因，由于平素血热，外受风邪，而致血热生风，风盛则燥，故皮肤潮红、脱屑；风燥日久，伤阴伤血，而致阴盛血燥，肌肤失养，故皮肤干燥，叠起白屑。

（一）治疗经验

1. 内治法

（1）血热型　多见于银屑病进行期。由于血热内盛，外受风邪，伤营化燥。症见皮损发展较快，呈鲜红色，不断有新的皮疹出现，心烦、口渴、大便干；脉滑数，舌质红紫、苔黄。治宜凉血、清热、解毒为主。方以土茯苓汤（经验方）。药用：生地黄 30g，紫草 15g，生槐花 30g，土茯苓 30g，蚤休 15g，白鲜皮 15g，大青叶 15g，山豆根 9g，忍冬藤 15g，生甘草 6g。

（2）血燥型　多见于银屑病静止期。证属风燥日久，伤阴耗血。症见病久不退，皮肤干燥，呈淡红色斑块，鳞屑层层，新的皮疹已出现不多；脉弦细，舌淡，苔净。治宜养血活血，滋阴润燥。药用：生地黄、熟地黄各 15g，当归 12g，丹参 12g，桃仁 9g，红花 9g，玄参 9g，天冬、麦冬各 9g，麻仁 9g，甘草 6g。

（3）风湿型　由于风湿阻络，伤营化燥。症见周身泛发皮损，并见关节疼痛，尤以两手指关节呈畸形弯曲，不能伸直，脉弦滑，苔厚白腻。治宜通络活血，祛风除湿。药用：桂枝 9g，当归 12g，赤芍 12g，知母 9g，桑寄生 9g，防风 9g，桑枝 15g，怀牛膝 9g，忍冬藤 15g，络石藤 9g，鸡血藤 30g，甘草 6g。

（4）毒热型　证属风湿热之邪，郁久化毒。症见泛发皮损，两手掌皮肤深层起脓疱，脉弦滑数，舌红，苔薄黄。治宜理湿清热，搜风解毒。药用：乌蛇 9g，秦艽 9g，漏芦 9g，大黄 6g，黄连 9g，防风 6g，槐花 9g，土茯苓 30g，苦参 9g，苍术、白术各 9g，白鲜皮 9g。

丸剂：为便于患者长期服用，前两型患者根据上述治疗方药的筛选，配制成土茯苓丸、山白草丸两种药丸。可选用一种，每日2次，每次服用3丸。

2. 外治法

（1）急性进行期的皮损，可用玉黄膏30g，加入黄柏末9g，调和成膏，外搽，每日1～2次。

（2）静止期的皮损，可用红粉膏或红油膏，外搽，每日1次。

注意事项：在开始使用药膏时，最好选一小块皮损试搽，如无过敏现象，再涂搽别处。应随时注意观察，尤其对大面积皮损应慎用。

（二）朱仁康教授经验方

1. 皮炎汤

皮炎汤仿犀角地黄汤、银翘散和白虎汤，又兼有化斑汤之意，由生地黄30g，牡丹皮9g，赤芍9g，知母9g，生石膏30g，金银花9g，连翘9g，竹叶9g，生甘草6g组成，诸药有机结合，其功能为清热凉血、泄热消斑。叶天士在《温热论·外感温热篇》中提出的"……在卫汗之可也……到气才可清气，入营犹可透热转气……入血就恐耗血动血，直须凉血散血……"成为后世治疗温热病之准则。其中"犹可""直须"几字，令人玩味。根据"同病异治、异病同治"的原则，临证加减变通，皮炎汤可用于治疗皮肤科多种疾病。曾有报道，以皮炎汤加减治疗面部激素依赖性皮炎、脂溢性皮炎、玫瑰糠疹、药物性皮炎、荨麻疹、红皮病型银屑病等，疗效颇佳。以该方化裁治疗伴热毒偏盛证者，可酌加青蒿、地骨皮、升麻等以清热解毒消斑；治疗伴湿热偏盛者，可加黄芩、黄柏、黄连等以清热凉血；治疗伴瘀滞偏盛者，可加白茅根、丹参、川牛膝等化瘀通络；治疗气阴两伤多见于疾病后期热盛伤阴耗气者，可加太子参、玄参、石斛等，仿益胃汤，以复津液。

2. 乌蛇驱风汤

乌蛇驱风汤由乌梢蛇、蝉蜕、荆芥、防风、白芷、羌活、金银花、连翘、黄芩、黄连、甘草组成，功能搜风清热。

医案 1

患者，男，36 岁，2011 年 3 月 4 日初诊。患者银屑病病史 10 年，冬春加重，终未痊愈。近 1 个月可见数个钱币大小皮损，散布于躯干，渐有融合之势，时有瘙痒。二便调，舌红苔黄。检查：躯干可见数个浸润性斑块，基底淡红，小如蚕豆，大若手掌，匡廓鲜明，边缘整齐，表面覆有干燥银白鳞屑，状如云母，或似蛎壳，部分融合成片，刮之即去，四畔红晕，薄膜现象（＋），血露（＋）；左食指和无名指可见多个凹点，形如顶针。

西医诊断：寻常型银屑病（进行期）；中医诊断：白疕（血热风燥证）。

治法：清热凉血，祛风润燥。

方药：皮炎汤加丹参 10g，玄参 10g，黄芩 10g，大青叶 10g。水煎服，14 剂。

复诊时皮损干燥色淡，脱屑增多，新皮损渐少，苔黄已去，口干能饮，去黄芩、大青叶，加麦冬、玉竹、北沙参；14 剂，皮损消退，口干缓解。以后稍事加减进退，调理月余，终至临床痊愈。时至今日，尚未复发。

按语： 本案系热由内生，热盛生风，风盛则燥，乃致肌肤失养，故选皮炎汤清热凉血，祛风消斑，加清热凉血润燥之丹参、玄参、黄芩、大青叶；二诊因津液较少、口干欲饮等，热邪已去，恐化燥伤阴，去大青叶、黄芩，加甘寒养阴之麦冬、玉竹，仿益胃汤之意，养阴益胃以复津液。

医案 2

梁某，男，26 岁，1987 年 7 月 9 日初诊。诉头皮渐起白屑，微痒，两月前突然加重，发展迅速。现症见头部典型银屑冠，毛笔发，稀疏焦黄，面部及全身皮肤潮红，泛发小豆粒至钱币大小鲜红色丘疹，上覆银白色鳞屑，基底膜下出血点明显，米粒大的新疹不断出现，增多，布于躯干、四肢伸侧的斑块已融合成片，如地图状，心烦易怒，夜寐不宁，纳食一般，便干溲赤、舌红，脉弦数。诊为白疕。

证候：血热风燥，火热之邪伤及营血。

治法：清热凉营，解毒化斑。

方药：生地黄、生石膏（先下）各30g，金银花、连翘、蚤休、白鲜皮各15g，赤芍、牡丹皮、黄芩、竹叶、板蓝根各10g，甘草6g。每日一剂，水煎服。嘱忌食辛辣腥荤、生热动风之品。

三诊共服前药15剂，于8月5日四诊时，自觉全身症状好转，红斑逐渐减轻，新疹不再出现，又处以克银方加减：15剂。8月20日五诊时，皮损减退，症情渐向愈，仍按前方治疗月余痊愈。

按语： 皮炎汤系当代著名中医皮肤病专家朱仁康教授所创立，方由生地黄、牡丹皮、赤芍、知母、生石膏、金银花、连翘、竹叶、生甘草等组成，其中生地黄、牡丹皮和赤芍入血分泻火清热；金银花、连翘清热解毒，透营转气；生石膏、知母和生甘草清泻阳明实热，透热转气，生甘草又兼为使药；竹叶清热解毒，清气分热。临证可加犀角（以水牛角代）、生地榆、紫草、白茅根。适于各种原因所致的皮肤大片潮红，红斑明显的血热外壅证皮肤病，其疗效显著。

医案3

患者，男，38岁，农民，2005年12月9日以躯干、四肢皮疹伴瘙痒4周为主诉就诊。4周前无明显诱因在上肢发现少许红色皮疹，轻微瘙痒，2周内扩展至躯干、四肢，瘙痒加剧，口干欲饮，心烦易怒，便秘溲赤。既往史无特殊。皮肤科检查：躯干、四肢可见数十个直径0.5～0.9cm大小的红色丘疹，边界清楚，四肢可见多处沿抓痕呈条状排列的红色丘疹。部分皮疹表面附着银白色鳞屑，刮去鳞屑后，见半透明淡红色薄膜，再刮去薄膜可见小出血点。舌红、苔薄黄，脉弦数。实验室检查：血常规白细胞12×10^9/L，中性粒细胞75%，余正常。尿常规、肝肾功能正常。

中医诊断：白疕；西医诊断：寻常型银屑病（进行期）。

证候：血热内盛，发于肌肤。

治法：凉血清热，解毒化斑。

方药：皮炎汤加减。

生地黄、生石膏各 30g，金银花、连翘、白鲜皮、元参各 15g，赤芍、牡丹皮、黄芩、竹叶、麦冬各 9g，甘草 6g。每日 1 剂，水煎服，日服 2 次。外用炉甘石洗剂。嘱忌食辛辣荤腥、生热动风之品。上述药物服用 14 剂。

二诊（12 月 23 日）：皮疹颜色变淡，无新出皮疹，痒感稍减，二便如常，舌脉同前，前方中生地黄、生石膏（先下）减为各 15g，去麦冬，继服 7 剂。

三诊（2006 年 1 月 3 日）：皮疹颜色明显变淡，瘙痒明显减轻，前方再服 7 剂。

四诊（2006 年 1 月 11 日）：皮疹基本消退，部分留有色素沉着斑。前方隔日服 1 剂，再服 7 剂以巩固疗效。停药半年随访，病情无复发。

按语： 从病因病机来看，血热致病是其病机之一，故在临床上如出现血热之证，治疗上均可行清热、凉血、解毒之法。方用皮炎汤，其中生地黄、赤芍、牡丹皮清营凉血；生石膏、知母清解肌热；竹叶轻清风热；金银花、连翘、甘草重在解毒。全方共奏清热、凉血、解毒之功。采用皮炎汤随症加减，效如桴鼓。

医案 4

患者，男，40 岁，1993 年 10 月 8 日初诊。患有银屑病 20 年，曾服用银屑灵、青黛丸、雷公藤片治疗，均无明显效果。近年新疹渐融合成片，叠脱鳞屑，关节处皮肤皲裂，痛楚难忍，尿赤便干，舌质红，苔薄黄，脉滑数。皮肤科检查：头部、胸腹、四肢有滴状红斑、钱币状斑块，腰背有地图状斑块，均覆有银白色鳞屑，除去鳞屑基底有筛状出血。

西医诊断：寻常型银屑病。

证候：风热久羁，血热化燥。

治法：搜风清热，凉血润燥。

方药：乌蛇驱风汤加减。

乌梢蛇 10g，蝉蜕 10g，荆芥 10g，防风 10g，黄芩 12g，黄连 10g，重楼 30g，白花蛇舌草 30g，生地黄 30g，玄参 15g，牡丹皮 12g，天花粉

15g，生何首乌 30g，甘草 6g。水煎服，日 1 剂。

服药 14 剂，瘙痒大减，红斑变淡，浸润减轻，鳞屑变薄，大便已软。守方服药 70 余剂，多年宿疾竟获痊愈。

按语： 乌蛇驱风汤临床应用辨证要点是"风热搏结，久留不散"。本病案兼有血热化燥，故以重楼、白花蛇舌草易金银花、连翘，去白芷、羌活之辛燥，加生地黄、玄参、牡丹皮、天花粉、生何首乌凉血润燥。

二、赵炳南教授治疗银屑病经验

医论：赵炳南教授认为，本病的发生过程中，血热是机体和体质的内在因素，是发病的主要根据，然而血热的形成是与多种因素相关的。可以因为七情内伤，气机壅滞，郁久化火，以致心火亢盛；因为心主血脉，心火亢盛则热伏营血或饮食失节，过食腥荤动风的食物，以致脾胃失和，气机不畅，郁久化热；因为脾为水谷之海，气血之源，功能统血而濡养四肢百骸，若其枢机不利则壅滞而内热生。外因方面主要是由于外受风邪、火邪夹杂燥热之邪客于皮肤，内外合邪而发病，热壅血络则发红斑，风热燥盛、肌肤失养则皮肤发疹，搔之屑起，色白而痒。若风邪燥热之邪久羁，阴血内耗，夺津灼液则血枯血燥而难荣于外。所以根据其病理特点，将本病分为血热和血燥两种类型，也可以说是本病互为因果和相互关联的两个阶段。若血热炽盛或外受毒热刺激，蒸灼皮肤，则可出现全身潮红，形寒身热，肌肤燥揭，郁火流窜，积滞肌肤，即可形成牛皮癣性红皮病。

基于上述看法，临床辨证论治时大致可以归纳为以下两种类型。

1. 血热型

皮疹发生及发展比较迅速，泛发潮红，新生皮疹不断出现，鳞屑较多，表层易于剥离，底层附着较紧，剥离后有筛状出血点，基底浸润较浅，自觉瘙痒明显，常伴有口干舌燥、大便秘结、心烦易怒、小溲短赤等全身症状，舌质红绛，舌苔薄白或微黄，脉弦滑或数（相当于西医所谓之牛皮癣进行期）。法宜清热凉血活血。

经验方（白疕 1 号）：生槐花一两，紫草根五钱，赤芍五钱，白茅根一两，大生地黄一两，丹参五钱，鸡血藤一两。方中生槐花、白茅根、生地黄清热凉血，其中槐花苦、微寒，入肝、大肠经，《药品化义·槐花》中说："此凉血之功独在大肠也。大肠与肺为表里，能疏皮肤风热，是泄肺金之气也。"赤芍、紫草根、丹参、鸡血藤凉血活血。若风盛者，可加白鲜皮、刺蒺藜、防风、秦艽、乌梢蛇；若夹杂湿邪者，可加薏苡仁、土茯苓、茵陈、防己、泽泻；若热盛者，可加胆草、大黄、栀子、黄芩、牡丹皮；血瘀者可加红花。

2. 血燥型

病程日久，皮疹呈硬币状或大片融合，有明显浸润，表面鳞屑少、附着较紧，强行剥离后基底部出血点不明显，很少有新鲜皮疹出现，全身症状不明显，舌质淡，舌苔薄白，脉沉缓或沉细（相当于西医所谓的牛皮癣静止期）。治宜养血润肤，活血散风。

经验方（白疕2号）：鸡血藤一两，土茯苓一两，当归五钱，干生地黄五钱，威灵仙五钱，山药五钱，蜂房五钱。方中当归、鸡血藤养血活血润肤；生地黄、山药养阴清热；土茯苓、蜂房清解深入营血之毒热；威灵仙性急善走，通十二经，宣通五脏，搜逐诸风。若兼脾虚内湿者，加白术、茯苓、生薏苡仁、猪苓、扁豆皮；阴虚血热者，加知母、黄柏、天冬、麦冬、槐花；痒感明显者，加白鲜皮、地肤子；血虚明显者，加熟地黄、白芍、丹参。

此外还有极少数病例，未能包括在以上二型之内，如脓疱性牛皮癣。可以根据上述原则及具体情况辨证论治。

外用药：血热型用普连膏、清凉膏、香蜡膏。血燥型用10%～20%京红粉软膏、2.5%～25%黑豆油软膏、5%～10%黑红软膏、豆青膏。

注意事项：①京红粉系汞制剂，大面积使用时容易引起口腔炎，对肾脏也有刺激作用。故在使用时应注意口腔卫生。肾炎患者应禁用。②对汞制剂过敏者，禁用含京红粉的外用药。③选用外用药时，应由低浓度向高浓度过渡，最好选一小块皮损试用，如无不良反应，再用于全身，以免发生过敏，引起红皮症。

另外，赵老医生主张用褚桃叶或侧柏叶适量煮水泡浴。褚桃叶甘凉无毒，功能祛风除湿，清热杀虫，润肤止痒，治受风身痒、癣疮、恶疮。泡浴后一般感到轻松，瘙痒减轻，皮屑脱落。泡浴后，外用药膏，更能发挥其外用药效能。

三、庄国康教授运用玄府开窍法治疗银屑病经验

医论：对于玄府为病，刘完素认为，"所谓结者，怫郁而气液不能宣通也""盖辛热之药能开发郁结，使气液宣通，流湿润燥，气和而已"。强调以辛热之药开通玄府、发散郁结。银屑病的治疗应以开通玄府为主，最终契合《素问·至真要大论》"必先五胜，疏其气血，令其调达，而致和平"，及《金匮要略·脏腑经络先后病脉证第一》"五脏元真通畅，人即安和"，即通过治疗使气机不再壅塞，令上下无碍，血气通调，则寒热自和，阴阳调达之意。辨证用药的关键在于开通玄府，玄开府通则壅滞之血热邪毒自散，肌肤斑疹自消；玄开府通则气血津液自畅，正扶而邪去，肌肤润泽恢复，斑疹自消。

在银屑病辨证治疗过程中，庄老师强调分期论治，所谓分期，实为辨血热与玄府郁闭之轻重，邪实与正虚之轻重。中期：血中热毒已轻而玄府郁闭已重，病性仍以实为主，治疗在清热凉血解毒的同时，加重辛味之剂，取辛之宣通玄府，方用麻杏石甘汤等。

医案

党某，男，41岁，2010年9月6日初诊。患银屑病16年，每于夏季减轻，采用多种中西医疗法，均不理想。诊见：全身弥漫暗红色地图状肥厚斑块，边界清楚，上覆有疏松银白色鳞屑，轻刮鳞屑可见红色半透明膜，刮膜见筛状出血点，自觉全身剧烈瘙痒，夜不能寐，口干口渴，便秘，溲赤，舌质红、苔薄黄，脉弦细。

西医诊断：寻常型银屑病；中医诊断：白疕。

证候：血热毒邪，壅滞玄府。

治法：玄府开窍，凉血消斑。

方药：（炙）麻黄 6g，杏仁 10g，石膏 10g，甘草 10g，桂枝 10g，白芍 10g，生姜 10g，大枣 10g，白花蛇舌草 30g，羚羊角（粉）0.6g（分冲），生地黄 30g，玄参 10g，天冬、麦冬各 10g，玉竹 10g，石斛 10g，丹参 15g，当归 10g。

外用本院自制湿毒软膏、复方苯甲酸软膏。每月复诊，均以上方为主加减，连续服用 6 个月后，全身皮疹基本消失，遗留色素沉着斑片。

按语：本例患者病处中期，证属血热毒邪，壅滞玄府。治宜开宣玄府、凉血消斑。选用麻杏甘石汤加减治疗，药用（炙）麻黄、石膏等，如麻黄与石膏配伍，均取其辛散、辛温、辛凉并用，开通玄府、发散热毒并用。方中白花蛇舌草、羚羊角、玄参清热凉血解毒。天冬、麦冬、玉竹、石斛等生津润燥。生地黄、当归滋阴养血，攻补兼施，随诊加减，疗效明显。

四、禤国维教授治疗银屑病经验

医论：中医学称银屑病为"白疕""疕癣"。对本病病因病机，古人有深刻认识。如《医学入门·外科遍身部》曰："疕癣皆血分热燥，以致风毒充于皮肤，浮浅者为疕，深沉者为癣。"提出血分热燥为内在发病原因。《外科证治全书·白疕》则提出血虚致病的观点："因岁金太过，到深秋燥金用事，乃得此证。多患于血虚之人。"禤教授从长期临床实践中观察到，银屑病多有秋冬加重、春夏减轻的特点，且皮损多有银白色鳞屑、红斑、丘疹等，认为本病发病多由内外合邪所致，血燥为本，瘀毒为标。因燥、寒为秋冬时令之邪，素体血燥之人外受时令邪气，内外合邪，血燥化风，邪助风势，使病情加重，而血瘀则贯穿银屑病发病全过程。在银屑病进行期，大部分患者表现为血燥化热，热毒炽盛证。热毒炽盛，迫血外行，血溢脉外而成瘀；在稳定期，患者病情大都顽固难愈，主要是由各种毒邪侵害人体，毒邪积聚皮肤腠理，而致气血凝滞，营卫失和，经络阻塞，毒邪久蕴，毒气深沉，积久难化而成；在消退期，多数留有色素沉着，此为气滞血瘀表现。辨治银屑病以养血润燥、凉血解毒、化瘀通络为法，自拟银屑灵片（由生地黄、当归、赤芍、川芎、紫草、莪术、金栗兰、土茯苓、乌梅、甘草等组成），治疗血虚风燥型银屑病疗效确切。

对于关节型银屑病，褚老认为多属风湿痹症，治以疏风散寒，和营通络。方以桂枝汤加减。药用：桂枝、白芍、苍耳子、白芷、地肤子各10g，白鲜皮20g，当归15g，炙甘草5g，生姜3片，大枣10枚。如有关节畸形、功能障碍可加羌活、独活各10g，桑寄生、威灵仙等各10g以祛风除湿，活络通经。

医案

刘某，男，40岁，工人，2003年6月5日初诊。全身鳞屑性红斑伴瘙痒5年，加重1周。5年前无明显诱因出现头皮红斑，覆有油腻性厚屑，瘙痒，无脱发，当地医院以头皮脂溢性皮炎予以对症治疗，疗效欠佳。躯干、四肢伸侧出现多处鳞屑性红斑，痒甚，手指、足趾甲出现不同程度变形、凹陷。某医院又诊为银屑病，予激素外用，病情有所好转，但易复发，以冬季和饮酒后加重。7天前无明显诱因原皮疹扩大，鳞屑较多，瘙痒加重，同时又出现散在、绿豆大小鳞屑性红斑、丘疹，独立分布，遍布全身，故前来本院皮肤科就诊。患者自起病以来，无关节痛、泛发性脓疱及眼部不适，皮疹与日晒、工作环境无关，饮食正常，体重无明显变化。诊见：全身可见广泛对称性分布鳞屑性红斑、斑片、斑丘疹，鳞屑脱落，多数不规则，互相融合成片，边缘稍浸润，以头皮发际、背部和四肢伸侧明显，另见较多堆成密集分布如绿豆、甲盖大小点滴状鳞屑性红斑、丘疹，散布于全身。皮疹薄膜现象及Auspiz征均阳性；手指、足趾不同程度变形、凹陷，并见顶针样改变；头发成束状、油腻，但无脱发、断发。心烦易怒，口干渴，大便结，小便黄，舌红少苔，脉细数。

诊断：银屑病。

证候：血虚风燥。

治法：养血润燥，凉血解毒，化瘀通络。

方药：银屑灵片煎剂。

生地黄、赤芍、紫草、金栗兰、土茯苓、乌梅各15g，当归、川芎、莪术各10g，甘草6g。7剂，每天1剂，水煎服。

6月12日二诊：服7剂，患者红斑颜色变浅，鳞屑变薄，部分皮损消退，舌暗红、苔薄白，脉细数。效不更方，守原方去乌梅加丹参30g。

6月19日三诊：上方共服15剂，躯干、四肢红斑鳞屑基本消退，仅留头皮发际处皮损，舌暗红、苔薄白，脉细数。守方加鸡血藤30g。

7月4日四诊：又服14剂，病情稳定未复发。后予六味地黄丸及丹参片口服，以善其后，并以凡士林润泽肌肤，未再用其他外用药。

按语：本例患者为血虚风燥型白疕，治以养血润燥、凉血解毒、化瘀通络，方用银屑灵经验方。方中生地黄滋阴凉血填精为主药，当归补血养阴、和营养血，赤芍清热凉血，川芎活血行滞。四药相合，补中有通，补而不滞，养血润燥，且能活血通络，故为君药，使营血恢复而周流无阻，肌肤得养而病自告愈。紫草凉血解毒，莪术破血散结，共为臣药。金栗兰、土茯苓解毒消肿，乌梅生津润燥，共为佐药。甘草为使药。全方攻补兼施，后随症加减，疗效显著。

银屑灵方由四物汤加味而成。现代研究发现，四物汤治疗银屑病主要与改善微循环、增加血流及非特异性免疫调节有关。四物汤通过四味中药合用，其抑制表皮细胞增殖作用协同增强。因此，四物汤治疗银屑病的机制可能是通过抑制表皮细胞增殖作用为主，加之活血化瘀改善微循环及免疫调节等作用共同完成。

五、李博鑑教授辨治银屑病及银屑病关节炎的经验

李博鑑教授认为银屑病的病因病机为血热内蕴化燥，燥热生风，肌肤失养；风燥日久，伤阴耗血，肌肤失养；或日久瘀血阻络，经脉塞涩，从而导致肌肤层层脱屑，皮肤干裂。李教授认为中医药有改善银屑病症状、延长缓解期、防止复发、不良反应小等优势。他认为在银屑病辨治过程更多地用到温病理论及辨治方法，乃是因为银屑病中医称为白疕风，表现以斑、疹、脱屑为主。点大成片，平摊肤上，视如锦纹谓之斑；状如云头，

琐碎如粟，抚之碍手者谓之疹。红斑为热郁阳明，逼迫营血，自肌肤外发，即前贤谓斑发阳明，治宜清热凉血消斑；疹为风热郁肺，内闭营分，从血络而出，是谓疹出太阴，治疗宜清宣、提透。李教授认为血分燥热为基本病机之一，因此凉血清热为其立方侧重之一，常用生地黄、牡丹皮、赤芍、丹参、玄参等品；气分有热波及营血为另一病机所在，因此以清宣肺卫、透邪外出为治则，常用金银花、连翘、牛蒡子等。此外他认为宜按西医所说的皮损类型、发病部位、皮损的分期进行辨治。对特殊类型的银屑病如红皮病、掌跖脓疱病也有特殊的辨治方法，同时他认为"温邪上受，首先犯肺"，咽为肺卫之门户，把住了咽喉这一门户，就能及时遏止疾病活动及复发。

他认为银屑病关节炎与银屑病的皮损并不平行，发病先后无一定规律可循，大部分患者是关节炎发生在银屑病皮损后，关节病变与皮损的严重程度似无相关性。一般关节呈暗红色或紫红色肿胀，辨证为瘀热夹湿，与银屑病病机血热、血燥似有不同之处。用药宜清热凉血通络为主，切忌使用蛇、蝎、蜈蚣等温燥之品。舌红苔黄腻者，酌加利湿清热通络之品，但勿以清热利湿通络为主，宜在银屑病的基本病机上进行辨证施治，或养血润燥通络，或补肾养血通络。

医案 1

白某，女，25 岁，2008 年 8 月 6 日初诊。主诉：躯干四肢散在皮疹一年余。患者一年前因情志不遂出现躯干部散在皮疹，逐渐增多并累及下肢，在当地医院曾断续外用皮质激素类软膏，未能控制。查：四肢伸侧及躯干部可见散在暗红色丘疹，上覆白色鳞屑，刮之即落可见半透明薄膜，刮落此膜见点状出血，咽充血轻度，扁桃体 I° 大，两颌下淋巴结 1cm×0.5cm大。舌暗红、苔黄腻，脉滑。

西医诊断：银屑病（寻常型）；中医诊断：白疕。

证候：风热毒蕴。

治法：疏风清热，凉血解毒。

方药：金银花 30g，连翘 10g，牛蒡子 10g，生地黄 30g，牡丹皮 10g，元参 10g，天冬、麦冬各 12g，桃仁、杏仁各 9g，丹参 15g，赤芍、白芍各 12g，火麻仁 12g，当归 12g，北豆根 6g，苦参 6g，甘草 10g。十四剂，水煎，日一剂。

二诊：2008 年 9 月 10 日。诉上方共服用 21 剂，皮疹再无新发，查皮损基底色暗红，上覆较厚白色鳞屑，舌红苔黄厚腻，脉滑。湿热较盛，治法以清热利湿为主。

方药：茅根、芦根各 15g，生薏仁 60g，焦三仙各 15g，牡丹皮 10g，赤芍 10g，龙胆草 10g，生地黄 30g，黄芩 10g，泽泻 10g，茯苓 10g，六一散（包）10g，车前子（包）10g。七剂。

三诊：2008 年 9 月 17 日。声音嘶哑，咽干，皮疹边界清，中心色红，上覆细小鳞糠屑，无渗出，舌红苔薄黄，脉滑。继以银翘散加减。

方药：金银花 30g，连翘 10g，牛蒡子 10g，桔梗 10g，青果 10g，胖大海 6g，生地黄 30g，牡丹皮 10g，赤芍 10g，丹参 15g，茯苓 12g，麦冬 10g，北沙参 15g。七剂。

四诊：2008 年 11 月 12 日。诉上方服用近三十剂，皮疹全部消失，但咽干、声音嘶哑甚，舌质暗，苔黄腻，脉滑，大便略干。目前为银屑病静止期。治以滋阴解毒润燥巩固。

方药：熟大黄 8g，焦三仙各 15g，桔梗 10g，青果 10g，胖大海 10g，牛蒡子 10g，生地黄 30g，丹参 15g，元参 10g，当归 12g，桃仁、杏仁各 9g，天冬、麦冬各 10g，火麻仁 10g，北豆根 6g。再服七剂以善后。

按语： 点滴状银屑病丘疹如粟粒至豌豆大小，边界清晰，四畔绕以红晕，上覆层状鳞屑，其色银白，状如云母，遍布全身。治宜清宣肺卫，透疹为主，方用银翘散加味。以银翘散治疗白疕应掌握，皮损为点滴状或斑片中见点滴状。处方以疏解温毒透疹为主，主方去掉辛温的豆豉、荆芥、防风，加用凉血活血解毒之品。二诊时证以阳明腑热为主，故以通腑泄热；三诊时继续以银翘散加味，故收桴鼓之效。

医案 2

王某，男，56 岁，2008 年 9 月 17 日初诊。主诉：双下肢斑块，上覆银白色鳞屑 2 年。曾断续外用激素类软膏，效果不明显，自觉皮肤肿热，口渴，夜间明显。查体：双胫骨前皮损如荷叶大小，基底红，表面干燥，上覆银白鳞屑，前额发际处有银元大小皮损，鼻唇沟两侧可见片状红斑，舌红赤、苔薄白或少苔，脉滑。

西医诊断：银屑病。

证候：热伤营阴。

治法：凉血化斑，清热解毒。

方药：生地黄 30g，生石膏（先）30g，赤芍 10g，大青叶 15g，牡丹皮 10g，知母 10g，元参 10g，甘草 10g，升麻 10g，制鳖甲（先）30g，丹参 15g，地骨皮 10g，北沙参 15g，麦冬 10g。水煎服。日 1 剂。

2008 年 11 月 19 日二诊：诉上方断续服用约 40 剂，下肢皮肤肿胀感觉基本消退。查：下肢皮肤红肿减轻，表面较前略润泽，舌红、苔薄黄，脉滑。继以上方加减：上方去鳖甲、北沙参、麦冬、元参、地骨皮，加生薏苡仁 60g，金银花 30g。日 1 剂。

2009 年 1 月 14 日三诊：下肢红肿基本消退，皮损基底色淡红，鳞屑不多，舌淡红、苔薄少，脉细滑。目前为消退期，调治法为养阴润燥，活血凉血。

方药：太子参 15g，北沙参 15g，天冬、麦冬各 12g，生地黄 30g，元参 10g，当归 12g，丹参 15g，桃仁、杏仁各 9g，淮牛膝 10g，鸡血藤 15g，火麻仁 10g。30 剂，水煎，日 1 剂，巩固疗效。随访至今未复发。

按语： 本病例除了下肢的皮损以外，还有面部红斑，类似《金匮要略·百合狐惑阴阳毒病脉证治第三》"阳毒面赤斑斑如锦纹"的记载。故首诊以白虎汤合升麻鳖甲煎方，二诊时皮肤色由红赤转淡，热毒邪去大半，根据舌脉加用利湿清热之药。临床中夹斑带疹者以化斑为主，兼以透疹治之，临证需权衡斟酌。

医案 3

鲍某，男，34 岁，2008 年 9 月 10 日初诊。主诉：双下肢斑块，上覆银白色鳞屑十年，加重两年。曾断续外用西药软膏，效果不明显，每饮食不节，食辣椒或进食膏粱厚味则加重。体态壮实略有肥胖，自觉小腿皮肤肿胀灼热、瘙痒，口中黏腻不爽，轻微恶心，大便黏腻不爽。查体：双胫骨前斑块皮损如掌大小，蛎壳样，基底色红，表面黏腻，上覆灰黄色鳞屑，舌质暗见裂纹，舌苔黄厚腻。

西医诊断：银屑病；中医诊断：白疕。

证候：湿热伤营阴。

治法：清热利湿，凉血，清热润燥。

方药：土茯苓 15g，焦三仙各 15g，白鲜皮 10g，生地黄 30g，丹参15g，元参 10g，当归 12g，桃仁、杏仁各 9g，天冬、麦冬各 10g，麻仁10g，北豆根 6g，苦参 10g。

二诊：2008 年 10 月 5 日。上方服 21 剂。皮损较前略薄，颜色转白，上覆细碎的鳞屑，边界清楚，大便略干，舌暗红，苔薄黄。前法继进，上方去白鲜皮、北豆根，加熟大黄 10g，藿香 10g，佩兰 10g。

按语：本例患者斑块肥厚，边缘不红，属静止期，基底色暗红，说明已经伤阴化燥，燥湿这一对矛盾均存在，故立法清热利湿兼润燥。一般而言，斑块上覆较厚的鳞屑，病机为始由风热化燥，最终伤及津液阴血，肌肤失却润养。另外还有几种情况，其一是鳞屑较厚、垢腻者伴舌苔黄腻，中焦脾胃湿热较甚，宜先清理脾胃湿热，疏解热邪外泄之通路，可用芩连平胃散加味；其二是久病伤及血络，风燥夹有瘀血，多见斑块隆起，表面较硬如蛎壳，宜酌加活血软坚之品，如三棱、莪术等，甚则用破血逐瘀之品，如咸寒之水蛭；对舌苔黄腻，伴有睡眠不好者，亦可灵活合黄连温胆汤。

医案 4

饶某，男，40 岁，2011 年 1 月 22 日初诊。主诉：双下肢红斑丘疹数年，手关节肿痛两年。曾外用西药及口服中药治疗效果欠佳，近两年出现手关节肿痛，并逐渐出现双手指间关节畸形。查体见：双手远端指间关节、近端指间关节暗红肿中度，左手掌指关节轻度肿，肿胀关节均轻压痛。皮疹呈斑片样于近关节处。

西医诊断：银屑病，银屑病关节炎；中医诊断：白疕，热痹。

证候：血分热毒致痹，久伤肾阴。

治法：凉血通络，消肿止痛。

方药：生地黄 15g，熟地黄 15g，当归 12g，牛膝 10g，鸡血藤 15g，伸筋草 10g，络石藤 10g，丹参 10g，牡丹皮 10g，白芍 15g，赤芍 10g，炙甘草 10g。

上方随症加减调理两个月余，3 月 25 日再诊时，诉手关节肿渐消，下肢斑片样皮疹，上覆细碎鳞屑，皮肤皱褶多。颜面发际处少量红斑，上方去赤芍、牡丹皮，加玄参 10g，升麻 10g，14 剂继进。

按语： 李博鑑教授认为，银屑病病机主要为血热，血燥，治以凉血清热，或凉血润燥，而伴发关节炎主要病机为经络不通，或伴湿热阻络，治疗以活血为主，活血药一般偏温，因此银屑病伴发关节炎，在治疗上本身就有矛盾之处，临证时应细查皮损与关节，依孰轻孰重而侧重用药。另外他在临床中强调，通络者非藤类莫属，乃是按照取类比象用药，常用忍冬藤、络石藤、鸡血藤等；关节肿胀明显可重用生薏米；关节畸形者属血热或瘀热伤肾，方中宜加熟地黄补肾养血，柔肝舒筋。

医案 5

徐某，男，39 岁，2011 年 3 月 14 日初诊。主诉：双足底水疱两年余，伴双手掌水疱半年。曾用中药治疗效果欠佳，脓疱挑破后渗清水，有时较瘙痒，伴有大便溏泻，日行数次，黏腻不爽。查体见：双足掌、足弓内侧可见对称性斑片样皮疹，内嵌吴茱萸子大小黄白脓疱，同时可见点状暗红色丘疹，双手大鱼际处可见少量内有黄白疱，舌边齿痕，质暗红，苔白润，脉细滑。

西医诊断：掌跖脓疱病；中医诊断：病疕。

证候：湿瘀蕴结。

治法：利湿活血为治。

方药：生薏米 60g，炒冬瓜子 45g，茯苓 15g，炒白术 12g，泽泻 10g，生黄芪 15g，粉防己 10g，炙甘草 6g，生地黄 30g，丹参 15g，牡丹皮 10g，赤芍 10g。水煎服，日一剂。

按语：掌跖脓疱病最早见于晋·葛洪《补辑肘后方·卷五治方》，但并未就病疕的症状进行描述。《诸病源候论·病疕候》又分为燥、湿两种，指出："病疕是由于肤腠虚，风湿之气折于血气，结聚所生，多著于手足间，结聚所生。多著手足间，递相对，如新生茱萸子。痛痒抓搔成疕，黄汁出，浸淫生长，坼裂时瘥时剧，变化生虫，故名病疕。"干者是："若湿气少，风气多者，其病则干燥但痒。搔之白屑出，干枯坼痛，此虫毒气浅在皮肤。"明·李时珍《本草纲目·卷四·诸疮上》："病疕生手足间，相对生，如茱萸子，疼痒浸淫，久则生虫，有干湿两种。"《医宗金鉴·外科心法要诀·病疕》："病疕每发指掌中，两手对生茱萸形，风湿痒痛津汁水，时好时发久生虫。"李博鑑教授认为，本病是银屑病特殊类型。中医认为脾主肌肉四肢，所以四肢病变多从脾胃入手。本病又有渗水流汁现象，可见湿邪是主要病理因素。临床又有湿重于热及热重于湿之分，本病例为湿重于热型。因水疱破溃后往往遗留暗红色丘疹，从中可见血热为一斑，所以仍用凉血之生地黄、丹参、牡丹皮、赤芍之属，若属湿热为患可用芩连平胃散为主，合用清热凉血药。他形象地将之比喻为通利下水道，以利代谢废物及毒素的排出。

六、徐宜厚教授治疗银屑病关节炎经验

医论：徐宜厚教授认为银屑病关节炎的病机在于虚实夹杂，以虚为主。诚如《医门法律·中风门》所说："凡治痹症，不明其理，以风门诸通套药施之者，医之罪也。"喻氏之言强调痹症日久关节变形，乃至强硬者，不可先治痹，而应先养气血。据此，结合银屑病的临床经过，徐宜厚教授多从肝肾论治，适当加入化瘀通络之品，常用五味子汤加减（《三因极一病证方

论·五运时气民病证治》）：五味子、地龙、淫羊藿、姜黄各 10g，制附块 8g，巴戟天、杜仲、黄芪、熟地黄、桑寄生、枣皮各 15g，金毛狗脊 30g。加减法：血沉加快加土茯苓、忍冬藤、紫草、大黄；关节肿痛加桃仁、乌蛇、桑枝、松针、皂角刺、全蝎、蜂房；肌肉萎缩，关节变形，功能障碍，加白鲜皮等。此处还可酌情加用一些虎狼药，如丁公藤、制马钱子、白花蛇、两面针、昆明山海棠、雷公藤、肿节风、制川乌、制草乌、黑蚂蚁、蜀羊泉等。不过要强调三点：一是注意安全，在应用之前，要了解药性、用力和制剂；二是注意药物之间的配伍，常常加用绿豆、甘草、土茯苓等，以减轻虎狼药的毒副作用；三是熟悉抢救措施，万一发生中毒反应，应及时洗胃、吸氧、输液等。

七、房定亚教授用四妙勇安汤加味治疗银屑病关节炎

医论：房老认为银屑病病机多为风燥热瘀，蓄而不散，"燥久生热，热久生毒"。银屑病关节炎急性期多为热毒之邪胶着关节，使气机阻滞，导致关节炽热，痛如锥刺或如毒虫咬伤，且起病急骤，病情发展迅速，如《灵枢·周痹》所述"……此各在其处，更发更止，更居更起，以右应左，以左应右，非能周也，更发更休也。"中医治以清热解毒，活血通痹，用四妙勇安汤加味治疗。四妙勇安汤出自《验方新编·卷二手部》，由玄参、当归、金银花、甘草组成，功能滋阴活血、清热解毒，原为外科常用方剂，临床常用于血栓闭塞性脉管炎、动脉血栓性坏疽等。银屑病性关节炎为自身免疫性疾病，易引起血管病变。"本病主要的病理改变是炎症性滑漠炎，Espinoza 指出本病滑膜主要的改变是血管的改变，毛细血管、小动脉血管壁明显增厚，内皮细胞肿胀，血管壁有淋巴细胞及嗜中性粒细胞浸润。"故房老师用四妙勇安汤加味治疗，每每收效。

医案

尹某，男，64 岁，病案号 74596。2001 年 6 月 17 日初诊。主诉：反复周身散在皮疹、脱屑 20 年，近期加重，伴指、腕、肘、肩关节疼痛半

年。患者 20 年前始见周身散在红疹，轻度瘙痒，且渐见白屑脱落，局部可见结痂，以双下肢、后背及头部为重，至某院就诊，诊断为银屑病，予药外用（具体不详），病情好转，后每于春秋季节发作。半年前全身红疹面积扩大，脱屑较多，伴右中指关节、腕关节及左肘、右肩关节疼痛、活动不利，时有低热，至某医院就诊查 ESR 52mm/h，并收住入院。入院后查体：全身散在皮疹，融合成片，头部如积粉，胸背红如虾皮，伴有紫斑，脱屑局部有结痂，右中指、腕关节肿胀明显，活动受限，指甲板浑浊，呈"匙"状指，表面凹凸不平，有纵嵴。查 ENA-7（-），ESR 56mm/h，HLA-B27（-），RF（-），C-反应蛋白（+）。

中医诊断：银屑痹（毒热痹）；西医诊断：银屑病性关节炎。

治法：清热解毒，滋阴凉血。

方药：金银花 30g，玄参 30g，当归 30g，生甘草 10g，蜈蚣 1 条，生地黄 30g，白芍 20g，水牛角（先）20g，虎杖 15g，苦参 15g，龙胆草 10g，蒲公英 20g。每日服 2 次，连服 15 剂。

二诊：患者关节疼痛好转，红肿以中指近端指间关节及双肩关节明显，脱屑减少，行走灵活，局部瘙痒。前方去水牛角、生地黄、苦参、龙胆草，加豨莶草 10g，蝉蜕 6g，白鲜皮 20g，汉防己 20g，以活血止痛，止痒除湿。连服 14 剂。

三诊：患者关节疼痛明显好转，仅觉右肩关节轻度疼痛，疹色暗，无脱屑现象，苔薄腻，质淡红，脉弦。

方药：金银花 30g，当归 30g，玄参 30g，甘草 10g，生黄芪 30g，陈皮 20g，虎杖 15g，青风藤 15g，白花蛇舌草 20g，山慈菇 10g，汉防己 20g。服 15 剂。

四诊：患者关节肿痛消失，手指、腕、肘、肩关节活动灵活，全身无红疹，无脉屑现象，复查 ESR18mm/h，RF（-），CRP（-）。

按：本案辨为银屑痹（毒热痹），方用四妙勇安汤加减。方中金银花、玄参、生地黄、生甘草、虎杖、白花蛇舌草、山慈菇清热解毒，消炎止痛；当归活血化瘀；白芍缓急止痛。患者关节疼痛明显，关节僵硬，加蜈蚣，此药穿筋透骨，逐瘀止痛；皮疹色红，脱屑，加苦参、龙胆草，以热解毒。

八、娄多峰教授治疗银屑病关节炎经验浅谈

医论：虚、邪、瘀作为银屑病关节炎的致病因素，相互作用机体后发病。娄多峰教授认为，银屑病关节炎的病因由虚、邪、瘀三者共同作用而成，气血亏虚是内在因素，血虚则无以濡养肌肤、关节，故可见皮损、脱屑、关节肿痛。风寒湿热燥等外邪乘虚入侵，与气血相搏，发于肌表则见皮损，发于关节则关节肿痛。热毒是本病发展中的重要病理产物，多由外邪入侵，正邪相争或邪久郁而化热或素体阳盛而生，热毒煎灼阴血，一方面阴血更虚，血虚则更燥；另一方面煎灼津血，化为痰瘀，发于皮肤和关节为病。本病病机为气血亏虚、外邪侵入、热毒痰瘀，虚邪瘀贯穿始终。娄多峰教授在辨证治疗中，常教诲吾辈重视以下几点：①扶正乃治病之本，银屑病关节炎患者正气亏虚乃先决条件，主要包括气血津液等物质的不足，所以治疗时以滋阴养血、扶正固本为基本法则。②辨证准确收效方捷，疼痛呈游走性、放射性多属风邪偏胜；疼痛剧烈，局部欠温，得温则舒，多属寒邪偏胜；疼痛重着，属湿；痛处红热，属热；有外伤史，局部皮色紫黯，或疼痛反复发作，经久不愈，关节强硬，肿大变形，夜痛明显，舌质黯有瘀点，属瘀血。③谨守病机，勿轻易更方，本病非同急暴之病，其病势多相对稳定，病理变化及证候演变一般较慢，故不可轻易更方。根据本病病因病机，提出祛邪、养血、清热、通络的治疗原则。

医案

患者，男，30岁，2007年12月14日初诊。患者四肢多关节肿痛，伴散在皮疹、脱屑3年，在当地一直未明确诊断，口服止痛药缓解关节疼痛，间断外擦药膏（具体成分不详）治疗，病情时轻时重。近来病情加重，出现发热，37.5℃左右，浑身无力，银屑病皮损大面积出现，双腕、双踝关节肿痛，服止痛药效差。来诊时，诉低热37.5℃左右，乏力，腕、踝等四肢关节肿痛，躯干和四肢散在红色皮损，基底部有鳞屑，瘙痒，有脱屑，

纳差，眠可，舌质红，苔黄腻，脉弦细数。查 ESR 76mm/h，RF 14IU/mL，ASO 126IU/mL。

中医诊断：白疕，风热血燥；西医诊断：银屑病关节炎。

治法：疏风清热，凉血润燥。

方药：金银花 20g，蒲公英 20g，生地黄 30g，牡丹皮 20g，赤芍 20g，丹参 20g，蝉蜕 10g，石斛 15g，苦参 12g，地肤子 20g，土茯苓 60g，虎杖 30g，白鲜皮 30g，甘草 3g。15 剂，水煎服，每日 1 剂。

二诊：2008 年 1 月 4 日。患者诉仍低热，37.0 ~ 38.0℃，乏力较前减轻，关节肿痛减轻，全身皮损有消退，纳眠可，二便调。守上方去土茯苓，加黄芪 30g，15 剂，水煎服，每日 1 剂。

三诊：2008 年 4 月 14 日。患者诉上药服后，发热消失，关节有疼痛，肿胀消失，银屑病皮损局限于躯干，整体病情稳定。因家庭条件有限，未坚持服药。

为巩固疗效，2008 年 6 月 19 日来诊，查舌质红，苔薄黄，脉弦细。复查 ESR 28mm/h，守二诊方 15 剂，水煎服。后病情一直相对平稳，自觉有反复时来诊守上方取药，间断口服，患者前后共来诊 13 次，后每次来诊取中草药 10 剂。

2008 年 9 月 29 日来诊。末诊时除躯干散在几处钱币大小皮损外，无任何不适症状，纳眠可，二便调。后多次电话回访，病情无复发，生活自如。

按语：本例患者辨证为风热血燥证。治法：散风清热，凉血润燥。方用消风散合解毒养阴汤。方中祛邪药为金银花、蝉蜕疏风解表；牡丹皮、赤芍、丹参凉血活血，化瘀通络；扶正药有蒲公英、生地黄、石斛，养阴清热。上述药物组方，兼顾虚、邪、瘀，达到散风清热、凉血润燥的功效。

九、沈丕安教授治疗银屑病关节炎经验

医论：沈老在长期临床实践中观察到银屑病关节炎与自身免疫有关，与对紫外线不敏感也有关。因此，多辨证为热瘀风毒，治法以清热祛风、

凉血化瘀为要。治疗需要两类药，一类需具有抗变态反应、免疫抑制作用的中药，如生地黄、土茯苓、黄芩、黄连、牡丹皮、赤芍、当归、郁金、地肤子、荆芥、蝉蜕等；另一类需具有促进紫外线吸收的中药，以补骨脂、紫苏为好。而白鲜皮、虎杖、紫草三药兼有这双重作用，宜使用大剂量30g。因此沈老师选用民间治疗各种风湿痹痛的验药金雀根、虎杖根、岗稔根为主的羌活三根汤。羌活三根汤温凉并重，祛风活血，通络止痛，并且符合现代消炎止痛、免疫抑制的治疗机制。以上这些中药经现代研究发现，具有抗栓塞、抗血管炎的作用；具有抗变态反应，消除炎症的作用；有的还具有提高体内激素水平的作用。而最重要的一点是上述这些活血药大多数具有免疫抑制作用，具有抑制抗体、抑制免疫复合物的作用，因而能治疗各种风湿病、免疫病。长期服用，持之以恒，其远期效果会更好。

医案

张某，女，55岁，患银屑病关节炎已经先后服用中药治疗2年余。因皮肤病变与关节炎均未取效而求治。就诊时双手有6个手指的末节、中节、掌指及腕、足趾、膝关节肿胀、疼痛。每日需要服用扶他林片止痛。血沉102 mm/h，RF（-），抗CCP（-），CRP（＋）。四肢、头顶有皮疹、瘙痒、脱屑。

诊断：银屑病关节炎。

证候：风血相搏，风湿痹阻，并有瘀热湿毒。

治法：清热祛风，凉血化瘀，化湿解毒。

方药：羌活三根汤合紫草去屑汤加减。

羌活30g，生地黄30g，黄芩30g，黄连9g，姜黄12g，白鲜皮30g，土茯苓30g，金雀根30g，虎杖30g，（制）川乌30g（先煎），白附子30g，补骨脂30g，紫草15g，紫苏12g，独活12g，甘草3g等。14剂。

二诊：患者诉疼痛减轻，间断服用扶他林片。继服上方3个月。

三诊：患者疼痛轻微，停服扶他林片。

四诊：患者感关节在阴雨天时仍酸痛，头顶皮疹、瘙痒、脱屑减轻，四肢牛皮癣无明显进展。ESR下降至30mm/h。后断续服用中药1年。

按语： 本案患者中医辨证为风血相搏，风湿痹阻，并有瘀热湿毒。治以清热祛风、凉血化瘀、化湿解毒。方中黄芩、黄连清热解毒，生地黄清热凉血、养阴生津，土茯苓除湿解毒，羌活、独活祛风除湿，虎杖清热利湿。从西医的角度，黄芩、黄连、生地黄、土茯苓抑制免疫，补骨脂有促进紫外线吸收的作用，而白鲜皮、虎杖、紫草兼有抑制免疫和促进紫外线吸收的作用，金雀根具有消炎止痛的作用。

十、胡荫奇教授治疗银屑病关节炎经验

医论：胡老师认为银屑病关节炎多由机体阴阳失调，复感外邪所致，或因素体阳虚，复感风寒湿邪，或因素体阳盛，内有蕴热，复感阳邪，内外相合，闭阻经络，阴津营血既不能达于肌表，又不能通利关节筋骨，由此造成皮肤关节等损害。急性期多表现为湿热毒瘀之象，证见关节红肿疼痛，活动受限、皮损泛发、潮红、浸润肿胀，弥漫脱屑，舌红，苔黄腻，脉滑数。治宜清热凉血解毒、祛湿通络为主。药选连翘、土茯苓、土贝母、半枝莲、忍冬藤、白花蛇舌草清热解毒，除湿通络；牡丹皮、赤芍、紫草、玄参、白茅根以清热凉血；秦艽、威灵仙、木瓜祛湿活络，通利关节。缓解期多表现为肝肾阴虚、经脉痹阻之证，此时泛发的银屑病皮损或红皮样损害及关节红肿缓解，但关节疼痛较重，筋肉拘紧，活动受限。皮损干燥脱屑，白屑迭起，痒甚，常伴头昏、乏力、腰酸背痛、面色萎黄，舌红苔少，脉细数。治宜滋补肝肾、通经活络。方用独活寄生汤与六味地黄汤加减。胡老师认为，乌梢蛇、蜈蚣、全蝎等虫类药物搜剔通络止痛疗效虽好，但急性期应用可加重银屑病皮损，故血热之象未除时不宜服用；皮屑多时可重用养血药如当归、赤芍、白芍、首乌藤等以润肤止痒。

医案

患者，女，42 岁，2012 年 8 月 21 日初诊。主诉：四肢多关节疼痛，反复发作 2 年余，加重 6 天。发病情况：2 年前患者无明显诱因出现双膝、双踝关节肿胀、疼痛，局部发热，同时伴双肘关节伸侧皮肤及头皮散在皮

疹。患者在某西医院就诊，诊断为银屑病关节炎，予西药治疗（具体用药不详），病情好转后自行停药，后渐出现双手多个近端指间关节肿胀、疼痛，疼痛时轻时重。就诊时见双手多个近端指间关节肿胀疼痛，双膝、双踝肿痛，晨僵，持续约 4 小时，周身关节酸痛，颈部僵硬感，双肘关节伸侧皮肤、头皮散在皮疹，瘙痒明显，胸闷气短，体倦乏力，易汗出，眠可。舌质暗红，苔黄腻，脉弦滑。查体：双手多个近端指间关节肿胀，压痛（＋），双膝肿胀，局部发热，双踝肿胀，压痛（＋）。双肘关节伸侧皮肤、头皮散在皮疹，上覆鳞屑。化验：CRP 60mg/L，ESR 85mm/h。

西医诊断：银屑病关节炎；中医诊断：痹证。

证候：湿热毒内盛，瘀血阻络。

治法：清热除湿，化瘀解毒。

方药：土茯苓 30g，土贝母 15g，苦参 15g，龙胆草 10g，夏枯草 10g，黄柏 15g，连翘 10g，炒栀子 10g，生黄芪 15g，穿山龙 15g，生地榆 30g，生侧柏叶 15g，羚羊角粉 0.6g（冲），天麻 15g，赤芍 15g，元胡 15g，檀香 10g。水煎服，日 1 剂，14 剂。

二诊：服药两周后，患者双手小关节及双膝、双踝肿胀疼痛较前减轻，晨僵，持续约 3 小时，周身关节酸痛及颈部僵硬感较前好转，双上肢、头皮仍有散在皮疹，瘙痒减轻，腰背沉重感，胸闷气短减轻，头晕，体倦乏力，易汗出，纳差，眠可，大便不成形，日 1～2 次。舌质暗红，苔黄腻，脉弦滑。前方减苦参、赤芍，加钩藤 15g，菊花 10g，乌药 10g，木香 10g，五味子 10g。14 剂。

三诊：药后患者右手无名指近端指关节肿痛，屈伸受限，右足趾肿痛，余关节痛较前减轻，头晕，脱发，夜眠差，大便调。舌边红，舌苔少，脉弦滑。

调整方药：土茯苓 30g，土贝母 15g，白花蛇舌草 10g，忍冬藤 45g，麦冬 10g，北沙参 15g，当归 10g，紫草 6g，夏枯草 10g，伸筋草 10g，穿山龙 30g，生地黄 30g，连翘 10g，炒蒺藜 10g，炒枣仁 15g，木香 10g，醋鳖甲 15g（先），羚羊角粉 0.6g（冲）。30 剂。

四诊：药后患者右手无名指近端指关节肿痛及右足趾肿痛明显减轻，

上肢及头皮皮损部位缩小，瘙痒明显改善，偶有头晕，脱发，大便溏，每日2次，舌边略红，舌苔少，脉弦滑。CRP 10mg/L，ESR 25mm/h。上方加山药15g。30剂。

按语：银屑病关节炎在临床上是一种难治之疾。本病中医辨证一般可分为风寒阻络证、血热风燥证、湿热蕴结证、热毒炽盛证、肝肾亏虚证等。本案初期表现为湿热毒内盛、瘀血阻络。故治疗以清热除湿、化瘀解毒为大法。药用土茯苓、土贝母清热解毒，利湿消肿，通利关节；苦参、龙胆草、黄柏、夏枯草、连翘、炒栀子、生地榆、生侧柏叶清热凉血除湿；生黄芪、赤芍、元胡、檀香补气行气，活血化瘀；并加穿山龙、天麻祛风除湿，通络止痛；并以羚羊角粉清热息风。随后诸诊随症加减，丝丝入扣，效如桴鼓。

十一、张志礼教授治疗银屑病关节炎经验

医论：张老根据多年的临床经验认为，该病辨证的基础是气血失常。理由是该病以不同程度的红斑（鲜红斑、淡红斑、暗红斑）为主要临床表现，而形成红斑的主要病机为气血失常。故张老将该病分为血热型（皮损特点为鲜红斑）、血燥型（皮损特点为淡红斑）和血瘀型（皮损特点为暗红斑）3个基本证型。张老认为，从病机来说血热是银屑病发病的主要根源；血热型是血分有热，热邪使营血充斥于脉络，故皮疹色鲜红，但压之一般仍褪色，与温病中的"血分病"邪热迫血妄行、营血溢于脉外的斑疹压之不褪色是有区别的。对于血热型，张老结合西医认为部分银屑病是由感染诱发的，故在用药时注意运用既有凉血又有解毒作用的中药，如紫草根、赤芍、牡丹皮、大青叶、板蓝根、玄参、金银花等。血燥型与血热有着密切关系，血热蓄久，内不得疏泄，外不得透达，耗津伤液，肌肤失养，形成血燥。对于此型，张老用药时注意选择少量既有滋阴润燥，又有清热凉血作用的中药，如干生地黄、白茅根、玄参、麦冬、天冬。血瘀型与血热亦有着密切的关系，血热久留，"血受热则煎熬成块"（《医林改错·积块》），瘀热不化而成瘀血之证，形成热结血瘀。对于此型，张老用药时注

意选择少量既有活血又有凉血作用的中药，如牡丹皮、赤芍、茜草、紫草等。由于银屑病有表皮细胞增殖过速的特点，故对每一型有时还加少量西医证明对表皮细胞增殖有抑制作用的中药，如白花蛇舌草、土茯苓、生薏苡仁、大青叶、板蓝根等，提高了治疗效果。

张老认为，关节病型银屑病多系风、寒、湿三气杂至，痹阻经络。急性期多为风湿毒热所致，症见关节红肿疼痛，活动受限，皮损泛发，潮红，浸润肿胀，弥漫脱屑，舌红苔黄，脉滑数。治宜凉血解毒为主。处方选羚羊角粉或生玳瑁、生地黄、牡丹皮、赤芍、紫草、白茅根以清营凉血；秦艽、木瓜通利关节；金银花、大青叶、板蓝根、土茯苓、草河车、白花蛇舌草清热解毒。缓解期多表现为寒湿痹阻或肝肾阴虚，此时泛发的银屑病皮损或红皮病样损害及关节红肿缓解，但关节疼痛较重，筋肉拘紧，活动受限。皮损干燥脱屑，白屑迭起，痒甚，常伴头晕、乏力、腰酸背痛、面色萎黄，舌红苔少，脉细数。治宜补肝肾，温经通络。方用独活寄生汤与地黄汤加减：秦艽、乌蛇、全蝎、天仙藤、鸡血藤、络石藤、木瓜、桂枝、桑枝、独活、羌活、桑寄生等温经通络，通利关节；生地黄、熟地黄、麦冬、黄芪、丹参、红花等滋阴养血。皮屑多时可加重养血药如当归、赤芍、白芍、首乌藤等以润肤止痒，也可配合秦艽丸内服。

医案1

葛某，女，17岁，学生，1996年5月9日初诊。1个月前无明显诱因躯干出现点状红疹，抓后较多鳞屑，易出血，继而四肢亦见相似皮疹。刻诊：皮瘙痒，口干心烦，大便干，两日一行，小便黄。检查：躯干四肢多发性红色丘疹，高粱粒至黄豆大小，表面附着银白色鳞屑，刮之有薄膜及点状出血现象。舌红、苔黄，脉数。

西医诊断：银屑病；中医诊断：白疕。

证候：血热。

治法：清热凉血活血。

方药：凉血活血汤（白疕一号）加减。

羚羊角粉 0.6g（分冲），生甘草 5g，紫草根、赤芍、玄参、熟大黄各10g，干生地黄、生槐花、大青叶、白鲜皮、刺蒺藜各 15g，白茅根 20g。14 剂，每日 1 剂，水煎服。

2 周后部分皮疹已变平，瘙痒消失，大便每日一行，苔脉如前。原方去熟大黄、白鲜皮。续服 4 周后皮疹全部消退。

按语： 方中生槐花、紫草根、赤芍、羚羊角粉、大青叶清热凉血；白茅根、干生地黄、玄参滋阴清热生津；刺蒺藜、白鲜皮祛风止痒；熟大黄清热泻下；甘草调和诸药。诸药合用，共奏清热凉血之效。

医案 2

陈某，男，43 岁，干部，1996 年 8 月 15 日初诊。6 年前头皮出现红疹，较多头屑，瘙痒，在某医院诊为银屑病，予激素药外搽月余，皮疹消退。3 个月后头皮及四肢又见相似皮疹，就诊于多处，服用多种药物，病情时轻时重。检查：全身多发性暗红斑，蚕豆至巴掌大小，表面附多层银白色鳞屑，刮除鳞屑后有薄膜及点状出血现象，部分毛发呈束状。舌淡红、苔少，脉沉细。

西医诊断：银屑病；中医诊断：白疕。

证候：血燥。

治法：养血滋阴润肤。

方药：养血解毒汤（白疕二号）加减。

天冬、麦冬各 10g，当归、丹参、玄参、露蜂房各 15g，鸡血藤、生地黄、白茅根、土茯苓、白鲜皮各 30g。14 剂，每日 1 剂，水煎服。

8 月 29 日二诊：服药后，躯干部皮疹浸润变浅，鳞屑减少，但瘙痒较剧，于前方去白茅根、玄参，加乌梢蛇 10g，首乌藤 30g。14 剂。

9 月 12 日三诊：全身皮疹浸润均变浅，躯干部分皮疹已变平，瘙痒减轻。后守法守方，再服 56 剂中药，全身皮疹消退，仅留有色素沉着斑。

按语： 方中鸡血藤、当归、丹参养血活血；天冬、麦冬、生地黄、白茅根、玄参滋阴润燥；土茯苓、露蜂房散风解毒；白鲜皮、乌梢蛇、首乌藤祛风安神止痒。诸药合用，奏滋阴养血、解毒润肤之效。

医案3

李某，女，68岁，退休工人，1996年6月6日初诊。全身红斑鳞屑反复发作30余年。最初10年皮疹不多，夏轻冬重，以后皮疹渐增多，季节性不明显，曾经多家医院以银屑病予多种中西药治疗，效果越来越不明显。检查：全身泛发性暗红斑，铜板至烧饼大小，背部皮疹融合成片，附银白色鳞屑，鳞屑较难刮除，用力刮除后有点状出血，舌紫暗、苔少，脉涩。

西医诊断：银屑病；中医诊断：白疕。

证候：血瘀。

治法：活血化瘀。

方药：活血散瘀汤（白疕三号）加减。

三棱、莪术、桃仁、红花各10g，丹参、鸡血藤、鬼箭羽、赤芍、牡丹皮各15g，生薏苡仁、土茯苓、板蓝根各30g。14剂，每日1剂，水煎服。

6月20日二诊：鳞屑略减少。加白花蛇舌草续服14剂，躯干部皮疹略变浅，鳞屑减少。加陈皮再服70剂，全身皮疹消退，留有色素沉着斑。

按语：此型多见于顽固型银屑病。皮损肥厚，颜色暗红，经久不退，舌质紫暗或见瘀点、苔少，脉涩或细缓。治宜活血化瘀。方中三棱、莪术活血行气；桃仁、红花、丹参、鸡血藤、鬼箭羽活血化瘀；赤芍、牡丹皮凉血活血；生薏苡仁、土茯苓、板蓝根、白花蛇舌草祛湿解毒；陈皮行气调中。诸药合用，共奏活血化瘀、凉血解毒之效。

十二、周乃玉教授银屑病关节炎诊治经验

医论：周乃玉教授指出，银屑病关节炎属于中医学"痹病"范畴。其病因多为敏感体质，感受风寒湿热毒邪。风寒湿热毒邪由表入里，由浅入深，病情早期邪气侵犯皮肤肌腠，出现鲜红色皮疹泛溢全身，局部关节红肿疼痛，可伴有发热心悸、汗出恶风等；病机以邪毒瘀滞皮肤筋脉为主，故治疗以祛邪解毒、活血通络为主；用药选用清热解毒利湿的白鲜皮、土茯苓、金银花藤等为君药、臣药，同时配合祛风化浊、活血通络之品。病情晚期伤

脾入肾，出现骨节疼痛，关节肿胀变形，屈伸不利，多伴心烦郁闷、怕风畏寒、乏力等，因此治疗要健脾温肾、扶阳通痹；用药可用辛温大热的附子、肉桂、干姜、仙灵脾、巴戟天等为君药、臣药，同时要配伍好佐使药。有时次要表现更突出时，先要调理次症，把握时机再攻主症。银屑病关节炎病性多为虚实夹杂，辨证需分清主次，分清先后，分阶段依次治疗。

从整体来说，治疗银屑病关节炎，皮疹及关节证候二者之间并无矛盾之处，往往皮疹严重时关节肿痛也会加重，但用药策略则应该各有侧重。应当针对患者病情而论，根据其皮疹色泽、厚度、瘙痒程度、分布大小与关节受累部位、累及的数量、肿胀疼痛的程度、关节肢体活动功能情况，综合舌脉及其他伴随症状，具体辨证分析，治疗应有侧重，并且可运用中医综合治疗内服方加外洗方共同治疗。

周乃玉教授根据银屑病关节炎的发病病因、发病特点、临床证候将其分为三型，即湿热痹阻型、寒湿痹阻型、寒热错杂型。详述如下：

1. 湿热痹阻型

辨证分析：湿热内蕴，蕴而化毒，外泄发于皮肤，见于皮肤病变，复感外邪内合而入肾入骨，则见关节病变。临床表现：皮损色红伴瘙痒，皮损分布广泛，呈片状，关节肿痛局部发热，可伴有全身发热，心悸乏力，舌红，苔黄，脉滑。选方：白虎加桂枝汤、四妙丸、宣痹汤、复元活血汤加减。方药：生石膏、生知母、白鲜皮、土茯苓、金银花藤、桂枝、黄柏、苍术、生薏苡仁、丹参、牡丹皮、赤芍、秦艽、蝉蜕、乌梢蛇等加减。

2. 寒湿痹阻型

辨证分析：素体阳虚，卫外不固，风寒湿之邪趁虚而入，深入骨骺，导致关节病变，浸淫肌肤发为皮损。临床表现：皮损颜色暗红，皮损分布较局限，呈点片状，关节肿痛色暗，恶风寒，心烦闷，舌淡，苔白，脉沉。选方：乌头汤合阳和汤加减。方药组成：附子、白芍、熟地黄、丹参、牡丹皮、桂枝、白鲜皮、茯苓、防己、白芥子、生黄芪、乌梢蛇等加减。

3. 寒热错杂型

辨证分析：湿热浊毒、寒湿之邪胶着，凝阻肌肤关节。临床表现：皮损色红、分布局限可伴瘙痒，关节肿痛怕冷，恶风乏力，舌暗，苔黄，脉沉。选方：乌梅丸合桂枝芍药知母汤加减。方药组成：附子、桂枝、当归、黄柏、白芍、生知母、防风、防己、茯苓、白术、蒲公英、乌梢蛇等加减。

治疗银屑病关节炎，一要注意祛除风邪，养血息内风、宣痹祛外风；二要通络化瘀，温阳通络、祛风通络、活血通络。各证型均夹痰、气、瘀相互交搏，塞滞关节或外泄肌肤，要加疏气化痰、祛痰之品。各型均可加剔风通络之品乌梢蛇，且乌梢蛇用量多为20g。

医案1

患者，女，34岁。银屑病史2年，皮损散在分布于头部及四肢，皮损呈点滴片状，皮色暗红，上覆白色鳞屑伴轻度瘙痒。患者3个月前流产后出现左手拇指肿痛，手指呈腊肠样改变，皮色发暗，有晨僵，无发热，全身怕风、怕冷明显，汗出不多，纳可，眠差多梦，大便干，2～3日1次，小便正常。舌淡，苔白，脉沉细。

证候：脾肾亏虚，邪毒侵袭。

治法：健脾温肾，祛邪通络。

方药：生黄芪20g，白芍30g，熟地黄20g，黑附片15g（先煎），茯苓皮10g，茯苓15g，炒白术15g，生甘草10g，莪术10g，乌梢蛇30g，白鲜皮15g，防风10g，防己10g，丹参15g，白花蛇舌草30g。服药14剂后症状明显减轻。

按语： 本例患者育龄期女性，既往有银屑病史，皮损病史已有2年，皮疹散发，颜色偏暗，根据皮疹辨证属于正气亏虚，血脉瘀滞。患者本身正气已虚，脾肾不足，而流产更加重了气血的耗伤，气损及阳，导致阳气不足，肌肤腠理失于阳气温煦固护，风寒湿邪气趁虚而入，由表及里，伤脾入肾，出现了骨节病变。故在治疗上要健脾温肾、扶阳通痹。周乃玉教授君药选择了补气蠲痹的生黄芪温阳益气，驱邪扶正；为防附子的燥烈，配伍白芍、熟地黄滋阴养血，并予补气的茯苓、白术和养血活血的丹参共为臣药；佐以茯苓皮、防风、防己化湿祛风，附子温阳通痹，莪术、乌梢蛇活血祛瘀通络，白鲜皮、白花蛇舌草清热解毒利湿，共同驱邪；生甘草调和诸药为使药。全方治以健脾温肾、扶阳蠲痹、祛风除湿、活血通络，扶正又不会敛邪，祛邪又不会伤正，使正气恢复，邪气清除，故病情缓解。药后患者皮损及关节诸症均明显改善，此病案是温阳除痹理论治疗银屑病关节炎的典型代表。

医案 2

患者，女，43 岁。患者银屑病史 7 年，银屑病关节炎 5 年，皮损散发于头、四肢、胸腹，皮损呈斑片状，皮色暗红，上覆较厚白色鳞屑伴轻度瘙痒。近期腰背疼痛，夜间加重，翻身困难，活动后可减轻，部分足趾呈腊肠样肿痛，皮色发暗。间断低热，午后明显，口咽发干，恶风少汗，纳可，眠差，大便干，日 1 次，小便色略黄。舌暗，苔黄白，脉弦细。

证候：寒热错杂，邪毒痹阻。

治法：寒热同调，祛邪通络。

方药：白鲜皮 20g，蒲公英 15g，生甘草 10g，桂枝 10g，大黄 6g，莪术 15g，沙参 15g，防风 10g，秦艽 20g，蝉蜕 10g，白芍 30g，丹参 15g，党参 15g，黄芩 10g，黄柏 10g，首乌藤 30g，炒酸枣仁 30g。服药 14 剂后症状好转。

按语： 本例患者中年女性，患病病程较久，正气已虚，气血瘀滞，易受外邪侵袭。患者皮损色暗红，分布较广，鳞屑较多，从皮疹辨证当属血热、血瘀之证。关节症状以中轴及外周小关节肿痛为表现，伴随发热恶风，辨证为正气亏虚，风寒湿邪侵袭，侵入筋骨，关节经脉郁闭，故临床症见寒热错杂，邪毒痹阻，治疗需寒热同调、攻补兼施、祛邪通络。周乃玉教授用党参、桂枝益气通阳；白鲜皮、蒲公英、黄芩、黄柏清热利湿、燥湿，使寒散热清；大黄、莪术、丹参活血通络；防风、秦艽、蝉蜕祛风通络；兼以首乌藤、炒酸枣仁、白芍、沙参滋阴养血安神。银屑病关节炎患者多病史已久，病情复杂，气血阴阳失于调和，病性虚实夹杂、寒热错杂，故治疗上采取调和寒热、阴阳、气血，以扶助正气、祛除邪气、通利经脉关节为法则。本例患者经上诉治疗后，症状明显改善。

医案3

患者，女，52岁。患银屑病2年余，银屑病关节炎1年。皮损散发于四肢、胸腹，皮损呈大片状，皮疹色红伴瘙痒明显。四肢手足关节远端肿痛，关节皮色发红，局部皮温升高。发热、恶风，口渴，汗出较多，纳可，眠欠安，多梦易醒，大便干，小便色黄。舌红，苔黄，脉滑。

证候：湿热痹阻。

治法：清利湿热，通利经脉。

方药：生石膏20g（先），生知母30g，桂枝10g，生甘草10g，莪术10g，乌梢蛇30g，黄连6g，黄芩10g，防己10g，防风10g，炒白术10g，苍术15g，秦艽15g，干姜6g，白花蛇舌草30g。服药14剂后症状好转。

按语：本例患者皮疹色红伴瘙痒，关节也以红肿热痛为表现，并且伴有发热，舌红，苔黄，脉滑，辨证为湿热痹阻型。周乃玉教授选用"白虎加桂枝汤"加减，以生石膏、生知母为君药清热消肿；用白术、苍术健脾化湿，黄连、黄芩苦寒燥湿，防风、防己、秦艽祛风胜湿，白花蛇舌草清热利湿解毒，共为臣药，助君药去除湿热邪毒；佐以莪术、乌梢蛇活血通络，桂枝、干姜温阳通络，并可制约苦寒药寒凝太过。全方在清利湿热同时不忘温通经络，取得良好疗效。总的来说，本病病因不外寒、热两方面，热者居多。因于寒者，脉络瘀滞而生瘀血；因于热者，热伤阴液，阴虚血燥，血行不畅，亦生瘀血。故瘀血阻络贯穿银屑病关节炎始终，治疗应十分重视理血通络。

十三、阎小萍教授银屑病关节炎中西医诊治思路

医论：阎小萍教授总结银屑病与肺经关系最为密切，因肺主一身之表，外合皮毛，宣发卫气，抵御外邪，护卫肌表，而且肺通过口、鼻、咽喉与外界直接相通，即"天通于肺"（《素问·阴阳应象大论》），故而风、寒、湿、燥、热等外邪侵袭人体，常首先犯肺，使肺卫失宣、肺窍不利、气机

不畅而发病。关于局部皮肤损害发生常以风邪与瘀血为主导，因风为六淫之首，故其他诸邪如寒、热、湿、燥等邪易依附于风邪而侵犯人体。故而阎师诊治皮疹首抓风邪，其白屑乃为风燥，白屑下红色皮肤为血热，其常言"皮肤无燥不起屑，而底盘嫩红，刮之血丝缕缕，为血中瘀热，热又生内风，加重风燥而起屑"。

鉴于银屑病关节炎患者同时有关节炎和皮肤损害，治法总结如下：其外周关节炎者可按尪痹诊治，以补肾壮骨、祛风散寒、除湿通络等为法；其中轴脊柱病变者可按大偻诊治，以补肾强督、健脾和胃、调肝养肝、调和营卫、活血通络等为法；其皮疹者，一则"肺主皮毛""肺主宣肃"，故清其肺热、养其阴血、宣其肺气，二则"治风先治血，血行风自灭"，故养其血、祛其风、润其燥。在痹证治疗基础方上常辨证加减，以连翘、金银花、紫花地丁起清热解毒、凉血消肿之作用，以霜桑叶之甘寒凉而润肺燥止痒，尤其是以桑叶配伍清湿热之土茯苓而专治白屑红点之银屑病皮疹有奇功，以当归甘温质润而补血活血行瘀，再配以牡丹皮、赤芍起血行风疹自灭之功，白芷祛风消肿止痒专擅治皮肤瘙痒、疮疡初起红肿热痛之时，白鲜皮清热燥湿、祛风解毒而治湿热疮毒、湿疹、疥癣等症。配合循经辨证之法，酌情选用"引经药"以达"引药直达病所"之作用，故而疗效显著。

医案

白某，男，40 岁，2009 年 12 月 28 日初诊。主诉：皮疹脱屑 11 年，四肢多关节肿痛 4 年。现病史：患者 11 年前无明显诱因出现发际、后背斑疹，伴脱屑，瘙痒，无光敏、脱发、口腔溃疡等，在当地医院诊为银屑病，给予激素类药膏外涂治疗，但症状逐渐加重。4 年前患者出现双手指关节、腕关节、膝关节、踝关节、双臀、双肩等四肢多关节肿痛，口服消炎止痛药及白芍总苷胶囊等药物，但效果欠佳，症状加重。半年前在当地医院静滴地塞米松注射液治疗 5 天，皮疹及多关节肿痛稍有减轻。患者于 5 个月前在我科住院查 HLA-B27 阳性，血沉 140mm/h，C 反应蛋白 8.05mg/dL，X 线片示双膝关节退行性病、双手及双足关节未见异常、左侧胫骨内缘骨软骨瘤，予口服中药汤剂及塞来昔布、甲氨蝶呤、雷公藤多苷片等药物治疗，外涂卡泊三醇、丁酸氢化可的松药膏，患者皮疹及上述多关节肿痛有所减轻。现来就诊。症见：头、背部皮肤斑疹、脱屑，时感双手指、双腕、双膝、双踝、双臀痛，无明显关节肿胀，无畏寒，晨僵不明显，纳食可，夜眠安，二便自调。既往史：否认肝炎、结核病史；7 年前有外伤史，左肘关节处肌肉刮伤，行手术缝合，并输血约 100mL；否认其他特殊病史。否认药敏史。个人史：生活、学习环境尚可；无吸烟及饮酒嗜好。婚育史：已婚，育有 1 子，其子亦患有银屑病。家族史：否认其他家族遗传病史。查体：头部、胸背部、四肢见斑疹，色红，伴脱屑，以头和背部显著，四肢关节无明显肿胀。舌质暗红，苔黄腻，脉沉滑。

西医诊断：银屑病关节炎；中医诊断：痹证（肾虚湿热证）。

证候分析：患者过劳伤肾，肾气不足，卫外不固，而致风、寒、湿邪深侵，发为痹证之疾。肾主骨，肾虚加之风寒湿邪深侵，日久闭阻经络，不通则痛，故周身多关节疼痛。寒湿之邪郁久化热，故舌质暗红，苔黄腻，脉沉滑。

治法：补肾壮骨，清湿热、通络。

处方：制延胡索 20g，威灵仙 15g，青风藤 30g，海风藤 30g，桑枝 30g，防风 15g，金银花 20g，秦皮 15g，知母 20g，白鲜皮 15g，连翘 20g，川牛膝、怀牛膝各 6g，土茯苓 30g，秦艽 20g，牡丹皮 15g，白芷 15g，砂仁 10g，紫花地丁 20g，赤芍 15g，羌活、独活各 10g。14 剂，水煎服。

二诊：2010 年 1 月 5 日。患者服上药后，周身皮疹减轻，时感面部干，多关节疼痛亦减轻，无明显关节肿胀，无畏寒，无晨僵，纳食可，夜眠安，二便自调。舌质暗红，苔微黄，脉沉滑。复查 ESR 16mm/h，CRP 0.921mg/dL。鉴于患者湿热症状明显减轻，上方去秦艽、秦皮、川牛膝、怀牛膝，增白芷至 20g、紫花地丁至 25g，并加霜桑叶 20g，生地黄、熟地黄各 6g，蜜桑皮 15g，地骨皮 10g。继予 14 剂。患者服药后诸症平稳，随访数月未再出现皮疹及关节肿痛。

按语：本例患者肾虚而卫气不固，腠理空疏，风、寒、湿三气杂至，闭阻经络，日久瘀血内阻且郁而化热，热伤阴液，阴虚血燥，表皮失润，发为白疕。其关节病变者可按尪痹、大偻诊治，其皮疹者与肺经、风邪密切相关，阎师言"其白屑乃为风燥，白屑下红色皮肤为血热"。故应清其肺热、养其阴血、宣其肺气、祛风润燥。阎师紧抓其主症，予以身痛逐瘀汤合泻白散加减，一则可通经活络、宣痹止痛，二则可清热祛风、养阴润燥，更配以连翘、金银花、紫花地丁清热解毒、凉血消肿，以甘寒凉而润肺燥、止痒之霜桑叶配伍清湿热之土茯苓治白屑红点之银屑病皮疹有奇功，以牡丹皮、赤芍起血行风疹自灭之功，正所谓"治风先治血，血行风自灭"，白芷祛风消肿止痒，白鲜皮清热燥湿、祛风解毒，故而临床疗效显著。

十四、王莒生教授治疗银屑病经验

医论：王老师崇尚赵炳南教授的看法，认为"在本病的发生中血热是内在因素，是发病的主要根据"，血热则热灼血络，血络受损，血溢脉外，壅于皮肤，则发为红斑；热盛血燥，肌肤失养，则皮肤脱屑、瘙痒。而血热的形成，或因外感风湿热毒之邪，以致肺热炽盛，肺气郁闭，热伤营血；或因肝郁气滞郁而化火；或因思欲太过耗伤心脾；或因饮食不忌过食辛辣腥发之品，以致痰火内生。若病程日久，或燥热之邪久羁，耗伤阴血，血虚津枯难以濡养肌肤，皮肤干燥、瘙痒，皮损浸润明显，日久不去；或久病脾失运化，痰湿内生，皮损反复迁延，增生肥厚，脱屑、瘙痒明显。若血热炽盛或治疗不当，外受毒邪刺激，则火毒内盛充斥肌肤，气血两燔，以致经络阻隔，气血凝滞，通体潮红，发为红皮病型银屑病；若风湿热毒之邪侵袭关节，则关节红肿疼痛，甚则畸形，发为关节型银屑病；若患者素体脾虚湿盛或外感风湿之邪，湿热之邪发于皮肤，则成脓疱型银屑病。

1. 知外揣内，治病求本

王老师强调，银屑病虽发于外，但实为内在脏腑病变和失调的结果，应知外揣内，治病求本，重视内治，尤其重视对肺和大肠两个脏腑的调治。她认为，风寒热毒之邪侵袭肺系，以致肺热炽盛，肺气郁闭，热伤营血，血热内盛，血溢络外，发于皮肤则成红斑。临床上，许多银屑病急性发作前，多有咽喉肿痛等上呼吸道感染的诱因，即为例证，因此王老师强调在银屑病的治疗中不可忽视肺的调治。此外，王老师十分重视患者的大便情况，主张治疗包括银屑病在内的几乎所有皮肤病都应注意保持患者大便通畅，故常用生槐花清大肠热毒，大黄通腑泄热，沙参、生地黄等增水行舟。

2. 清热解毒，阳和通腠

王老师治疗银屑病主张剂量大、药力专，一方面强调清热解毒，尤其是清肺热、解肺毒，常用金银花、连翘、蒲公英、野菊花、大青叶、紫花地丁等清热解毒之品，实验证明此类药物不仅有很强的抗病毒作用，而且30g金银花还具有调节免疫的作用；另一方面，对于一些病程日久，反复不愈，顽痰、顽湿难去的病例，她常借鉴中医外科治疗阴疽的方法，以"阳和通腠、温补气血"为原则，取阳和汤方之意，加用麻黄、白芥子等药物。

3. 凉血活血，养血息风

银屑病以血热为本，热壅血络，发于皮肤则成红斑，叶天士讲"入血就恐耗血、动血，直须凉血、散血"，故凉血活血为治疗银屑病的根本大法。临床上王老师常用生地黄、牡丹皮、赤芍、白茅根、紫草、茜草等药物。对病程迁延、瘙痒明显者，多认为属肝木失养，血虚生风之变，根据前贤"治风先治血，血行风自灭"之说，使用凉血活血之品不仅可以清热凉血消斑，还可养血息风止痒。

4. 健脾助运，强调祛湿

王老师认为，银屑病静止期、慢性湿疹等皮肤病，皮肤干燥瘙痒，增生肥厚，此实为顽湿聚结、阻滞气机、精微气血不能濡养肌肤的表现，故针对以上表现反复发作、迁延不愈者，无论干湿，无论渗出多少，都以祛湿为要。王老师十分重视健脾与祛湿的辩证关系，健脾可以祛湿，祛湿又可以健脾。她认为，银屑病患者长期大量脱落皮屑，营养状况不佳，应当重视健脾，以助水谷精微的生成；另外，因脾为肺之母，培土可以生金，脾健则皮毛得养、肤色荣华；此外治疗银屑病常用大量清热解毒之品，易致腹泻，适当加入健脾止泻收涩之品（如白术、山药、茯苓、乌梅等）可以有效防止腹泻的发生。

5. 疏肝解郁，重视情志

银屑病有反复发作的特点，对于发于面部者或年轻女子，长此以往会自卑、抑郁，以致肝郁气滞，郁而化火，加重病情，反复不愈，陷入"因病致郁，因郁致病"的恶性循环。长期肝郁，以致肝胃不和，土虚木旺，还会出现反酸、胃痛、胃脘部不适等症状，严重影响患者的生活质量和治疗效果，因此治疗上常用柴胡、郁金等疏肝解郁药物；若胸腹胁肋胀痛可加用川楝子、元胡理气；反酸烧心可加煅牡蛎、乌贼骨制酸，同时关注患者饮食及消化情况。

另外，对于关节型银屑病，王老师常加用威灵仙祛风湿、通经络，土茯苓利湿解毒，通利关节；对于红皮型银屑病，加用僵蚕、蝉衣、全虫或赵老的全虫方，以搜风通络；睡眠差者加用首乌藤、炒枣仁，认为首乌藤不仅可以养心安神，还可以补益肝肾、镇静、止痒。

医案1

患者，男，50岁，工人，2008年8月20日初诊。患者于2008年8月初感冒1周后，全身出现点滴状红斑，上覆少量银白色鳞屑，并逐渐扩大，曾诊为"寻常型银屑病"，并外用药治疗，药物不详，治疗无效。刻诊：头发呈典型"束状发"，头皮部鲜红色散在斑片，其上堆积较厚的银白色鳞屑，四肢伸侧有鲜红色多形性斑片，边界清楚，上覆有疏松银白色鳞屑，轻刮鳞屑可见红色半透明膜，刮膜见筛状出血点，皮损处剧烈瘙痒，夜不能眠，口干舌燥，喉咙肿痛，便秘，溲赤，舌质红，苔薄黄，脉数。

西医诊断：寻常型银屑病；中医诊断：白疕。

证候：血热内蕴，热毒犯肺。

治法：凉血活血，清热解毒。

方药：金银花30g，连翘10g，野菊花10g，炒槐花30g，生地黄30g，白茅根30g，赤芍10g，紫草10g，鸡血藤15g，黄芩12g，土茯苓30g，荆芥10g，防风10g，白鲜皮30g，地肤子15g，夜交藤30g，生龙骨（先煎）

30g，生牡蛎（先煎）30g，甘草 6g。每日 1 剂，水煎服。

2008 年 9 月 20 日复诊：上方服用 1 个月，皮疹明显消退，鳞屑减少，瘙痒减轻，咽痛消失，并诉口干，仍伴心烦不寐，舌红，少苔，脉细数。遂于上方加炒酸枣仁 30g，天花粉 10g，麦冬 10g，合欢皮 20g。继服 1 月余，皮损消退，瘙痒消失，纳可眠安，二便调，仅留色素减退斑，随访 1 年无复发。

按语：本案患者症见皮疹多呈点滴状，发展迅速，颜色鲜红，层层银屑，瘙痒剧烈，抓之有点状出血点，口干舌燥，喉咙肿痛，便秘溲赤，舌质红，苔薄黄，脉数。患者多有感冒、咽炎和扁桃体炎等病史。治以凉血活血、清热解毒。方中金银花、连翘、野菊花清热解毒，消肿利咽；炒槐花、生地黄、白茅根、紫草清热凉血；赤芍、鸡血藤凉血活血；荆芥、防风解表祛风止痒；甘草和药解毒。诸药合用，共奏凉血活血、清热解毒之功。随症加减：咽喉肿痛明显加板蓝根、大青叶、白花蛇舌草、薄荷；大便干燥加熟大黄；风盛瘙痒明显加白鲜皮、地肤子、刺蒺藜。王师根据瘙痒程度之不同，按药力由弱至强之序依次选用防风、蝉蜕、僵蚕、地龙、蜈蚣、全蝎、乌梢蛇等。

医案 2

患者，男，50 岁。主因"头身反复起红斑、脱屑 8 年余，加重 2 年余"于 2009 年 7 月 15 日收治入院。患者入院时症见：全身弥漫性红斑，脱屑伴瘙痒，左膝关节肿胀、疼痛，部分指关节肿胀，食纳可，眠可，二便调。查体：头皮、躯干、四肢弥漫性浸润性红斑、淡红斑，有较多银白色鳞屑；皮损面积占全身皮肤的 95% 以上；指、趾甲明显粗糙、增生肥厚；左膝关节、右踝关节肿胀，压痛，部分指关节肿胀，左食指指间关节变形、活动受限。舌红少苔，脉滑数。

诊断：红皮病型银屑病、关节型银屑病。

证候：血热炽盛，湿热内蕴，血虚风燥。

治法：凉血活血，清热解毒，散风除湿。

方药：凉血活血汤加减。

生地黄 15g，牡丹皮 15g，赤芍 15g，白茅根 30g，地骨皮 30g，当归 10g，金银花 30g，连翘 10g，浮萍 15g，桑白皮 15g，茯苓皮 15g，大腹皮 10g，白蒺藜 10g，苍术 15g，防风、防己各 10g，白鲜皮 30g，地肤子 30g，全虫 6g，首乌藤 30g，炒枣仁 30g；水煎，每日 1 剂，早晚分服，每次 200mL。同时予透骨草 100g，生侧柏叶 100g，大皂角 100g，鸡血藤 100g，马齿苋 100g，白鲜皮 100g，生艾 100g，大青叶 60g；包裹后煎汤，泡浴，每周 3 次，水温 39～40℃，每日 1 剂。外用芩柏软膏清热除湿，消肿止痛；同时配合针灸治疗以养血润燥，息风止痒，取双侧曲池、合谷、血海、三阴交等穴。

7 月 29 日，治疗两周后患者皮疹减轻，瘙痒仍明显，脱屑较多，口干，大便干结，舌红少苔，脉滑数。原方加大凉血、解毒、养阴之力：紫草 15g，生地黄 15g，牡丹皮 15g，赤芍 15g，白茅根 30g，金银花 20g，马齿苋 15g，大青叶 15g，草河车 15g，土茯苓 15g，生槐花 20g，北沙参 10g，麦冬 10g，白鲜皮 15g，防风、防己各 10g，地肤子 15g。

服药至 8 月 12 日，患者皮疹进一步减轻，已可见较多淡红色正常皮肤，脱屑、瘙痒明显减轻，大便仍干，舌红绛，少苔，根略黄腻，脉滑数。原方酌加祛风、通腑之品：紫草 15g，白茅根 30g，牡丹皮 15g，赤芍 15g，生地黄 15g，鸡血藤 15g，丹参 10g，大青叶 30g，草河车 15g，马齿苋 15g，白鲜皮 15g，地肤子 15g，白花蛇舌草 15g，蜂房 5g，白蒺藜 9g，熟大黄 10g。

至 8 月 29 日患者皮肤颜色淡红，可见较多正常、润泽皮肤，少量脱屑，无明显瘙痒，二便调，夜寐安，食纳可，好转出院。

按语：银屑病以血热为本，热壅血络，发于皮肤则成红斑，叶天士讲"入血就恐耗血、动血，直须凉血、散血"，故凉血活血为治疗银屑病的根本大法。临床上常用生地黄、牡丹皮、赤芍、白茅根、紫草、茜草等药物。对病程迁延、瘙痒明显者，多认为属肝木失养，血虚生风之变，根据前贤"治风先治血，血行风自灭"之说，使用凉血活血之品不仅可以清热凉血消斑，还可养血息风止痒。

十五、王玉玺教授治疗银屑病经验琐谈

（一）王玉玺教授治疗关节型银屑病的经验

医论：关节型银屑病主要临床表现为皮肤出现寻常型银屑病皮疹，周身关节受累，关节肿胀、疼痛难忍、活动受限，可发生关节变形，每遇阴雨天，症即加重，畏寒肢冷明显，舌质淡，苔薄或腻，脉沉缓或沉细弱。病机为寒湿痹阻经络，流注关节，气血凝滞，不通则痛，瘀久化热成毒，发于皮肤而成白疕。寒湿毒邪凝滞为本，治疗当祛寒除湿，温经通络，化瘀止痛，本解标自消。在治疗该病过程中，切不可一见到银屑病皮疹就以热毒论治，临床上当细审症、明辨因，以求正治，否则，不但贻误病情，甚者有生命之危。按照上述之病机及治疗原则，自拟乌头通痹汤，临床加减用于治疗关节型银屑病。药用：麻黄5g，桂枝、苍术、防风、蜂房各15g，制附片（先煎）、制川乌（先煎）各10～20g，威灵仙、雷公藤（先煎）各20g，菝葜、鬼箭羽、鸡血藤、络石藤各30g，防己6g，全蝎、生甘草（先煎）各10g；先煎者加生蜜先煮1小时。应用原则是要辨证准确，守方不变。

医案

宋某，女，32岁，2000年7月12日由家属背入诊室。该患于2000年1月，双手指关节肿胀、疼痛，晨起僵直，十几天后面部及全身皮肤出现红色斑疹，上覆白色鳞屑，微痒，随之膝关节亦发生疼痛。去某西医院风湿科应用激素、抗生素、甲氨蝶呤等药物治疗，未能有效地控制病情。近期又去某中医院牛皮癣科服用中药5剂，病情急转直下，关节疼痛增剧，双手关节肿胀、变形，不能活动，坐立不能，呻吟呼号，夜不能寐，言语无力，呈重病面容；周身弥漫性皮疹渐融合成片，鳞屑增厚，似蛎壳状，顶针样甲，指甲增厚，甲下有厚厚的石棉粉样堆积；畏寒恶风，手足冰冷，虽值盛夏，却门窗紧闭，棉被裹身，全身无汗；月经一直未来潮，多日未排大便，舌质淡，苔薄白，脉沉细弱。体格检查：T 39.4℃，P 86次/分，

R17 次 / 分，RF：（＋），ESR：36mm/h。追询病史：患者既往健康，自从产后患病，家中居住条件差，较为寒冷。其弟有银屑病史。

诊断：白疕（银屑病）关节型。

方药：乌头通痹汤加减治疗。

2 个月后，关节肿痛缓解，皮疹渐消退，已能自行坐起，步态较稳，见有乏力、懒言、消瘦。上方酌加益气血、补肝肾之品，又加减服用 2 月余，患者关节肿痛消失，活动良好，面色红润，经血来潮，仅遗留有小腿局限皮疹。

按语： 本案为白疕（银屑病）关节型。证由产后气血俱伤，冲任虚损，营卫失调，腠理不密，抵抗力减弱所致。所谓"产后百节空虚"，居室阴冷，起居不慎，寒湿之邪乘虚而入，外郁闭于肌肤，内痹阻于经络、关节而发病。治宜祛寒除湿，温通经络，化瘀止痛。方用乌头通痹汤加减，病情缓解。

（二）王玉玺教授从"风"论治银屑病的经验

医论：王玉玺教授认为营卫郁滞、风盛血燥为银屑病的基本病机。《医宗金鉴·外科心法要诀·白疕》有："白疕之形如疹疥，色白而痒多不快，固由风邪客皮肤，亦由血燥难荣外。"指出外邪致病及风盛血燥是银屑病病机的关键所在，即外邪袭表、营卫郁滞导致本病的发生。正所谓"邪之所凑，其气必虚"，当脏腑功能因各种原因失调，或禀赋不足，正虚卫阳不固，腠理疏松，易被风邪所袭，而风邪又常夹寒、湿、热、燥等邪乘虚而入，风邪外袭，肺先受之，卫气被郁，开合失司，导致诸症发生。脏腑功能失调中，肝血虚常是主要原因，肝主藏血，若肝血亏虚，脉络不能满而致营行涩滞，加之风邪外袭，则郁滞更甚，卫郁则化热，营滞则生燥，因此营行滞涩，肤失滋养而化燥脱屑，故临床上出现红色斑、疹之风热证及鳞屑、瘙痒之风燥证。某些患者素体阳盛，外感风寒湿邪，易从阳化热，而出现风热症状。若素体虚寒者，感邪之后，易从阴化寒，表现为风寒或寒湿的症状，外邪盘踞不解，郁久化热，此皆营卫郁滞所致。无论是风燥、风热亦或风寒之证，其共同之处为皆来源于风，只是处于病程发展的不同阶段而已。

另外，热与瘀均可引起风气内动而发病。因此可以认为风邪贯穿于银屑病发生发展的始终，风盛血燥、营卫郁滞为银屑病发病的基本病机。

王玉玺教授认为"祛风"为治疗银屑病的基本原则。临床上根据具体病例灵活应用，采用疏风清热、疏风解毒、疏风散寒、疏风燥湿、疏风润燥、疏风活血、疏风化痰等法，可一法单用，亦可几法同用。

王玉玺教授善用风药治疗银屑病，所谓风药是一类气味轻薄、具有春气风木特性用于祛风或治疗风病的药物，其功用大致可概括为升、发、散、达、化、燥、通、窜、透、动等。风药的主要作用有：①风药可解表祛风，祛除兼夹之邪，风药具有透泄游走之性，亦能祛除在里之邪，如内生之湿、瘀热之火、热化之燥、内生之毒等。②风药可畅通表里，引导气血流通。风药开表，可畅通由里达表之气机，通调三焦及经络之气滞，开散肌腠，祛邪解表。③风药可消风止痒。痒是由邪气与卫气在分肉皮腠间相搏，影响卫气正常运行，邪气与卫气胶结，往来窜行而引起。痒自风来，故祛风药具有消风止痒的作用。④风药引经。风药具有游走之性，善于引药归经，临床治疗上焦或头面疾病时，常用风药引经，如羌活祛太阳之风，白芷祛阳明之风，柴胡祛少阳之风，苍术祛太阴之风，细辛、独活祛少阴之风，川芎、吴茱萸祛厥阴之风等。

王玉玺教授认为银屑病发病初期多为"外风"为患，但随着疾病的发展，尚会出现因血热、血燥、血虚、血瘀等所生之"内风"，后期久病入络，尚有"经络之风"，因此，在应用祛风法时，应注意外风宜散，内风宜息，经络之风宜搜剔。故风药亦可分为针对外风的疏风药与针对内风的搜风药、息风药。临床中内风与外风又常相兼为病，且大部分病例皆是外风引动内风，而致皮肤瘙痒、发展迅速、变化多端等症状，王老临床常将疏风药与息风、搜风药同用，效果甚佳。临床常用麻黄、荆芥、防风、羌活、白芷、苏叶、细辛、川芎、威灵仙、苍术、苍耳子、辛夷、乌头、天麻、豨莶草等以祛外风；常选柴胡、升麻、薄荷、牛蒡子、葛根、菊花、蔓荆子、藁本、连翘等以疏外风；常用天麻、白蒺藜、代赭石、龙骨、牡蛎、珍珠母、石决明等以息内风；用白花蛇、乌梢蛇、蜈蚣、全蝎、蜂房、蝉蜕、地龙、僵蚕等以搜剔内风。

王玉玺教授临床运用祛风之法治疗银屑病的代表方剂为"祛风败毒汤"。其药物组成：荆芥 10g，防风 10g，苍耳子 10g，羌活 10g，独活 15g，威灵仙 15g，当归 12g，川芎 10g，乌梢蛇 30g，蜈蚣 2 条，白鲜皮 15g。功效：祛风败毒，润燥通络。主治：寻常型静止期银屑病。方义分析：方中荆芥、防风、羌活、独活、苍耳子、威灵仙开腠发汗、祛散外风、除湿；蜈蚣、乌梢蛇息内风、搜经络之风、解毒；当归、川芎养血活血润燥，取其"治风先治血"之义。全方合用既表散外邪，又搜剔在内之伏邪，令毒邪无处藏身，故称"祛风败毒汤"。王老应用此方六余年，临床治愈银屑病患者不计其数，真正为患者解除了痛苦。

医案

患者，男，45 岁，工人，2012 年 1 月 5 日初诊。病史：既往银屑病病史 15 年，初次发病于冬季，发病时皮疹仅局限于头皮、肘部，自述饮酒食辛后病情有加重之势，患者有关节痛史。发病期间曾于各地诊治，均诊断为"银屑病"，曾口服"阿维 A 胶囊""银屑颗粒"等药物，外用"卤米松""卡泊三醇"等，病情时好时坏，反复发作。刻诊：周身散在大片淡红色斑块，上覆厚层银白色鳞屑，皮疹干燥、肥厚，伴瘙痒明显，皮损以四肢外侧、头皮为重，无新发皮疹。束状发（＋），薄膜现象（＋），点状出血现象（＋）。伴双足跟胀痛，畏寒肢冷，大便日 2 次，小便清长。舌淡紫薄白苔，脉沉细小滑。

诊断：银屑病（寻常型静止期）。

证候：素体寒湿，复感风邪，阻于肌肤，腠理闭塞，营卫郁滞。

治法：祛风除湿，散寒通络，兼以活血润燥。

方药：荆芥 10g，防风 10g，羌活 10g，独活 15g，威灵仙 15g，当归 12g，川芎 10g，鬼箭羽 30g，乌梢蛇 30g，苍术 15g，白鲜皮 30g，蜈蚣 2 条，三棱 15g，莪术 15g，甘草 6g。7 剂，水煎服，日 1 剂，早晚分服。

二诊：2012 年 1 月 12 日。服上药后，皮疹鳞屑明显减少，皮损变薄，瘙痒大减，足跟仍痛，舌淡紫薄白苔。处方：上方加怀牛膝20g，秦艽30g，豨莶草60g。7剂，水煎服，日1剂，早晚分服。

三诊：2012年1月19日。皮损消失大半，余皮损均缩小、变薄，足跟痛减，晨起偶有腹痛便溏，舌淡薄白苔。处方：上方加白术15g，山药40g，炮姜10g，草蔻10g。7剂，水煎服，日1剂，早晚分服。1周后患者未复诊，电话随诊，患者皮疹已全部消退，仅留有淡白色色素脱失斑，足跟亦不痛，无其他不适感。

按语：本方由祛风败毒汤加减化裁而来，其中以疏风之药为主，散寒、除湿、活血、通络之药辅佐之。疏风之药可散风寒、宣肺气、开腠理、通表里，使久郁之邪驱之于肌表，营卫调和，气血通畅，疾病自愈。此例为王玉玺教授运用祛风散寒法治疗银屑病的典型实证，亦为王玉玺教授从"风"论治银屑病的有力佐证。

十六、刘复兴教授治疗银屑病经验

医论：刘老善于运用"消、托、补"法治疗银屑病。

消法：由于皮肤病发于体表，其治疗方法必按《素问·阴阳应象大论》"其在皮者，汗而发之"的原则，"汗之则疮已"。李东垣也说过："其邪在血脉之上，皮肉之间，争发其汗，则毒随汗散矣。"故皮肤病初期，在对因治疗的同时，适当采用发汗解表的方法，使留于肌表之邪随汗而解。另外，《伤寒论·辨太阳病脉证并治》指出："疮家，虽身疼痛，不可发汗，汗出则痉。"这里所言"疮家"，一是指刀枪所伤，流血过多；二是疮疡之病流脓已久；三是屡患疮疡之人，均可致阴血耗伤，故不可发汗，汗之则阴愈虚，而致痉。其病机与前者不同，医者不可不知。

透托法：适用于皮肤病正气不虚而邪毒炽盛阶段。其作用在于邪毒蕴于深部，透托法可促进由深居浅，透邪外出。如银屑病属热毒炽盛证者，此阶段毒盛正不虚，治疗以自拟方解银丹加减，药物有黄芩、黄连、黄柏、栀子、水牛角、小红参、掉毛草、紫草、绞股兰、灵芝、乌梢蛇。具有清热凉血解毒之功。方中黄芩泻肺火于上焦，黄连泻肝胆、脾胃之火于中焦，黄柏泻肾火于下焦，栀子通泻三焦之火从膀胱而出，共为方中君药。水牛角、紫草凉血清热，共为臣药，助君药大清里热。掉毛草祛风通络、清热解毒，亦为臣药。佐以小红参温经活血，使其凉血而不致留瘀，再佐绞股蓝、灵芝补气血。乌梢蛇其性辛散，长于祛风透络，一入肝经引药入气血之腑，二引药达肌肤病所，三可防苦寒药过伤脾肾阳气，是使药。综观全方，虽寒温并用但不失法度，虽大苦大寒药为主，却不失温散之意，故既可凉血解毒通治表里俱实之证，又可达标本兼治、攻补兼施之目的。为热毒炽盛型皮肤病凉血透毒的基础方，适用于皮肤病正虚毒盛，不能托毒外出阶段。其作用在于扶助正气，祛邪外出。应用此法，以邪盛正虚两者兼备者最宜，纯虚无邪用之不免伤正，邪盛正不虚用之多有助邪滋长之虞。如治疗瘙痒性皮肤病，常在应证方中加入生黄芪以益气实卫固表、托毒。

从刘老的临床经验来看，皮肤病使用补法，并非仅限于疾病后期，而是一切皮肤病，凡具有虚证者，均须使用补法。皮肤病使用补法要掌握时机，同时还要注意补中有清。从理论上讲，在余毒未清之时，似不宜遽用补法，应待余毒尽除之后，方能使用补法，以免邪留隐患，死灰复燃。实际上，在皮肤病出现虚证时，及早使用"补中有清"的法则，扶正与祛邪兼施，实为上策。即或毒热证候已不显著时，从其起病诱因及发展过程来看，稍佐清热之剂也是有益的。如果患者出现一派虚象，如脾肾阳虚时，使用桂附理中汤等方药是必要的；然有时邪热刚退，炉烟方息，而余火未净，则不能大补，只能补中有清，以免余毒重炽，死灰复燃。另外，皮肤病在治疗过程中，由于苦寒攻伐之品的长期反复使用及激素、免疫抑制剂的不合理应用，而出现免抑功能、代谢功能、自主神经功能的变化和紊乱。按中医辨证分析，多属于阴阳、脏俯、气血功能失调。所以采用调和阴阳、脏腑、气血的方法进行治疗，就可以克服以上弊病。这也是补法的一个方面。

刘老认为，本病病机以瘀、热、毒搏结肌肤为主，清热、凉血、解毒是为大法，但凉血、清热、解毒必致血瘀加重，常在清热、凉血、解毒方中少佐温通之品，多获良效。自创"荆芩汤"治疗银屑病，每获良效。

医案 1

白某，女，26 岁，售货员。因遍身泛发红斑、上覆云母状银屑伴痒 8 年，于 1996 年 11 月 27 日初诊。症见：自头皮、躯干、四肢泛发红斑，上覆云母状白色银屑，刮之见薄膜现象及露珠状出血点，伴抓痕、血痂，口干苦，咽红，便干，舌红绛、苔薄黄少津，脉细数。

证候：血热毒蕴，郁阻肌肤。

治法：清热解毒，凉血去瘀。

方药：荆芥 15g，炒黄芩 15g，重楼 30g，牡丹皮 15g，赤芍 30g，生地黄 30g，马勃 30g，青黛 30g（另包），水牛角 30g（先煎），乌梢蛇 30g，白鲜皮 30g，地肤子 30g。水煎服，日 1 剂。

5 剂后身痒止，红斑色淡，鳞屑减少，咽红、口苦消失，舌质转淡红。原方中去马勃、青黛、白鲜皮、地肤子，加入小红参 30g，附片 30g（先煎 4 小时）。10 剂后皮疹消退，舌脉如常。

按语："荆芩汤"是刘老自创新方，其中荆芥祛风，黄芩清肺，重楼（七叶一枝花）解毒，牡丹皮、赤芍凉血，生地黄养阴生血；加入小红参、附片等，益气生血，温阳助运。

医案 2

赵某，女，30 岁，2001 年 6 月 26 日初诊。周身起皮疹，鳞屑反复发作 13 年，加重 1 个月，曾多方治疗，但屡治不愈，皮疹逐渐增多，现仍瘙痒，咽部不适，纳可，便秘。家族中无类似病史。检查见：咽充血（++），扁桃体Ⅱ°肿大，躯干、四肢散在指盖大小之鲜红色斑，上覆银白色鳞屑，指甲顶针样损害，可见薄膜现象及露滴现象，舌质红，苔薄黄，脉数。

西医诊断：寻常性银屑病；中医诊断：白疕。

证候：血热毒盛。

治法：清热解毒，凉血护阴。

方药：黄连解毒汤加水牛角 30g（先煎），小红参 30g，掉毛草 30g，马勃 15g，青黛 15g，乌梢蛇 30g，杏仁 15g，乌梅 30g，冰糖为引。

服药 6 剂后皮疹转为淡红色斑，鳞屑减少，瘙痒明显好转，大便调，再守方加减治疗近 1 月，全身皮损消退，临床治愈，随访一年未复发。

按语：本例为银屑病正气不虚而邪毒炽盛阶段，用上方透邪外出，使病邪移深居浅，终获痊愈。

病案 3

阮某，女，81 岁，2002 年 6 月 2 日初诊。全身皮肤出现红斑、鳞屑伴瘙痒 60 余年，加重 2 周。患者于 60 年前全身皮肤出现散在点滴状红斑、鳞屑，面积小，瘙痒不明显，某医院诊为"银屑病"，因服药效果不好（具体药物不详），皮损面积不大，故多年来未予重视，仅在感到瘙痒时外擦药膏。2 周前因皮损处瘙痒，外擦某种酊剂后皮损泛发，躯干、四肢出现大片状红斑、鳞屑，瘙痒剧烈，寝食难安，二便尚调，自诉既往有高血压病史。检查：躯干、四肢见大片状红斑，基底浸润肥厚，表面覆有干燥银白色鳞屑，可见薄膜及点状出血现象。舌质红绛，苔薄黄，脉弦细。

西医诊断：寻常性银屑病；中医诊断：白疕，热毒炽盛型。

治法：清热解毒，凉血活血。

方药：黄连 15g，黄芩 15g，黄柏 15g，炒栀子 15g，水牛角 30g（先煎），小红参 30g，昆明山海棠 45g（先煎 1 小时），九里光 30g，杏仁 15g，乌梅 20g，乌梢蛇 30g。一剂药服 2 天，日服 2 次。

7 月 14 日复诊：症情大有改善。按前方加减服药近 20 余剂，四肢皮损已消退，躯干部皮损缩小、变薄、色淡红，痒感减轻，近一周来腹泻，稀水样便，伴肠鸣腹痛，纳呆食少，舌质红，苔腻微黄，脉细。拟以健脾除湿，清解余毒，方用除湿胃苓汤加味：陈皮 10g，苍术 15g，厚朴 15g，茯苓 30g，猪苓 30g，泽泻 15g，白术 15g，滑石 15g，焦楂 15g，枳壳 15g，蜈蚣 2 条，昆明山海棠 30g（先煎 1 小时），生地榆 15g。

7 月 20 日复诊：腹泻止，食欲渐增，睡眠好，躯干部皮损变淡变薄，表面鳞屑已消失。按上方加减再服药至 7 月 26 日复诊，皮损已基本消退，未见新疹，临床治愈。

按语： 本例患者病程较长，皮损泛发，色红，叠起鳞屑，舌红绛，苔黄，脉弦数，此乃热毒侵淫营血之征，证属血热毒盛，治疗开始以清热解毒、凉血活血为主。十余剂后，标象已解，皮损缩小、变薄，痒感减轻，遂改用健脾除湿，佐以清解余毒之剂，用扶正与祛邪兼施之法，使其补中有清，终获良效。

十七、张吉教授辨证论治银屑病关节炎经验

医论：银屑病关节炎的中医治疗关键在辨证，张老以外感风、寒、湿、热之邪为主导的观点，结合内因之气血、津液、肝肾辨证，将银屑病关节炎分为 9 种证型：风寒外感，肌肤阻络证；寒湿浸渍，痹阻肤络证；风热郁肤，灼津血燥证；血热内蕴，化燥生风证；肝气不舒，气滞血瘀证；湿热蕴结，郁结肉腐证；热毒炽盛，内迫营血证；肝肾虚亏，津枯燥结证；血虚风燥，肌肤失养证。张老强调临床上要谨守病机，做到方证相应，运用中医理论去辨治现代疑难病症，以进一步挖掘与拓展中医的临床疗效优势。张老认为，银屑病关节炎的病因总归于外感六淫、饮食不节、情志内伤，然其发作尤与情志内伤关系密切。感受风寒湿热邪，或过食辛辣炙煿、鱼虾酒酪，或心绪烦扰，惊恐焦虑，七情内郁，均可导致经络不畅，气郁而血热、血燥或血瘀，火热瘀毒留注关节皮肤，以致气、血、津、液耗伤，脏腑阴阳失和，乃为本病的主要病机。正如《灵枢·刺节真邪篇》中说："虚邪之中人也……搏于皮肤之间，其气外发，腠理开，毫毛摇，气往来行，则为痒，留而不去则痹，卫气不行则为不仁。"

医案

患者，男，70 岁，2006 年 6 月 4 日初诊。主诉：左足踝内侧疼痛肿胀 1 年余，右肘腕关节部瘙痒 3 个月。患者 1 年前无明显诱因出现左足踝

内侧疼痛肿胀，持续 1 年余，伴左手指麻木，晨僵 1 小时左右，指间关节压痛。2006 年 4 月 25 日于当地医院检查：ESR 103mm/h，RF 47.5IU/mL，CRP 1.36mg/dL。西医诊断：银屑病关节炎（活动期），给予糖皮质激素、甲氨蝶呤（具体药物剂量不详）治疗，病情稍缓解。3 月前出现右肘腕关节部瘙痒，并脱屑呈银白色样。刻下症：左足踝内侧疼痛肿胀，右手腕疼痛肿胀，左手指麻木，指间关节疼痛肿胀，游走不定，遇冷风加重，得温则缓，晨僵超过 1 小时，右肘腕关节部瘙痒，有大小不等数块银白色鳞屑，表面覆盖半透明薄膜，刮之脱屑，睡眠、食纳尚可，二便调，脉弦紧略沉，舌质淡红少津，苔薄白。

既往史：2005 年 9 月患脑梗死，现无明显后遗症；高血压病史 10 年；银屑病史 15 年。

中医诊断：行痹。

证候：风寒外感，肌肤络阻证。

治法：祛风散寒，活血通络。

方药：趋风通络饮加减。

羌活 12g，独活 12g，荆芥 12g，青风藤 10g，海风藤 10g，地肤子 8g，蝉蜕 6g，防风 10g，炙黄芪 12g，川牛膝 10g，白芷 10g，当归 12g，白鲜皮 6g，生甘草 6g。7 剂，水煎服。

服药后症状有所改善，左手手指麻木有所减轻，皮肤瘙痒亦减轻，但尚有足踝关节疼痛，脉弦而沉，舌质淡红，苔薄白。风气渐去加活血之剂，初诊方加丹参 15g，红花 12g，生地黄 12g。

二诊：2006 年 7 月 4 日。患者疼痛明显减轻，右肘腕关节部瘙痒缓解，耳鸣，舌质淡红，苔薄白，脉弦细。初诊方加熟地黄 15g，山药 12g。

三诊：2006 年 8 月 5 日。患者足踝疼痛症状已消失，左手麻木疼痛亦好转，皮肤瘙痒改善明显，银白色鳞屑未见再起，脉弦细，舌淡，苔淡白。嘱患者继续中药巩固治疗。随访半年，病情稳定。

按语：本案患者辨为风寒外感，肌肤络阻证。由于感受风寒外邪，侵入肌肤，阻于络脉，络脉瘀阻而见皮肤发斑。初期皮损红斑尚不明显，鳞屑色白而厚、瘙痒，皮损散见于头皮或四肢外侧面，肘膝部为多见。随冬季气候变化而加重或复发，夏季气候温暖而减轻或消退。关节疼痛游走不定，遇冷风加重，得热则缓，脉弦紧，舌质淡，苔薄白。治以祛风散寒、活血通络。取自拟经验方趋风通络饮：羌活、独活、荆芥、青风藤、海风藤、地肤子、蝉蜕、防风、炙黄芪、白芷、当归、白鲜皮。方中羌活、独活、青风藤、海风藤祛散全身之风寒，通络止痛，直折风寒痹痹，共为君药；荆芥、防风、白芷解表散寒、祛风止痒、辛温止痛为臣药；蝉蜕、地肤子、白鲜皮疏风解毒止痒，当归活血止痛、温寒祛风，合"治风先治血"之意，共为佐药；炙黄芪益卫固表、补气行血、托毒止痛为使药。纵观全方，祛风通络、散寒解表、行气活血、止痒止痛集为一体，通彻气血、表里，邪去正安。

十八、郭会卿教授治疗银屑病关节炎经验

医论：郭老指出，银屑病关节炎主要病机是血热、血燥、血瘀，血瘀伴随整个疾病过程，而皮损的不同分型均以血热或血燥为主；另外，血热可进一步发展为火毒，出现高热、斑丘疹、脓疱等。治疗上，郭老指出要辨病与辨证分型相结合。银屑病关节病虽病机侧重不同，但和中医的辨证也有一定的相关性，通过中医辨证和西医辨病，可以判断疾病的发展、预后，掌握主要的中医病机，进一步进行预防、生活调护和诊治。例如：由于银屑病关节炎病机主要是血热、血燥，故饮食不宜食用辛辣之品，同时忌烟酒等；寻常型银屑病关节炎病机主要是阴虚血燥，故在秋冬季应注意预防反复；脓疱型及红皮型银屑病关节炎病机主要是湿热蕴结，故在暑夏季节应注意预防加重。对于寻常型银屑病关节炎，治疗应以养血滋阴扶正为主；脓疱型银屑病关节炎治疗时应以清热凉血、解毒祛邪为主；红皮型银屑病关节炎治疗时应扶正祛邪兼顾，并根据正邪的盛衰有所侧重。中医的辨证分型和西医的辨病虽然在理论体系上确实不同，但在客观认识上都是针对同一个患者，必然有一定的内在联系，在银屑病的诊断、治疗、预防上相互结合，可以取得更好的疗效。

郭老在药物治疗该病的基础上非常重视生活调护和预防工作，嘱患者

保持心情舒畅，善于自我调节，积极参加社交活动，并配合治疗，只有保持良好的心理状态，才能达到最好的治疗效果。由于过食生冷或辛辣油腻、久居湿地高温、夜间露宿、汗后当风、冒雨涉水、夏季贪凉吹电扇空调等日常不慎、起居无常均可使邪从外入或病后加重，故平时还应注意饮食有节，起居有常，防止外邪侵袭。此外，生命在于运动，运动可以促进脾胃的消化吸收，使气血化源充足，肌肉、筋骨强健，进而增强体质，提高抗病能力，故应坚持身体锻炼，可每日坚持打太极拳、舞太极剑、做广播体操、散步等，亦可结合日常生活锻炼，如步行上下班。郭老还强调，平时站、坐、行、立均应保持良好的姿势，四肢关节在疼痛较重时要放置在功能位，在疾病活动期也要保证关节每天数次最大范围的活动，以维持关节功能。

医案

患者，男，24 岁，2012 年 3 月 10 日初诊。主诉：全身多处皮肤瘙痒，伴皮损 10 年余，腰背僵痛 3 年。患者 10 余年前无明显诱因出现双小腿皮损，受凉后加重，逐渐扩散到头部、腰背、腹部、双下肢，皮损散在、脱屑、瘙痒，近 3 年出现腰背部僵硬疼痛，活动不利。现症：腰背僵硬疼痛，休息后加重，活动后缓解，全身多处皮肤皮损、瘙痒、脱屑，口干，乏力，腰酸耳鸣，心烦多梦，2～3 天遗精 1 次，舌尖红，苔薄黄，脉沉细。体征：神志清，精神可，心、肺、腹正常，驼背，腰椎强直；改良 schober 试验 10～11cm，左右均 20～22cm；胸廓活动度 2cm；双侧"4"字试验阳性；骨盆挤压、分离试验均阴性；全身多处皮肤散在不规则的皮损，银白色鳞屑，双小腿呈片状皮损，皮损基底部发红，薄膜现象阳性，双足趾甲粗糙，增厚疏松，右手食指、中指指甲有"顶针"样改变。

西医诊断：银屑病关节炎；中医诊断：白疕。

证候：阴虚血燥型。

治法：养血滋阴润燥。

方药：生地黄 15g，牡丹皮 15g，赤芍 15g，紫草 15g，蝉蜕 6g，白鲜皮 15g，地肤子 15g，当归 15g，黄芪 20g，栀子 9g，夜交藤 15g，炙蜂房 10g，乌梢蛇 15g，白花蛇舌草 30g，甘草 10g。6 剂，每日 1 剂，水煎，分早晚口服。

同时嘱患者生活规律，忌生冷、辛辣油腻之品，忌烟酒，多食蔬菜水果，保持心情舒畅，适量锻炼增强体质。

二诊：2012 年 3 月 17 日。患者口干症状消失，皮肤瘙痒、腰酸耳鸣、心烦多梦均减轻，腰背僵硬疼痛如前。守上方，加炮穿山甲粉 6g，以增加活血通络功效。10 剂，每日 1 剂，水煎，分早晚口服。同时嘱患者加强腰背肌功能锻炼，以减轻腰背症状。

三诊：2012 年 3 月 27 日。患者诉腰背肌锻炼数日后自觉腰背僵硬疼痛症状减轻，皮损减轻，脱屑减少，腰酸多梦基本消失，近 5 天未遗精，舌质淡红，苔薄黄，脉细。守上方，减夜交藤、栀子。续服 30 剂，皮损基本消失，腰背僵硬疼痛减轻。

按语：本案患者为寻常型银屑病关节炎，中医辨证为阴虚血燥型。寻常型银屑病关节炎多由于阴液不足、血液化生乏源、血虚生风生燥所致，以虚证为主，养血活血则"血行风自灭"，滋阴养血则润燥，正如《内经》所言"正气存内，邪不可干"，治疗时以扶正为主。治以养血润燥，药用当归、黄芪补气养血，生地黄、牡丹皮、赤芍、紫草滋阴凉血润燥，白鲜皮、蝉蜕、地肤子祛风止痒，夜交藤、栀子清热除烦安神，炙蜂房、乌梢蛇、白花蛇舌草活血化瘀通络，甘草调和诸药。

十九、李富玉教授治疗银屑病经验

医论：《素问·宣明五气篇》："五藏所主，心主脉，肺主皮，肝主筋，脾主肉，肾主骨，是谓五主。"因肺主皮，肺热可以出现皮肤干燥，脱皮屑。另手少阳三焦经和足太阳膀胱经与皮肤的关系也很密切，如《灵枢·本藏篇》："肾合三焦膀胱，三焦膀胱者，腠理毫毛其应。"又因脾胃主肌肉，肌肉属阳阴经所主。因此李富玉主任认为银屑病主要是三阳经受邪，郁而不发所致，所以治疗此病主要从三阳论治，并兼顾太阴经，治则以疏表散邪、和解少阳、通泻阳明为主，临床取得了较好的疗效。

医案

李某，女，38岁，2006年1月15日初诊。全身散在皮疹4月余。患者自述于4个月前食补药后出现全身皮肤散在分布暗红色粟粒样丘疹，高出皮肤，摸之碍手，痒重，此后丘疹逐渐破溃向周围浸润成斑片状，大小、形状不规则，顶部伴有大量白色鳞屑，瘙痒，下午较重，搔抓后可出现筛状出血点，至市立医院检查诊断为：银屑病（寻常型）。给予"青霉素"等药物治疗后，效差，来诊时症见：全身皮肤散在分布暗红色皮疹，大小形状不规则，局部皮疹融合成片，以双上肢、前胸、后背部分布较多，痒感较重，皮疹顶部伴有大量银色鳞屑，无液体渗出，伴有口干，烦躁，纳眠差，尿黄，便秘。

西医诊断：银屑病（寻常型）；中医诊断：白疕（少阳枢机不利，湿热毒邪蕴结）。

治法：和解少阳，清热祛湿解毒，止痒止屑。

方药：黄芩20g，柴胡20g，龙葵30g，冬凌草60g，土茯苓50g，秦艽20g，汉防己10g，板蓝根30g，白鲜皮15g，地肤子20g，甘草10g，当归30g，灵芝30g，防风15g。水煎口服，3次/日，共10剂。

二诊：患者诉服用上药10天后，上述症状明显较前减轻，未再出现新起皮疹，固有皮疹无浸润趋向，较前变薄，颜色较前变浅，瘙痒感较前减轻，口干烦躁较前缓解。视病情守上方加陈皮20g，以醒脾祛湿，杜绝生湿之源，余药同前不变；继服15剂，3次/日，继观。

三诊：患者诉服用上药15天后固有皮疹范围较前缩小，脱屑减少，痒感消失，皮疹周围部皮肤皮色光亮，渐恢复正常肤色，以躯干部好转较为明显。视病情守初诊处方改银柴胡30g，白鲜皮20g，余药同前；继服15剂，3次/日，继观。

四诊：患者诉服用上药15天后全身皮疹明显消褪，局部皮疹消褪后皮色恢复正常，仅四肢部仍有少量皮疹，中心部位伴有少许鳞屑。视病情继

服三诊处方 15 剂，3 次／日，继观。

患者服药后皮疹消失，未再出现新起皮疹，随访半年未再复发。

按语：本病中医分为血热证、血瘀证、血燥证、湿毒证、火毒证。根据临床表现分为寻常型、脓疱型、关节型、红皮病型四种类型。由于患者过用滋补之品，致阳明内热中生，少阳枢机不利而发于皮肤，遂用黄芩、柴胡为君药，以清热解毒，和解少阳。黄芩主要成分为黄芩苷，现代研究表明，黄芩苷有广谱抗菌、抗炎与抗变态反应作用。有人研究黄芩苷对白三烯 B4（LTB4）引起的银屑病患者中性粒细胞（PMN）趋化反应有抑制作用，因此推测黄芩苷是通过阻断白三烯 B4（LTB4）与中性粒细胞（PMN）膜特异性受体结合而发挥其拮抗作用的，从而为黄芩治疗银屑病提供了理论依据。以土茯苓、龙葵、冬凌草、灵芝为臣药，现代中药药理研究表明，土茯苓、龙葵、冬凌草、灵芝对细胞免疫力具有双向调节的作用。配以地肤子、防风、白鲜皮、陈皮等为佐药，祛风止痒、止屑。以甘草为使药，中和诸药，甘草有抗炎、抗过敏及非特异性免疫增强和类似盐皮质激素去氧皮质酮作用。如为关节型则配用络石藤、寻骨风祛风疏筋通络；如为脓疱型则重用清热凉血药，如大青叶、板蓝根等；如脓疱型则加用黄芪、党参等益气托毒排脓，临床取得了较好的疗效。

二十、周鸣岐教授治疗银屑病经验

医论：银屑病顽疾，其证百端，临证辨治颇费筹酌，然综论病机，详析证候，由表及里，去粗取精，实可根据病变的标本、虚实、新久、缓急概括为血热、血燥两大类。血热证候之主要矛盾为血中热毒燔灼，或夹风、湿、燥、热诸邪，伤人肌腠皮表，多发于银屑病急性进展期，症状为皮疹泛发，发展迅速，呈点滴状、斑块状或混合状。皮疹潮红或深红，新生皮疹不断出现，表面覆有银白色鳞屑，皮屑易于剥离，剥后有点状出血点，瘙痒明显，伴心烦口渴，溲赤便燥，舌红苔薄白或黄，脉弦滑数。治宜凉血解毒，清热祛风，方用自拟之银屑汤 1 号（又称凉血解毒汤）。药用：白鲜皮 20g，忍冬藤 30g，白茅根 60g，金银花 20g，生地黄 20g，牡丹皮15g，苦参15g，重楼15g，地肤子20g，丹参15g，防风10g。如热盛者，加黄芩、紫草、栀子；夹有湿邪者，加茵陈、土茯苓、薏苡仁；血瘀重者，加赤芍、红花、鸡血藤；若风盛者，加刺蒺藜、乌梢蛇、荆芥、牛蒡子。诸药配伍，外散肌表之风毒，内清血中之热毒。

血燥证候的主要表现为久病营血耗伤，阴虚血燥，肌肤失养，多发于银屑病慢性稳定期，症状为久病缠绵，皮损经久不愈，多呈斑块、蛎壳之状，色黯红或淡红，干燥易裂，皮面鳞屑增厚，附着较紧，皮损剥离基底出血不明显，新生皮疹也较少，瘙痒轻重不等，伴口燥咽干，五心烦热，大便秘结，舌红少津，苔薄黄而干，脉沉缓或细数。治宜养血润燥，活血疏风，方用自拟之银屑汤2号（又称润燥活血汤）。药用：当归15g，生地黄30g，熟地黄20g，鸡血藤50g，玄参20g，丹参20g，威灵仙15g，刺蒺藜20g，蜂房15g，白鲜皮20g，甘草10g。如阴虚血热者，加知母、黄柏、生槐花、牡丹皮；脾虚内湿者，加白术、茯苓、薏苡仁；大便秘结者，加生首乌、肉苁蓉、火麻仁。诸药合用，养血滋阴润燥，活血疏风解毒，能固本疗疮。综而论之，将复杂纷繁的银屑病病因病机辨证，根据发病的新久、虚实、标本、缓急等特点，抓住主要矛盾，分为血热、血燥两大类，临床执此二者为纲，则每可执简驭繁。但病多兼杂，虚实互见，变证多端，故临床运用，又当辨证论治，或攻邪，或扶正，或攻补兼施，必能得效矣。

顽重银屑病，从"瘀"论治。临床更有一小部分顽固性银屑病患者，曾用过多种药物不效，病久不愈，皮损常年而发，逐年加重，皮疹紫黯，鳞屑坚硬，形如蛎壳，呈斑块或地图状，或兼痛痒，每伴关节僵痛不利，或指（趾）甲混浊、肥厚、变形，临床调治极难。此属银屑病之特殊、顽重者，必有脏腑受损，血气失和，营卫不畅。久病入络，终致邪毒遏伏肌表腠理，新血无充养。瘀毒难以宣泄，药力不达病所，唯以活血化瘀为正治。盖瘀化新生，并使营卫之气畅达肌表，内外之邪得以疏泄宣散，皮肤腠理得以充养润荣，积年顽疾可望得愈。故临床逢此病患，每在整体辨治的基础上，着重从"瘀"论治，并自拟银屑化瘀汤。药用：莪术20g，三棱10g，鸡血藤40g，赤芍15g，红花10g，威灵仙15g，大蜈蚣3条（研末服），白鲜皮 20g，蝉蜕 10g，生黄芪 40g，生地黄 30g，生甘草 10g。若皮损头部甚者，加川芎、全蝎、藁本；若皮肤干燥或皲裂者，加黄精、生首乌、当归、芍药；瘙痒严重者，加乌梢蛇、刺蒺藜、地肤子；气血亏虚者，重用黄芪，加党参、太子参；脘闷纳呆者，加白术、鸡内金、焦三仙；合并肝经湿热者，加板蓝根、黄芩、茵陈。

医案 1

姚某，男，65 岁，教师，1986 年 9 月 27 日初诊。患银屑病 13 年之久，曾用过多种药物，疗效欠佳，症状时轻时重，但终未能痊愈，1 个多月前病情又复加重，头面及全身泛发斑块状红色皮疹，表面覆有较薄之白色鳞屑，易于剥离，基底鲜红、有小出血点，新皮疹不断出现，有剧烈的痒感，口干溲赤，舌红苔薄黄，脉弦滑数。

证候：血热风盛。

治法：凉血解毒，清热祛风。

方药：银屑汤 1 号加连翘 20g，黄芩 15g。

服 24 剂后皮疹消失大半，瘙痒基本消除，所余未退之皮损色变紫黯。前方加当归 15g，莪术 15g，赤芍 10g。继服 30 剂皮肤恢复正常，遗留色素沉着斑。随访 1 年半未复发。

按语：本例患者为血热型，方用银屑汤 1 号，以凉血解毒，清热祛风。方中忍冬藤、白茅根、金银花、苦参、重楼清热解毒，生地黄、牡丹皮、丹参清热凉血，白鲜皮、地肤子、防风祛风止痒；加连翘、黄芩助清热解毒。二诊时间日久，郁久成瘀，故用莪术、赤芍凉血活血，当归养血活血，攻补兼施。抓住主要矛盾，随症加减，效如桴鼓。

医案 2

马某，女，42 岁，工人，1987 年 4 月 10 日初诊。患银屑病已 15 年之久，初病则冬重夏轻，近 7 年皮损常年而发，皮疹紫黯，以四肢躯干为多，表面覆盖灰白色鳞屑，形如蛎壳，头部皮损成片，覆盖头顶，色白而坚硬，剧痒，搔破后基底出血不明显，曾经多所医院诊为银屑病，内服外擦多种药物未愈，逐年加剧；伴经行腹痛，经来色紫有块，块下痛减，舌黯红隐青，边有瘀斑，脉沉涩。

证候：邪伤肌肤，营卫失和，毒邪入络，久滞化瘀。

治法：化瘀通络，活血疏风。

方药：银屑化瘀汤加减。

莪术 20g，鸡血藤 50g，红花 10g，丹参 15g，川芎 10g，威灵仙 15g，蝉蜕 10g，全蝎 10 个（研末服），刺蒺藜 40g，白鲜皮 30g。

二诊：前方连服 20 余剂，瘙痒减轻，头部皮损见软，继按前方加减，增化瘀软坚润燥之品，前方加乌蛇 20g，蜈蚣 3 条（研末服），牡蛎 30g，黄精 20g。

三诊：连服 24 剂后，皮损明显变淡变薄，瘙痒已除，但觉气短乏力，胃胀纳呆。久病虚损，复投攻散之剂，脾虚气弱之象已见，治宜攻补并行之法。前方去威灵仙、白鲜皮、牡蛎，加党参 25g，生黄芪 20g，炒白术 15g，鸡内金 10g。

四诊：服前方 16 剂，食纳转健，皮损大部分消失，以银屑化瘀汤加生黄芪、生首乌配丸剂，约 2 月量，以调养善后。

1 年后追访，自服丸剂后，皮损全消，临床治愈，至今未发。

按语：本例患者沉疴日久，属顽重白疕，故从"瘀"论治。方用银屑化瘀汤，方中莪术、鸡血藤、红花、丹参、川芎、威灵仙、全蝎活血化瘀、搜剔通络，蝉蜕、刺蒺藜、白鲜皮祛风止痒，加用乌蛇、蜈蚣、牡蛎、黄精化瘀软坚润燥。攻伐日久，恐伤正气，挞伐脾胃，故予党参、生黄芪、炒白术、鸡内金以健脾益气。随症加减，疗效显著。

二十一、朱晓鸣教授治疗银屑病关节炎的经验

医论：朱晓鸣教授总结治疗本病常用以下三则治法：①散寒除湿法：本法适用于风寒湿痹型。除银屑病皮损症状外，兼见关节肿痛，遇凉痛甚，得温则舒，不红不热，晨僵，活动后好转，舌淡红、苔薄白、脉弦紧等。

基本方：制川乌、川芎、当归、红花各 12g，白鲜皮、豨莶草、秦艽各 30g，丁公藤 15g，细辛 9g，露蜂房 10g，全蝎 3g，蜈蚣 2 条等。②养血活血法：本法适用于久病不愈，风盛血燥，气血痹阻型。症见肌肤甲错，皮损较薄，屑起干燥而痒，关节疼痛，或有变形，或晨僵，但无红热及肿胀，舌淡有瘀斑，脉弦涩。上方酌加赤芍、白芍、生地黄、首乌、鸡血藤、姜黄、穿山甲、夜交藤等。③凉血解毒法：适用于毒蕴营血型。除皮损症状外，症见关节红肿灼热，疼痛拒按，得凉则舒，烦躁口渴，便秘尿赤，舌红苔黄，脉滑数等。基本方：忍冬花、生石膏、白鲜皮、秦艽、豨莶草各 30g，连翘 15g，桂枝、苦参、制川乌各 12g，细辛 9g，牡丹皮、赤芍、蝉蜕各 10g。营分热盛，舌红绛、脉细数者，则去桂枝、细辛、蝉蜕等，加水牛角片、生地黄等。其他如知母、薏苡仁等也可随症加入。

医案 1

张某，女，18 岁，1995 年 11 月 24 日初诊。1 年前皮肤出现鳞屑皮疹，关节疼痛，以双髋、双膝及指、趾间关节为主。以后又出现小关节肿胀、爪甲变形。查体：全身皮肤均有鳞屑皮疹，膝、髋关节挤压痛，左 2 指间关节梭形肿胀，双足趾略有屈曲变形，舌淡红、苔薄白，脉弦紧。检查：血沉 48mm/h。

诊断：银屑病关节炎。

证候：风寒湿痹。

方药：制川乌、威灵仙、当归、川芎、红花各 12g，丁公藤、黄芪各 15g，豨莶草、白鲜皮、秦艽各 30g，全蝎 3g，蜈蚣 2 条；水煎服。

二诊：服药 2 个多月，皮损及关节疼痛消除，关节变形略减。守方继服巩固疗效。

按语：本病患者往往血沉（ESR）增快，这是病变活动的重要标志。因此治疗此病，既要消除疼痛，又要改善机体免疫功能。上方选用豨莶草，不仅能消除痹痛、养血活血，还有调节免疫功能的作用。《本草经疏辑要·卷四》言其为"入血祛风除湿，兼活血之要药"。朱晓鸣教授认为，豨薞草养血活血作用逊于祛风湿，须配伍当归、川芎、红花等，才能血足气旺、逐邪外出。白鲜皮祛风止痒、消除皮损，并可治风湿痹证。

医案 2

李某，女，22 岁，1996 年 5 月 25 日初诊。全身鳞屑红斑反复 13 年，关节疼痛 9 年。曾按类风湿关节炎治疗无明显好转，皮疹逐渐增多，关节疼痛加重。后因皮损症状加重时关节症状亦加重，经某医院诊为银屑病关节炎，服用雷公藤、强的松等药物治疗后无明显减轻，而来求诊于中医。症见皮疹增多，皮面粗糙，按之涩手，皮损较薄，屑起干燥而痒，关节疼痛加重，左手第 2、第 3 远端指间关节挤压痛，右足第 3 趾间关节挤压痛，但无变形，晨僵，舌淡少津略暗，脉略涩。

诊断：银屑病关节炎。

证候：风盛血燥，气血痹阻。

方药：制川乌、川芎、穿山甲、桂枝各 12g，丁公藤、透骨草、当归、赤芍、首乌各 15g，豨莶草、秦艽、生地黄、乌梢蛇、白鲜皮各 30g；水煎服。

二诊：6 月 21 日。患者皮疹及关节疼痛减轻。守方。

三诊：7 月 28 日。患者皮损渐退，皮损中心出现正常皮肤，关节疼痛基本消除。守方继服 2 个月，半年后复查未再复发。

按语：治疗本病，既要祛风湿、止疼痛，又要消除皮损，才能取效。若只祛风湿，即使疼痛消除，也会再发。朱师针对血虚风燥，于方中加入养血润燥类药物，以消除皮损。方中秦艽苦而不燥，辛能宣散，为风药中之润剂。《本草徵要·卷三草部》曰："秦艽，长于养血，故能退热舒筋。治风先治血，血行风自灭。"朱晓鸣教授治疗本病疗效显著，与重用秦艽不无关系。

医案 3

李某，男，23 岁，1995 年 4 月 25 日初诊。全身反复发生红斑脱屑皮损 5 个月，双膝、踝、手指关节肿痛、晨僵 3 个月。查体：全身有散在深红色斑，触之灼热，鳞屑脱落，双膝及双踝关节红肿灼热、疼痛拒按，左手第 2、第 3 远端指间关节挤压痛，舌红苔黄，脉洪数。

诊断：银屑病关节炎。

证候：热蕴营血，气血痹阻。

方药：生石膏、忍冬花、秦艽、豨莶草各 30g，连翘 15g，牡丹皮、苦参、制川乌各 10g，白鲜皮 20g，桂枝 12g，甘草 6g。1 剂 / 日，水煎服。

5 月 19 日复诊：关节红肿灼热减轻，舌绛少苔，脉细数。上方去石膏、忍冬花、连翘、桂枝，加忍冬藤、生地黄、水牛角各 30g，赤芍、海桐皮各 12g。

7 月 21 日复诊：皮损及关节症状减轻，关节已无红肿灼热，舌略偏红、苔薄白，脉弦。处方：忍冬藤、秦艽、豨莶草、白鲜皮各 30g，丁公藤 15g，制川乌、川芎、红花、当归、苦参各 12g，生地黄 20g，全蝎 3g，蜈蚣 1 条。水煎服。

11 月 9 日复诊：皮损及关节症状已消除。以上方隔日服 1 剂巩固疗效。至 1997 年 2 月随访，未复发。

按语：邪气入营，舌色虽绛，但苔黄、脉滑数，是气营同病，仍可使用金银花、连翘等透营转气。若舌深绛，少苔或无苔，为邪离气分，深入血分，故必须撤去气分药，以防发散伤正，耗伤津液。桂枝易伤血动血，故去之。朱晓鸣教授认为，本病虽为实热证，但患者往往寒热错杂、热中有寒，故于方中反佐制川乌、桂枝驱逐寒邪，以求根治。

二十二、荆夏敏教授治疗银屑病关节炎经验

医论：银屑病虽然表现在皮肤上，根本原因在于肾，在于机体的元气。治疗银屑病必须从肾治，从提高机体内元气着手。因秋冬阴寒凛冽时，阴寒毒邪侵肌肤，腠理气血凝滞，脉络受阻，流注关节，血行不畅，寒闭热伏，阳气不得升发外达，瘀久化热成毒，出现一派血热、血虚、风燥、血瘀之征，发于皮肤而成白疕，此乃本病之启动病机。荆夏敏教授明确指出"血热

是假象，血瘀是本质"，切不可一见到银屑病皮疹，就以血热论治，临床上当审症求因，以求正治，否则，不但贻误病情反致加重，甚至有生命之危。但应注意的是，银屑病随着病程的不断发展，证型亦不断地发生变化，故应首先明确辨证，切忌胶柱鼓瑟、盲目滥用，一味温补势必适得其反，要在准确的辨证前提下，守方不移、随症加减才能达到治疗目的。

医案

常某，男，26岁，农民。2000年躯干部出现红色丘疹，针尖至米粒大小，上有银白色鳞屑。诊断为"寻常型银屑病"，经治疗后痊愈。2011年9月，因受寒后左膝关节疼痛伴发红肿胀，诊断为"类风湿关节炎"，经治疗1月痊愈。同时周身散在绿豆大小红色斑丘疹，呈银屑病样改变，未用药治疗，持续2年后皮损逐渐遍及全身。服迪银片、雷公藤后症状能减轻，但停药即加重。2004年3月再次出现关节肿痛症状，尤以膝关节、腕踝关节为甚，胀痛明显，行走困难，晨僵20分钟。拟诊"关节病型银屑病"，服郁金银消片、消炎痛及中草药均无效。后用甲氨蝶呤片，每次10mg，每日1次，每周2次，服药3周后因恶心、头痛伴有全身无力而停药。一个月后，患者已不能行走，终日卧床，倦怠纳差。既往体健，否认有急慢性传染病史。于2004年5月入院。体检：血压120/85mmHg，营养差，慢性消瘦病容，表情痛苦，蹒跚步态，神志清楚，头发稀少，无光泽。起坐站立困难，双膝不能屈曲，左腕关节肿、畸形，全身肌肉萎缩，以下肢为甚，左膝关节红肿，躯干、四肢部位泛发指甲盖至手掌大红色斑丘疹，上覆银灰色痂皮，剥落后有薄膜现象及点状出血，个别皮损边缘边界清楚，指（趾）甲呈点状凹陷，有溶解现象。仅前胸及后背散在手掌大皮岛2块。实验室检查：血常规：WBC 7.4×10^9/L、ESR 105mm/h、Hb 95g/L，类风湿系列：ASO<250U，RF弱阳性，HLA-B27阴性。

诊断：银屑病关节炎。

证候：面色㿠白，少气懒言，畏寒肢冷明显，舌质淡，苔薄或腻，脉沉缓或沉细弱。阴寒之邪侵肌肤，腠理气血凝滞，致经络阻隔、气血凝滞，因久病耗伤元气，气阴亏虚。

治法：扶正祛邪，以温阳强肾、活血化瘀、祛风利湿、和血通络。

方药：麻黄 24g，桂枝 24g，当归 12g，川芎 10g，桃仁 15g，红花 15g，太子参 15g，麦冬 15g，鸡血藤 30g，肉桂 30g，干姜 15g，陈皮 15g，甘草 30g，苍术、防风、制附片（先煎）各 10g，鸡血藤、络石藤各 30g。每日一付，每付煎 3 遍，分三次饭前热服，嘱趁热多喝。并鼓励患者每日坚持下床锻炼。

30 天后，血沉下降至 45mm/h，能自行行走，上下楼梯仍困难，关节疼痛明显减轻。治疗同前，带药出院，出院前化验：肝功能及肾功能均正常。

服药 2 个月后，关节肿痛缓解，皮疹渐消退，已能自行坐起，步态较稳。上方酌加益气血、补肝肾之品，继服 3 个月后随访，患者身上所有皮损已完全消退，血沉降至 3mm/h，仅右腕关节仍有轻微疼痛，余均消失。病情基本痊，现仍在随访中。

按语：该患者卧床日久，体质虚弱，故在治疗方面应该遵循"扶正祛邪"的基本原则进行辨证论治。对其治疗，以扶正为主，扶助机体元气，增强其体质，同时加服中药，共奏温阳强肾、活血化瘀、祛风利湿、和血通络的作用，这才是治疗银屑病的正确途径。该患者通过上述治疗后，病情趋于康复，未见到明显副作用，其机理尚待于更进一步研究。

二十三、马桂琴教授治疗银屑病关节炎经验

马桂琴教授认为，银屑病关节炎（PsA）在古籍资料里与银屑病是不同的疾病，银屑病关节炎属于"痹病"范畴，而银屑病属"白疕风""松皮癣"等范畴。时代所限，古人未能认识到这两种表现不同的疾病其内在病机是一致的，其是疾病的不同阶段或因体质不同，或发病侧重不同。这在很大程度上影响了 PsA 的辨治。

临床中 PsA 疼痛及肿胀远不及类风湿关节炎（RA）剧烈，相对来说病情较为和缓，进展也较慢，有些 PsA 单关节炎型虽有关节肿，但可以长期表现为轻度的不适。严重的 PsA 多伴有银屑病局部或全身红皮表现。西

医学认为银屑病属炎性皮肤病，中医学认为病机离不开血分蕴热，或热毒，或燥热。而银屑病关节炎关节肿痛者多为血分燥热、血分湿热、血分热毒夹湿，治法中必参以凉血法，方中应加入生地黄、丹参、牡丹皮、赤芍之类凉血活血中品。临床宜分证论治。

急性期关节红肿热痛较甚者，必须清热解毒、凉血活血消肿，或清热凉血、利湿消肿；上肢或手关节肿痛者方选四妙勇安汤合麻杏苡甘汤加味；下肢关节肿痛者以四妙勇安汤合四妙散加味。而慢性缓解期或者早期虽有单关节炎，单关节肿痛不甚，发展缓慢者属血燥血瘀，久病肾虚骨亏，方以身痛活血汤加补肾壮骨、活血凉血散风之品。必须注意的是，在银屑病关节炎病程中，关节疼痛有处，关节或畸形或瘀红肿胀，切不能忘记瘀血阻络因素，或凉血活血或润燥养血活血。

PsA患者常呈高敏状态，其皮损及关节炎容易呈现易惹易激状态。一般而言，如果皮肤损害在急性或进展期，银屑病关节炎方中应避免使用全蝎、蜈蚣等辛散走窜动物药；皮损在静止消退期，关节肿痛较甚，皮损不突出可用地龙通络止痛；如果是晚期出现关节疼痛畸形较重，而皮损呈静止或静止消退期，则适当少用乌梢蛇，但均不宜持续大剂量使用。

四妙勇安汤方以金银花清热解毒透疹，玄参凉血滋阴，清热解毒，当归凉血活血，甘草清热解毒，对银屑病血分燥热、夹斑带斑疹者最为适宜。如果皮疹呈泛发样，也可合五皮饮化裁，以皮走皮，以皮达皮，用白鲜皮、地骨皮、牡丹皮、茯苓皮、合欢皮等诸皮类。

医案1

张某，男，45岁，2014年10月15日初诊。

主诉：腰骶髋部疼痛两年余。现病史：患者两年前出现腰骶部疼痛，逐渐波及髋关节，晨起腰背僵。外院多次进行风湿病血液学检查未见异常。2014年8月行骶髂关节CT检查示：骶髂关节炎Ⅰ级。近来逐渐出现手关节酸痛。患者有银屑病史十余年，皮疹呈散发，感冒时略重。

刻下见：腰骶酸痛，久坐后症状加重，晨僵在半小时之内，手关节略酸痛，无恶寒，下肢散在点滴样皮疹，呈暗褐色，鳞屑不厚。饮食、二便均可，睡眠正常，患者工作压力大，精神紧张。舌质暗，舌侧明显，苔薄白，脉弦滑。患者指地距、枕墙距均正常。

西医诊断：银屑病关节炎可能性大。

中医诊断：痹病。

证候：瘀血阻络。

治法：活血通络止痛。

方药：身痛活血汤化裁。

生地黄 30g，牡丹皮 12g，丹参 20g，赤芍 15g，桃仁 12g，红花 10g，柴胡 10g，醋香附 15g，羌活 10g，秦艽 12g，炙没药 8g，白鲜皮 15g，络石藤 15g，炒白术 15g，生杜仲 15g，桑寄生 15g，伸筋草 15g，威灵仙 10g，炙甘草 10g。7 剂，水煎服。

2014 年 10 月 22 日二诊：诉症状明显缓解，胃略胀，舌脉同前。上方加佛手 15g，14 剂。

2014 年 11 月 25 日三诊：诉上方间断服用 21 剂，症状基本消失。活血止痛中成药善后。

按语：本病例为银屑病静止消退期而关节炎初起，腰骶关节疼痛僵硬，伴有髋关节及手关节疼痛，疼痛虽为酸痛，但据其疼痛固定、舌质暗，辨为瘀血阻络证，以身痛活血汤加味，方中不忘银屑病血分燥热病机，仍加入生地黄、牡丹皮、丹参、赤芍等凉血活血药，取得了良好的疗效。

医案 2

李某，男，21 岁，2018 年 4 月 24 日初诊。

主诉：腰背痛数年，逐渐加重，两踝关节肿痛半个月，右甚，发热两天。

刻下见：腰背痛数年，逐渐加重，休息不好和劳累时症状较重，晨僵，活动后消失，近半个月右踝痛渐进式加重，近一周左足外侧痛。舌质红，苔黄厚腻，脉滑。身热，早晨体温是 38.5℃，来诊时服退热药，体温正常。血尿酸增高史三年，尿酸值曾超过五百，近两个月断续用过别嘌呤醇和苯溴马龙及清热利湿中药，目前尿酸值有所下降，但踝关节红肿疼痛持续。检查：右踝关节肿中度，微热，皮色暗红，左足足跗微热，压痛，指地距＞0，枕墙距=0，理化检查：血常规 WBC 9.5×10^9/L，GRA 64.5%，LYM 32.4%，IgG 21.6，ESR 5mm/h，CRP 46.34g/dL，RF（-），HLAB27（-），肝功（-），Cr（-）。UA 299mg/dL，BUN（-）。

西医诊断：关节炎。

中医诊断：痹病。

证候：瘀血阻络。

治法：活血通络止痛。

方药：身痛逐瘀汤加味。

生地黄 20g，桃仁 12g，红花 12g，赤芍 15g，炒枳壳 10g，柴胡 10g，川芎 10g，羌活 9g，秦艽 10g，醋香附 10g，莪术 30g，土鳖虫 10g，炙甘草 10g，怀牛膝 15g，五灵脂 8g，制没药 6g，炒白术 15g，生黄芪 15g，大枣 20g，砂仁 6g（后下），生姜 2 片。7 剂，水煎，日 1 剂。

2018 年 5 月 24 日二诊：诉服上方 21 剂，腰背痛明显缓解，右踝关节肿胀减轻。骶髂关节 CT 示：骶髂关节右侧虫噬样改变，左侧关节面模糊。细查发现患者下肢在大片纹身图案中有散在红丘疹，刮之血露征阳性。否认家族史。舌红，苔薄黄，脉滑。

西医诊断：脊柱关节病，银屑病关节炎可能性大。

中医诊断：痛风。

治法：清热利湿，活血通络止痛。

方药：四妙散加味。

苍术 12g，黄柏 10g，怀牛膝 20g，生薏苡仁 30g，金银花藤 30g，络石藤 20g，生杜仲 15g，补骨脂 6g，莪术 30g，生地黄 20g，桃仁 12g，红花 12g，地龙 15g，赤芍 10g，狗脊 10g，土鳖虫 15g，全蝎 4g，蜈蚣 3 条，羌活 10g，柴胡 10g，大枣 20g，炙甘草 10g。14 剂，水煎，日 1 剂。

2018 年 6 月 7 日三诊：患者诉踝关节肿痛基本消失，行走多则右踝关节及左足外侧痛，下肢沉重，食纳不佳，舌略胖舌红，大便黏，阴囊潮湿，苔厚，脉滑。治法不变，当归拈痛汤加味。生黄芪 15g，当归 12g，苦参 8g，苍术 12g，黄柏 10g，猪苓 10g，茯苓 10g，泽泻 15g，防风 9g，羌活 9g，茵陈 20g，知母 10g，莪术 20g，炒白术 15g，黄芩 12g，车前子 15g（包）。14 剂。

2018 年 7 月 2 日四诊：诉上方服用近 1 个月，踝足外侧症状基本消失，右侧腰骶隐约作痛，舌质暗苔薄白，脉沉细。复查 CRP（-），肝功（-），肾功（-），舌淡红，苔薄白。改以活血通络止痛兼以凉血通络止痛为治。生地黄 18g，桃仁 12g，红花 12g，赤芍 10g，炒枳壳 10g，柴胡 10g，牛膝 12g，醋五灵脂 6g，伸筋草 15g，醋莪术 15g，羌活 10g，醋没药 6g，生黄芪 10g，香附 15g，秦艽 10g，金银花 20g，玄参 15g，土茯苓 30g，当归 12g，生姜 10g，大枣 20g。28 剂。

2018 年 8 月 20 日五诊：诉上方断续服用，目前无明显不适。复查 CRP（-），肝功（-），肾功（-），舌淡红，苔薄白。临床痊愈，清热利湿中成药善后。

按语：部分银屑病关节炎患者先出现关节炎表现，如本病例有慢性腰背痛病史，骶髂关节炎为非对称性改变，二诊时患者诉下肢有少量皮疹，刮之发现血露征，据此明确确诊。这个病例充分体现了银屑病关节炎在整个病程中都有瘀血阻络的致病病机存在，故整个病程中均以活血通络止痛为治。

医案 3

何某，女，48 岁，2019 年 4 月 20 日初诊。

主诉：左踝、左膝关节肿痛 2 周。患者外院查肝功（-），肾功（-），类风湿因子（-）。既往有腹股沟疼痛五年。左手拇指及食指甲板增厚、变色两年余。查体：左膝关节Ⅲ°肿，左踝关节Ⅱ°肿，左腕关节Ⅰ°肿，左下肢可凹陷性水肿Ⅱ°。舌淡苔白润，脉滑数。

西医诊断：关节炎。

中医诊断：痹病。

证候：水湿、湿热内蕴证。

治法：化气利水，清热利湿，通络止痛。

方药：五苓散合四妙散加味。

猪苓 20g，茯苓 20g，泽泻 30g，桂枝 12g，炒白术 10g，苍术 10g，关黄柏 12g，怀牛膝 15g，生薏苡仁 30g，络石藤 15g，青风藤 30g，全蝎 6g，泽兰 15g，生黄芪 10g，赤芍 10g，防风 9g，秦艽 10g，生姜 3 片。7 剂，水煎服，日 1 剂。

2019 年 4 月 27 日二诊：化验回报：血 RA 三项均（-），ANA（-），ds-DNA（-），ENA 抗体谱（-），血 HGB 99g/dL，RBC $3.17×10^{12}$/L，超声：膝滑膜炎，左胫距关节滑膜炎，右跖趾关节滑膜炎。指地距 =0，枕墙距 =0，患者有多年腹股沟疼痛史。无皮肤病史。舌淡黄苔润，脉弦滑。继以清热利湿、通络止痛为治。苍术 15g，关黄柏 12g，怀牛膝 15g，生薏苡仁 30g，土茯苓 30g，金银花 30g，玄参 12g，当归 12g，生甘草 12g，威灵仙 15g，青风藤 30g，络石藤 20g，地龙 15g，秦艽 10g，防风 10g，土贝母 10g，炙没药 8g，炒神曲 15g。14 剂，水煎，日 1 剂。

2019 年 5 月 11 日三诊：左膝、踝关节肿痛明显减轻，查膝关节肿 I°。微热，舌淡暗，边齿痕苔薄白，脉滑数，右弦滑。化验回报：C3 0.779g/L（0.79 ～ 1.52），IgG、IgA、IgM 均（-）。H-CRP 12.3mg/L，HLA-B27（-），骶髂关节核磁（-）。皮科会诊意见：左无名指甲及右食指可见顶针样凹陷，右拇指及无名指甲板增厚，暗紫色，考虑银屑病样甲损害可能性大。细询患者无银屑病家族史。西医诊断：关节炎，银屑病关节炎可能性大。上方去土贝母，14 剂。

2019 年 5 月 25 日四诊：服药后膝关节肿进一步减轻，踝关节肿较甚，上方继进 14 剂。予甲氨蝶呤 5mg，每周 1 次。

2019 年 6 月 12 日五诊：左踝关节肿中度，膝关节基本不肿，右肩、腕关节痛。怕风冷、晨僵不明显。肩关节活动度正常。舌淡红，苔薄白润，脉细小滑。证属风湿热阻络。治法改为祛风散寒、活血通络。处方：炙麻黄 8g，炒杏仁 12g，桂枝 10g，白芍 30g，知母 10g，防风 10g，炒白术

10g，苍术10g，关黄柏8g，怀牛膝15g，生薏苡仁30g，生黄芪30g，防己10g，土茯苓30g，白鲜皮15g，青风藤30g，菝葜15g，乌蛇10g，鸡血藤15g，穿山龙15g，炙甘草10g。14剂，水煎，日1剂。

2019年6月26日六诊：右踝关节肿痛明显减轻，有时呈针刺样痛，舌淡苔白润，脉右弦滑，左细滑。上方去杏仁，加白芥子10g，生地黄20g，莪术15g。14剂，水煎，日1剂。目前该患者尚在诊疗中。

按语：水湿、湿热病机在源头上有相同之处，脾主水湿运化，肺为水之上源，三焦功能畅通则水液代谢正常。本病初起除了关节肿痛，尚有气化不利水液潴留，故以五苓散化气利水，防己黄芪汤健脾益气利水，标本同治，效若桴鼓，水湿去后再清热利湿。该患随后出现寒热错杂证，而以桂枝芍药知母汤和四妙散加味治疗，分析可能是因要求节省费用，故四诊时加用西药干扰了证候表现而致。

医案4

王某，男，70岁，2019年3月5日初诊。

主诉：四肢躯干泛发皮疹二十余年，加重一年余，手关节肿痛两个月。患者二十余年前因外感后出现全身皮疹，在外院诊为银屑病，断续接受中药治疗，症状时轻时重，近一年来皮疹为持续性，以四肢、胸腹、手臂为多，自己服苗药治疗（具体不清），两个月前无明显诱因出现双手关节肿痛，逐渐加重。

刻下见：全身广泛性丘疹，以手背、上臂身侧及胸腹为多，皮疹基底部色红，下肢丘疹连成片，呈斑片样，鳞屑较多，皮损表面干燥，自觉瘙痒。双手关节肿痛，以双手PIP 1-5，DIP 4-5为主，关节微热，有轻压痛，晨僵超过2小时，双膝关节疼痛，肿不甚。舌质红，苔黄厚腻。有银屑病家族史。化验检查：血RT（-），尿RT（-）。血ESR 30mm/h，RF（-），IgG、IgA、IgM均（-），H-CRP5mg/L，肝功（-），肾功（-），ANA（-），ds-DNA（-），ENA谱（-）。双手超声：双PIP 3，PIP 5滑膜炎，DIP3，DIP肌腱炎，双膝关节X-Ray双膝骨性关节病。

西医诊断：银屑病关节炎，寻常型银屑病。

中医诊断：痹病，白疕。

证候：血分热毒，湿热阻络。

治法：清热凉血解毒兼以利湿通络。

处方：金银花 30g，玄参 15g，当归 12g，生甘草 10g，生地黄 20g，丹参 18g，牡丹皮 12g，赤芍 15g，白鲜皮 15g，土茯苓 45g，伸筋草 15g，桑枝 20g，地龙 10g，怀牛膝 15g，莪术 20g，络石藤 20g。7 剂，水煎，日 1 剂。

2019 年 3 月 11 日二诊：药后效，双手关节胀痛减轻，晨僵半小时。舌质红，苔黄腻，脉滑。上法不变，上方加炙麻黄 8g，炒杏仁 12g，生薏米 30g，炒苍术 10g，黄柏 12g，醋没药 8g。7 剂，水煎，日 1 剂。

2019 年 3 月 18 日三诊：诉手关节肿痛稍减轻，全身皮疹瘙痒，上肢肩关节时有游走窜痛，舌质暗红苔黄腻稍减。效不更方，上方加生黄芪 10g，秦艽 12g，防风 10g。7 剂，水煎，日 1 剂。

2019 年 4 月 8 日四诊：胃脘不适，食纳较差，调上方加炒神曲 15g，14 剂。

2019 年 4 月 17 日五诊：患者诉手关节肿痛明显减轻，手部及全身丘疹无新起，色淡红，瘙痒不甚，下肢膝关节略无力。上方生杜仲 15g，威灵仙 10g，28 剂。

2019 年 5 月 24 日六诊：手关节肿痛基本消失，上楼时膝关节略有疼痛，皮疹已无新起，色淡红，鳞屑不厚。舌质淡红，苔薄白。患者要求中成药善后。

按语：本患者患白疕风数年，此次出现关节肿痛，乃血分燥热，风毒犯肝肾，肝主筋，肾主骨，加之患者嗜食油腻，肠胃湿热，故病机尚有湿热阻络。选四妙勇安汤清血分热毒，合麻杏苡甘汤、四妙散以透诸肢节之湿热，并以生地黄、赤芍、丹参凉血活血，牡丹皮、白鲜皮清热散风、通络解毒，以皮达皮，方中尚暗合身痛逐瘀汤方义，通络止痛。方药与病机、病症丝丝入扣，故取得很好的疗效。

二十四、安宫牛黄丸在皮肤科应用举隅

医论：安宫牛黄丸为治疗热厥证，病势重笃的高效成方，可力挽其势，化险为夷。在临床中安宫牛黄丸不仅对热（火）毒炽盛伴有神昏者可用，对神识清楚甚至无发热者，只要辨证属热（火）毒炽盛即可投之。以安宫牛黄丸治疗疑难杂症，在病机方面都突出一个"热"字，以有是证用是方、中病即止为宗旨。但安宫牛黄丸毕竟为急则治标之品，在皮肤科用其救治危重患者时，为适应复杂病情和控制病情的变化，应适当配合其他药物和治疗措施，并以他药善其后。

医案

患者，男，34 岁，2006 年 5 月 29 日因"反复全身弥漫性红斑、鳞屑 10 年余，加重 10 天"入院。患者十年来全身反复出现红斑、丘疹，上覆鳞屑，伴瘙痒，诊断为"银屑病"，曾服用多种中药、西药并外用多种药膏，病情未见缓解。近十天来，出现全身弥漫性潮红浸润、发热，并出现下肢肿胀，关节痛，不能行走，从急诊由轮椅接入我科。入院时症见：神志清，精神疲倦，发热，全身弥漫性潮红浸润，表面有大量麸皮样鳞屑，伴瘙痒，双下肢水肿，疼痛，舌红绛，苔黄腻，脉弦数。查：T 38.6℃，皮肤干燥，全身弥漫潮红浸润、表面有大量麸皮样鳞屑，在弥漫潮红皮损间见片状正常"皮岛"。头皮见大量鳞屑，束状发，指甲受累浑浊变形。双下肢非凹陷性水肿，以足踝及足背部为甚。

西医诊断：红皮病型银屑病；中医诊断：白疕（热毒伤阴证）。

治以清热解毒、凉血滋阴之方药，并予安宫牛黄丸 1 次 / 日，连服 3 天，同时给予雷公藤多苷、抗生素及营养支持，外用 5% 硫黄膏。服药 3 天，体温正常，弥漫性红斑减褪，无新发皮疹，原有皮疹变薄，下肢水肿消失。再予中药汤剂 2 周，皮疹基本控制，行走自如出院。两月后复诊，皮疹无明显反复，可正常生活。

按语： 红皮病型银屑病常因治疗不当引起，中医学"白疕"范畴，其

病机为毒热伤营证。本证多因日久燥邪伤营，兼以误用药物，毒热入营，蒸灼肌肤，气血两燔，伤阴耗液而成。故病发急骤，迅速波及全身。治以凉营滋阴，清热解毒。本例辨证属火毒炽盛，急投安宫牛黄丸，取其清热醒神之效。

（邱明亮　马桂琴）

参考文献

[1] 王桓朝 . 皮炎汤治疗皮肤病验案 [J]. 北京中医，1990（3）：4-5.

[2] 林宏志，宋白娟 . 皮炎汤治疗血热型皮肤病的体会 [J]. 四川中医，2009，27（9）：87-88.

[3] 中国中医科学院广安门医院 . 现代著名老中医名著重刊丛书（朱仁康临床经验集 - 皮肤外科）[M]. 北京：人民卫生出版社，1979.

[4] 刘旖旎，林少健，眭道顺，等 . 安宫牛黄丸在皮肤科临床应用举隅 [J]. 时珍国医国药，2007，8（5）：1211.

[5] 北京中医医院 . 赵炳南临床经验集 [M]. 北京：人民卫生出版社，1975.

[6] 王煜明，吴小红，宋坪，等 . 庄国康运用玄府开窍法治疗银屑病经验 [J]. 中医杂志，2012，53（9）：738-739.

[7] 钟金宝，殷新，卢传坚，等 . 禤国维教授治疗银屑病经验介绍 [J]. 新中医，2004，36（9）：11-12.

[8] 陈达灿，李洪毅，欧阳卫权，等 . 国医大师禤国维 [M]. 北京：中国医药科技出版社，2016.

[9] 于彬，马桂琴，刘馨雁，等 . 皮炎汤治疗皮肤病医案 4 则 [J]. 北京中医药，2012，31（8）：613-614.

[10] 吴刚，荆宁 . 荆夏敏教授治疗银屑病关节炎的经验琐谈 [J]. 光明中医，2008，23（10）：1477-1478.

[11] 夏俊杰. 朱晓鸣治疗银屑病性关节炎的经验 [J]. 湖北中医杂志, 2000, 22（5）: 6.

[12] 秦小卫, 郑茂荣, 牟贤龙, 等. 黄芩苷对白三烯 B_4 引起的银屑病患者中性粒细胞趋化反应的影响 [J]. 中华皮肤科杂志, 1998, 31（2）: 116.

[13] 宋玉明, 张良登, 张月, 等. 张吉辨证论治银屑病关节炎经验 [J]. 中国中医药信息杂志, 2009, 6（Z1）: 61-62.

[14] 徐宜厚. 徐宜厚皮科传心录 [M]. 北京: 人民卫生出版社, 2009.

[15] 祁玉军, 王佳晶. 房定亚用四妙勇安汤加味治疗银屑病关节炎 [J]. 北京中医, 2002, 21（2）: 80-81.

[16] 陈小朋, 郝继红. 娄多峰教授治疗银屑病关节炎经验浅谈 [J]. 光明中医, 2016, 31（8）: 1075-1077.

[17] 孙剑, 陈朝蔚, 虞胜, 等. 沈丕安治疗银屑病性关节炎经验 [J]. 中医杂志, 2012, 53（17）: 1510-1511.

[18] 王义军. 胡荫奇教授治疗银屑病关节炎经验 [J]. 环球中医药, 2013, 6（11）: 841-842.

[19] 王根林. 张志礼辨证治疗寻常型银屑病的经验 [J]. 山西中医, 2007, 23（5）: 10-11.

[20] 邓丙戌, 张志礼. 银屑病 [M]. 北京: 科学技术文献出版社, 2003.

[21] 韩培海. 李富玉治疗寻常型银屑病经验介绍 [J]. 陕西中医学院学报, 2007, 30（4）: 11-12.

[22] 周乃玉, 谢幼红. 周乃玉风湿病临证精要 [M]. 北京: 北京科学技术出版社, 2016.

[23] 张伯礼, 王志勇. 中国中医科学院名医医案集 [M]. 北京: 人民卫生出版社, 2015.

[24] 王昊. 阎小萍教授银屑病关节炎中西医诊治思路 [J]. 中国中医急症, 2013, 22（2）: 248-249.

[25] 毛常亮, 王莒生, 王萍, 等. 王莒生治疗寻常型银屑病经验 [J]. 中国中医药信息杂志, 2010, 17（2）: 84-85.

[26] 李伯华，程海英，郑玉红，等.王莒生治疗银屑病思路 [J].北京中医药，2010，29（1）：29-31.

[27] 周冬梅.王莒生学术思想与临床经验总结及辨血为主论治寻常型银屑病的临床研究 [D].北京：北京中医药大学，2011.

[28] 刘环清，马来莹.王玉玺教授治疗关节型银屑病的经验琐谈 [J].中医药学报，2002，30（2）：54.

[29] 杨素清，张婷婷，闫景东，等.王玉玺教授从"风"论治银屑病的经验 [J].时珍国医国药，2013，24（2）：460-461.

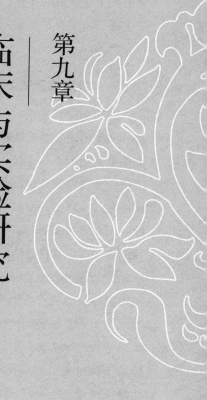

第九章

临床与实验研究

银屑病在古代医籍中有"白疕""干癣""风癣"等描述，关节炎属于中医学"痹证""痹病""历节风""痛风"等范畴，因此在中医学上银屑病关节炎当属"白疕"与"痹证"的范畴，特点是存在典型的银屑病皮损并伴有关节炎。近些年来，银屑病关节炎的中医病因、病机、证候学研究有所突破，本文就银屑病关节炎的病因病机、证候学和治疗学的研究进展进行介绍。

一、银屑病及银屑病关节炎中医证候相关研究

证素为证的要素，主要分为病位证素和病性证素。病性证素反映了疾病的病变本质，而病位证素则反映了病变部位。中医药治疗银屑病与银屑病关节炎目前尚缺乏统一的辨证分型。如王承德等分为 5 型辨治：风寒阻络证、血热风燥证、湿热蕴结证、热毒炽盛证、肝肾亏虚证。张吉结合临床经验将本病分为 9 型分而论治：风寒外感，肌肤络阻证；寒湿浸渍，痹阻肤络证；风热郁肤，灼津血燥证；血热内蕴，化燥生风证；肝气不舒，气滞血瘀证；湿热蕴结，郁结肉腐证；热毒炽盛，内迫营血证；肝肾虚亏，津枯燥结证；血虚风燥，肌肤失养证。王玉玺认为风邪是银屑病致病的关键因素，银屑病发无定处，易发于头部、四肢，新病起骤，易复发等特点与风为阳邪、易袭阳位，风性轻扬走窜、无隙不入，风性善行而数变等特性相一致；他认为营卫郁滞，风盛血燥为银屑病的重要因素。王莒生认为肺脏失调也是银屑病发病的重要因素，因邪气郁于皮肤，久而累及肺脏，而肺脏受累，气血津液难以外荣，皮肤失养，导致银屑病病势缠绵难愈。李祥林提出银屑病的核心是病久正伤，正气不足，肺脾气虚。刘红霞认为脾肾两虚是银屑病发病的根本原因，脾失健运，肾精亏虚，正不胜邪，邪气侵袭机体而发病。魏雅川则认为银屑病与"肝"有密切关系，肝阴不足、肝气妄动是银屑病的主要病因，木火刑金、金复伐木是银屑病反复发作的重要因素。

1. 证候分布规律的研究

张广中、王萍、王莒生等按照临床流行病学群体研究方法，采用现况

调查、多中心、大样本的研究设计，用 EPIINFO 6.0 建立数据库，对 2651 例寻常型银屑病中医证候构成情况及与病期、民族、银屑病病史、家族史、吸烟史、饮酒史、病情严重程度的关联情况进行了探讨。结果寻常型银屑病主要证候为血热证（53.8%）、血燥证（27.4%）和血瘀证（18.1%），其他证候较少见（0.6%）；兼夹证候主要有夹湿、热、瘀、毒。主要证候在银屑病各病期的分布差异具有统计学意义（$P<0.01$），证候分布与民族和银屑病家族史无关联（$P>0.05$），与银屑病病史、吸烟史、饮酒史、病情严重程度有极密切的关联（$P<0.01$）。结论是寻常型银屑病疾病初期一般为血热证，以后病情或者好转，或转化为血燥证或血瘀证。血热证是病机转化的关键，吸烟、饮酒、疾病严重程度等可能在证候转化中起一定作用。

李隽、徐丽敏等通过填写"银屑病中医证候调查表"，采集 500 例华中地区银屑病患者中医证候四诊资料，确立中医证候。采用 Epidata 3.1 软件包对调查资料进行录入、核查，再转换成 SPSS 11.5 统计软件包进行统计，得出在不同性别、不同年龄组、不同病期、有无家族史及舌象方面的证候分布情况，分析华中地区银屑病中医证候的分布情况。结论是华中地区银屑病以血热证、血瘀证、血燥证、血热血瘀证、血热血燥证、血瘀血燥证为主要证候，不同性别、不同年龄组、不同病期、有无家族史及舌质的中医证候分布不同（$P<0.05$）。验证了对"血"的辨证应是银屑病的主要辨证方法，中医证候因性别、年龄组、病情分期、有无家族史及舌质有统计学意义。

周宇、白彦萍、李锘等调查北京地区寻常型银屑病的流行趋势、发病特点及防治方法。检索 1999 年 3 月～2009 年 9 月 4 个国家中医药管理局银屑病研究中心（中日友好医院、广安门医院、北京中医医院、东直门医院）的病案，收集到 1003 例寻常型银屑病患者的资料，用 SPSS 13.0 统计软件分析处理数据。结果发现 48.65% 的患者舌象为舌红苔黄，31.51% 的患者脉象描述为弦滑脉，证型前 3 位分别是血热型（58.91%）、瘀热互结型（22.65%）、血燥型（6.30%）。首次方剂用药频次前 3 位为生地黄、紫草、土茯苓，均为清热类中药。

于晓飞、王天芳等从 3572 篇符合课题研究要求的文献中筛选出 540 篇进行分析，经统计分析后得出寻常型银屑病常见证候。证候类型中，按照频率从高到低的顺序排列，为血热证、血瘀证、血燥证、血虚风燥证、血虚证、湿热证、血热风燥证、风热证、热毒蕴结证、风热血燥证。寻常型银屑病按照病情发展可以分为进行期、静止期和退行期三个时期，各个时期的证候分布如下：进行期证候类型主要为血热证，病位类证候要素是肌肤、气分、心、营分，病性类证候要素是血热、风、热（火）；静止期证候类型主要为血燥证、血瘀证和血虚风燥证，病位类证候要素是脾、肝、肾、肌肤，病性类证候要素是血燥、血虚、血瘀、风、燥；退行期证候类型分别为血燥证、血虚风燥证，病位类证候要素是肌肤、肝、脾、肾、胃、经、络，病性类证候要素是血燥、血虚、风、燥。且指出证候随着时代而变迁，20 世纪 60 年代风寒证较多，目前很少；目前基本的证候类型分别是血热证、血燥证和血瘀证。

屈双擎、瞿幸通过对 303 例银屑病患者的临床调查和 68 例银屑病患者的跟踪治疗，了解银屑病证候的分布、组成特点，探讨银屑病证候演变规律。结果表明，银屑病中医辨证分型主要为血热证、血瘀证、血燥证、湿热证四个证型。血热是证候演变发展的主线，发病之始多为血热证，并可见于病程的各个阶段，是病机转化的关键。因热可致燥，血热证、血燥证、血瘀证具有一定的时相性。湿热证候和体质因素相关，一旦出现，往往贯穿始终，风热、肝郁等兼症仅为某个阶段的病因。银屑病皮损辨证为中医证候分型的主要决定因素，在兼症则主要以全身症状、诱因等全身辨证为主，不能简单地以进行期对应血热、静止期对应血瘀、消退期对应血燥代替辨证分型来论治银屑病。同时发现银屑病证候复杂，以单一证候分型不能概括银屑病进展过程中的病机变化，更多的时候各证候相互移行、夹杂致病，各证候时点无法截然分开。病程越长，病情越反复，血瘀、血燥、湿热及各种复杂证候出现越多。提示临床不能简单以西医分期代替辨证，中医辨证分型应基于对证候本质及其动态演变认识的基础之上。

陈秀敏、卢传坚、黄清春等分析 1979～2013 年 35 年间的银屑病关节炎研究文献，利用多个数据库对这 35 年的中医药期刊所报道的中医辨证分型的文献进行检索，提取其中涉及的中医证候信息，对文献中出现的证候进行名称规范并归类，应用统计软件 SPSS 17.0 对证候、证素及舌脉的频次、频率进行统计分析。共检出文献 84 篇，符合要求者 26 篇，共出现 10 种舌质、15 种舌苔、22 种脉象。经规范证候名称后，获得共计 39 种中医证型，对相近证候进行归并，最终得到 14 种证型，最常见的前 5 位证型为风湿热痹、风热血燥、热毒炽盛、风寒湿痹、肝肾亏虚。将上述证型按病性证素分布进行统计分析，病性证素有 14 种，居于前 6 位的为热、痰湿、风、燥、虚、血瘀。结论是银屑病关节炎证候类型繁多，证素分布中除寒、热外，亦与痰湿、风、燥、血瘀相关，提示寒、热、痰湿、风、燥、血瘀在银屑病关节炎发病中占有重要的地位。

王玉明、张云云、邵培培等收集 19 例银屑病关节炎住院患者完整详细的临床资料进行回顾性分析。结果发现银屑病关节炎活动期以关节肿痛发热，皮疹鲜红，舌质红、苔黄厚腻为证候特点，湿热瘀阻型最多见，湿热、热毒、血热、血瘀为主要病机。

谢一民、卢传坚通过对相关文献检索及专家咨询和预调查反馈信息修正的方法，设计和归纳银屑病临床诊疗信息采集表，借助临床流行病学方法对广东省中医院皮肤科共 179 例银屑病患者进行规范的问卷调查和临床观察，最后将收集的资料建立数据库，采用聚类分析频数归一化等统计方法，分析和归纳银屑病的中医证候分布规律。主要是血瘀证兼夹阳虚证与湿阻气滞证，阳虚证兼夹湿阻气滞证，血虚证兼夹湿阻气滞证，阴虚证兼夹湿阻气滞证。

姚丹霓、卢传坚对寻常型银屑病患者中医体质类型与其病情严重程度的相关性进行了探讨。共收集 195 例寻常型银屑病患者，平和质、气虚质、阳虚质、阴虚质为本次研究寻常型银屑病患者中最常见的中医体质类型。阴虚质可能为发病皮损面积较重的危险因素，气虚质、阴虚质、气郁质可能为出现抑郁状态的危险因素，非平和质可能是出现焦虑状态的危险因素。皮损面积越重，瘙痒、抑郁、焦虑程度越重；抑郁程度越严重，焦虑程度也越严重。

2. 银屑病与银屑病关节炎从"血热"论治的现代研究

"血热"学说以著名中医皮肤病专家赵炳南教授为代表，赵老认为本病多因情志内伤，气机壅滞，郁而化火，心火亢盛，毒热伏于营血；或因饮食失节，过食腥荤动风的食物，脾胃失和，气机不畅，郁久化热，复受风热毒邪而发病；若病久或反复发作，阴血被耗，气血失和，化燥生风或经脉阻滞，气血凝结，肌肤失养而致。研究表明，银屑病外周血及皮损来源的 T 细胞均可通过多种途径在体外诱导正常表皮细胞的过度增生。近年来 Th17 细胞作为一种新兴的 T 辅助细胞，在银屑病发病机制中的作用逐渐受到重视。范斌等采用 ELISA 法检测血热型银屑病及正常对照组患者血清 IL-17、IL-23、IL-6 水平，收集血热型银屑病患者皮损及正常皮肤作为对照，选用免疫组化法检测 sTA3T、p38 表达，通过实时荧光定量 PCR 法检测 sTAT3 mRNA、p38 mRNA 的表达。发现 Th17 细胞在血热型银屑病患者血清与相关转导因子在皮损中表达上调，sTAT3、p38 可能参与诱导 Th17 细胞产生，提出这可能是血热型银屑病辨证论治的科学依据之一。

另外，近年来有学者提出"血分蕴毒学说"，丰富和发展了银屑病"从血论治"理论。《重订通俗伤寒论·六经方药》言："火盛者，必有毒。"毒为热盛所致，热聚而成毒。有人通过总结中医皮肤科专家赵炳南、朱仁康、金起凤、张作舟、张志礼等治疗银屑病的辨证特点及用药规律发现，在用凉血药、活血药、养血药等理血剂的基础上，清热解毒药的使用也涵盖了银屑病治疗的不同证型。血热证的病机主要为血分蕴热，由热生毒，毒损血络，热毒壅络，则发红斑，颜色鲜红。血分炽盛之毒热如不及时清解，热毒灼伤营血，阴血亏虚，生风化燥而成血燥，或热毒入络，气血瘀结而转为血瘀。认为 T 淋巴细胞活化及其产生的细胞因子可能是作为"毒"的来源，通过引起继发性的角质形成细胞过度增生、内皮细胞增生、血管通透性增加而表现为红斑、鳞屑、筛状出血，或许是"血分蕴毒"的重要病理基础。

3. 治法的研究

钟启福、魏跃钢用数字挖掘技术对名老中医治疗银屑病的方药进行了挖掘研究，检索发表于 1988 年 2 月～ 2014 年 11 月的中国知网有关中医银屑病的医案，并依据纳入排除标准，构建中医银屑病医案数据库，入选共 323 诊次的中医银屑病医案。结果发现，当代医家治疗银屑病的医案中出现的高频临床症状，除了银屑病的典型症状银白色鳞屑、点状出血、薄膜现象、红色丘疹及红斑外，频次较高的临床症状有瘙痒、便干、口干、尿黄、寐差、心烦及纳差。舌象频次最高的是舌质红，其次是质淡红、质暗红。舌苔最高频次的是苔薄白、苔薄黄，其次是苔白、苔黄，最后是苔黄腻、苔少及苔白腻。脉象方面出现最高频次的 5 类有细、弦、数、滑、沉，较次要的有弱、缓、涩、浮。当代医家治疗银屑病的医案中出现的高频治法头四项是清热、凉血、解毒、活血，较次的有祛风、养血、化瘀、润燥、滋阴、止痒等，最后的有散寒、温阳、利湿、祛湿、疏肝、健脾等。对高频治法整合规范后，发现银屑病高频治法与上海科学技术出版社陆德铭主编的《中医外科学》中所列银屑病基本证型、治法相同，其余散寒、温阳、利湿、祛湿、疏肝、健脾等丰富了治疗本病的治则治法。当代医家治疗银屑病的医案中高频的 15 种中药依次为生地黄、甘草、白鲜皮、当归、牡丹皮、土茯苓、赤芍、紫草、丹参、金银花、黄芩、连翘、地肤子、防风、鸡血藤。参照上海科学技术出版社雷载权主编的《中药学》将上述高频中药分类，高频药物种类为：清热凉血药、活血药、清热解毒药、清热燥湿药等。药物内关联方面，名老医家治疗银屑病常用的 12 对药对，它们之间都有较高置信度：生地黄、赤芍；赤芍、牡丹皮；生地黄、牡丹皮；生地黄、甘草；土茯苓、白鲜皮；当归、甘草；生地黄、土茯苓；生地黄、白鲜皮；当归、白鲜皮；牡丹皮、甘草；白鲜皮、甘草；赤芍、甘草。治则治法与药物外关联方面：①与滋阴、清热及清血毒外关联有较高置信度的药物是生地黄。②与活血、化瘀、养血、祛风外关联有较高置信度的药物是当归。③与通络外关联有较高置信度的药物是蜈蚣。④与疏肝、健脾有较高置信度的药物是柴胡。⑤与疏肝、解郁有较高置信度的药物是水牛角。⑥与温阳、散寒有较高置信度的药物是麻黄。⑦与镇肝、息风有较高置信度的药物是牛膝。⑧与止痒外关联有较高置信度的药物是党参。

冯晓刚、周光应用文献学方法，查阅秦汉至今各个时期中医学有关银屑病病因病机的文献资料，进行原始文献信息辨识、采集、整理和编排；收集到有关银屑病的内服方剂191首，应用频数分析、方差分析等对数据进行统计学分析，运用方剂计量学研究方法及"方证对应"方法，结合历代对银屑病病因病机的认识，研究银屑病用药范围、病因病机及基础病机。结果：历代医家对银屑病病因病机的认识可以分为五个阶段；在有关银屑病的方剂中清热药、补虚药、解表药、活血化瘀药、利水渗湿药、祛风湿药、止血药、平肝息风药八类药物的累计频率达到90.24%，清热药中清热凉血药、清热解毒药、清热燥湿药、清热泻火药使用频率达到99.20%，在临床治疗中起主要的治疗作用；四气以寒、温、平三类为主，占97.01%；五味以苦、甘、辛三味为主，占97.70%；归经中归心经、肝经、肺经、脾经四类药物的累计频率达到88.38%；在全部方剂中频数超过30次的药物共有16味，依次是生地黄、甘草、赤芍、牡丹皮、当归、白鲜皮、土茯苓、防风、紫草、丹参、槐花、苦参、川芎、金银花、黄芩、连翘。元代以前、明清时期及近现代医案有关银屑病的方剂中四气、五味、归经、用药方面存在一定差异。结论是"邪客腠理"为银屑病发病的共同认识，而"风毒客于腠理，入内灼伤营血，血燥不营于外"为银屑病的基础病机；"风毒""血热毒结""血燥不营"为病机演变关键；透解风毒、凉血润燥为立法要点；遣方用药宜辛凉透解、甘寒濡润为主。

4. 各证型及特殊类型临床研究

李芳梅、杨志波将102例寻常型银屑病患者随机分为治疗组和对照组（每组51例），两组患者均给予寻常型银屑病基础治疗，治疗组则加用当归饮子。观察比较两组患者皮脂含量、角质层含水量、经表皮水分丢失等相关皮肤屏障功能指标，且对复发率进行随访。结果：治疗组皮脂含量、角质层含水量、经表皮水分丢失等皮肤功能指标改善情况优于对照组（$P < 0.05$）；治疗组半年复发率为5.9%，1年复发率为9.8%，对照组半年复发率为19.6%，1年复发率为31.4%，治疗组均低于对照组（$P < 0.05$）。结论：当归饮子在改善和修复寻常型银屑病皮肤屏障功能方面效果显著，降低了

复发率。

　　查旭山、李东海等将 20 例寻常型银屑病患者随机分为两组，10 例在对照组西药治疗的基础上，根据中医从血论治理论给予内服中药治疗（基本方：土茯苓、板蓝根、大青叶、生地黄、牡丹皮）；两组均以 1 个月为 1 个疗程，治疗 3 个疗程后判定疗效，并观察两组的副作用和复发情况。结果两组比较，治疗组疗效优于对照组（$P < 0.05$）。两组复发情况比较，随访 6 个月内，两组均未发现明显毒副作用（$P < 0.05$）。结论是采用清热凉血、养阴润燥、活血化瘀中药能提高寻常型银屑病的疗效。

　　徐蓉、李建伟、陈洁等选择经凉血潜阳法治疗 3 个月以上的 47 例寻常型银屑病血热证患者为统计对象，分析其凉血潜阳法基本方以外的药物频数、类别、归经、比率，据药证相应原则，推断寻常型银屑病血热证病理过程中出现的兼症、变症等证候特点及药物应用规律。结果是寻常型银屑病血热证治疗中，临床加减的药物从多到少依次为清热解毒类、祛湿类、解郁安神类、祛风类、化瘀类、补虚类、养阴类，针对兼症所加减的药物共有 67 味，按照频次，从高到低前 6 位依次是郁金、白花蛇舌草、知母、菝葜、土茯苓、莪术。结论是从寻常型银屑病血热证的兼症看，以方测证，按照重要程度排序依次是"热毒""湿毒""郁""风""瘀""虚"。

　　王宁、陈可冀筛选 137 例慢性斑块型银屑病，按初步拟定的"痰瘀互结，营卫不和"兼症的诊断标准进行辨证分组，辨证符合痰瘀互结、营卫不和证患者 42 例。结果慢性斑块型银屑病痰瘀互结、营卫不和证属血瘀证的临床亚型之一，与一般血瘀证患者相比，具有皮损无汗、憋闷，以及头重如裹、肢体沉重、嗜睡、舌体胖大、舌质紫暗、舌下静脉曲张、苔腻、脉弦、血清胆固醇水平较高症状。运用传统凉血解毒、活血化瘀法治疗，近期及远期有效率显著低于一般血瘀证患者。通过对上述具有显著差异症状的回归分析，慢性斑块型银屑病痰瘀互结、营卫不和证的辨证要点包括皮损局部无汗、局部憋闷感，舌体胖大、苔质腻，实验室检查升高等。在寒热并用指导原则下，运用温阳和营、凉血化瘀法治疗银屑病痰瘀互结、营卫不和证，近期及远期疗效显著优于传统凉血化瘀法，安全性较好，无明显不良反应。

　　王海亮、景瑛选择符合纳入标准的湿毒蕴阻型掌跖脓疱型银屑病患者60 例，随机分为两组，治疗组采用清热除湿法，自拟清热除湿汤（免煎剂）加减治疗，每日 1 剂，早晚各 1 次，口服；对照组给予清热解毒片（生石膏、金银花、玄参、地黄、连翘、栀子、甜地丁、黄芩、龙胆、板蓝根、知母、麦冬），4 周为 1 疗程，观察 2 个疗程。结果：临床研究显示，治疗组总有效率 76.67%，对照组总有效率 63.33%，治疗组总有效率明显优于对照组，经统计学分析，有显著性差异（$P < 0.05$），治疗组能明显改善瘙痒、脓疱、鳞屑、红斑等症状。结论是清热除湿法是治疗湿毒蕴阻型掌跖脓疱型银屑病安全有效的方法。

　　王晓莲等采用清营解毒汤对 120 例红皮病型银屑病住院病例进行治疗，临床痊愈 67 例，占 55.8%；显效 32 例，占 26.6%；有效 9 例，占 7.6%；无效 12 例，占 10%，总有效率为 90%。

　　张秦、王玉明等采用随机分组法将 61 例银屑病关节炎湿热痹阻型患者分为治疗组 31 例和对照组 30 例，治疗组采用当归拈痛汤加减方联合 MTX 7.5mg，每周一次治疗，对照组采用 MTX 初始剂量为每周 7.5mg，逐渐加至每周 10 ～ 15mg，连续服药 4 周，在 2、4 周 2 个时间点分别进行银屑病关节炎疗效标准 PsARC 及 ACR20 的评价。结果：临床显示在治疗 2 周时治疗组疗效优于对照组，在治疗 4 周时两组疗效相当。结论是中药当归拈痛汤加减方联合小剂量 MTX 组较单纯用 MTX 组起效快，MTX 用量小，副作用少。

　　章光华、唐兴荣观察中医分阶段辨证治疗银屑病关节炎的临床疗效，对 58 例患者采用中医分阶段辨证治疗。第一阶段以清热解毒、活血祛风为法，方用克银方（由白鲜皮、金银花、连翘、土茯苓、生地黄、白茅根、苦参、防风、地肤子、丹参、鸡血藤、当归等组成）治疗；第二阶段以清热除湿、通络止痛为法，方用湿热痹合剂（由雷公藤、海风藤、宽筋藤、黄柏、土茯苓、苍术、薏苡仁、赤小豆、姜黄、木通、川芎等组成）治疗。结果：银屑病与关节炎均临床治愈 16 例，银屑病治愈而关节炎显效 15 例，银屑病显效而关节炎治愈 10 例，两者均好转 17 例。结论是中医分阶段辨证治疗银屑病关节炎具有明显的临床疗效。

蔡一歌、金力等研究采用调查问卷的方式，对门诊患者和住院患者中符合拟定的顽固性寻常型银屑病标准的患者进行调查。共收集患者 113 例，按血热证、血燥证、血瘀证进行辨证分型，对患者皮损所在皮部进行观察并采集皮损图像，将主要皮损部位描画于"皮损所在皮部研究调查表"，记录患者皮损所在的皮部。总结入选患者皮损在十二皮部出现的频数及百分数并进行排序，分析其在十二皮部的分布规律及不同证型间皮损所在皮部的分布规律。结果：顽固性寻常型银屑病的皮损在十二皮部分布的频率差异具有统计学意义（$P < 0.05$），皮损主要分布在足太阳膀胱经、足阳明胃经、足少阳胆经、足厥阴肝经和足太阴脾经；顽固性寻常型银屑病各证型（血热证、血燥证、血瘀证）之间皮损所在皮部的分布比率及与总体相比较均无统计学意义（$P > 0.05$）。结论：本研究提示：①顽固性寻常型银屑病皮损在十二皮部的分布具有一定规律性；②顽固性寻常型银屑病皮损在十二皮部的分布与银屑病中医辨证分型无明显相关性。

5. 银屑病中医药指南的研究

中华中医药学会皮肤科分会、北京中医药学会皮肤病专业委员会、北京中西医结合学会皮肤性病专业委员会共同制定了寻常型银屑病（白疕）中医药循证临床实践指南。将白疕分为血热证、血燥证、血瘀证，制定了证候的判定标准，同时又分为夹热毒、夹湿、夹风、兼肝火旺盛、兼肝郁、兼脾虚、兼血虚、兼阴虚、兼阳虚共九个兼夹证，分别制定了兼夹证候的标准；并制定了各分型相应的指导原则和内服外用药指导参考，同时在预防方面给出了建议和指导。

二、中药治疗银屑病机制的研究

基于中医药在治疗银屑病过程中取得较好效果，人们对中药治疗银屑病机制进行了探讨和研究。目前认为银屑病是以多基因遗传为背景的疾病，由免疫细胞、细胞因子、炎症介质参与，由多种细胞传导通路介导，最终导致角质形成细胞（KC）的增殖／分化失调。

许能等在探讨凉血解毒中药治疗银屑病的作用机制中，以小鼠尾部鳞片为模型，发现凉血解毒中药内服或内服加外用能诱导表皮颗粒层的形成，增加小鼠模型中的颗粒细胞，使皮损趋于正常。刘晓明在探讨 17 种中药对小鼠上皮细胞增殖和表皮细胞分化及血浆内皮素 -1 的影响中指出，能显著抑制小鼠阴道上皮有丝分裂的 17 种中药中由强到弱前 5 位为紫草、丹参、川芎、赤芍、黄芪；能显著促进鼠尾鳞片表皮颗粒层形成的 17 味中药中由强到弱前 5 位为桃仁、莪术、当归、红花、牡丹皮，且均具活血化瘀作用，由此推断活血化瘀可能改善角化不全；能显著降低小鼠血浆内皮素 -1 水平的 12 味中药中，鸡血藤、莪术、土茯苓作用最强，且强于 MTX（甲氨蝶呤）。孙丽蕴等研究靛玉红、紫草素对体外角质形成细胞株凋亡的影响，指出靛玉红、紫草素可诱导角质形成细胞凋亡，并在一定范围内随着浓度增高，细胞凋亡的程度也增加，从而达到治疗银屑病的目的。陈慧等探讨姜黄治疗寻常型银屑病可能机制中，用免疫组化方法检测治疗前后皮损中白细胞共同抗原 RO（CD45RO），结果：治疗后 CD45RO 阳性 T 细胞减少（$P<0.05$），白细胞共同抗原 RO 阳性的记忆性 T 细胞（CD45RO+T）数目与 PASI 积分成正比。说明姜黄对寻常型银屑病有较好疗效，其作用可能和皮损中的 CD45RO+T 细胞减少有关。王禾等观察凉血活血胶囊治疗血热型银屑病疗效并探讨可能机理，发现治疗组治疗前 NK（淋巴细胞群）细胞较正常人降低，治疗后有上升趋势，表明凉血活血胶囊治疗银屑病的机制可能在于调节免疫细胞和细胞因子。

角朊细胞（KC）的增生与皮损中的单一核细胞（ML）浸润有着密切联系。角朊细胞不仅是单一核细胞作用的靶细胞，其本身也被认为是一种免疫细胞。各种细胞分泌的细胞因子及免疫活性分子构成旁分泌网，影响着 KC 与 ML 的联系。银屑病血清中有抗 KC 膜循环抗体及银屑病皮损中的棘细胞有自身抗体沉积，抗 KC 膜抗体可以与 KC 结合，抗体 Fc 段与 ML 表面上 Fc 受体连接形成细胞粘连，并且粘连的 KC 与 ML 的相互作用可以导致 KC 的生长刺激和 ML 的激活。抗体搭桥角朊细胞／单一核细胞粘连（antibody bridging keratinocyte—mononuclear leukocyte adhesion，ABKMA）既是一种可以观察到的银屑病免疫病理现象，也是一种可以在体外进行的实验形式。人或小鼠 KC 经银屑病或正常人的 IgG 处理之后，加入银屑病患者或正常人的 ML，形成 ABKMA 后，人的 ML 对经银屑病 IgG 处理的小鼠 KC 有明显的生长刺激作用，如用正常人的 IgG 则不能诱导这种作用，并由此提出抗体依赖细胞介导生长刺激（antibody dependent cell-mediated growth stimulation，ADCGS）的概念。ADCGS 虽然是体外实验中的现象，但能够与银屑病体内的 ABKMA 现象相印证，并解释角朊细胞的增殖过程及与炎性细胞之间的相互作用，使建立银屑病的体外 ABKMA 模型成为可能，以探讨和验证中草药治疗银屑病的药理作用和建立药物的筛选体系。有人研究祛银汤（丹参、红花、大黄、苦参、黄柏、板兰根、乌梢蛇、蝉衣、土鳖虫、甘草等）的抗炎及活血化瘀功效，并以现代免疫学及细胞生物学理论为基础，通过建立体外银屑病模型，证实祛银汤对银屑病 ABKMA 模型角朊细胞的增殖有抑制作用，并能下调 IL-2 和 IL-6 在上清液中的表达。祛银汤对角朊细胞增殖的影响最有可能是阻断了 ABKMA 激活的旁分泌网，从而调节炎性介质和细胞因子的分泌，降低了细胞因子的产生及其活性，从而降低了对角朊细胞的生长刺激反应，与雷公藤对角朊细胞增生的抑制作用无明显差异，阐释了中药治疗银屑病的机制。

宋攀、刘瓦利从信号通路传导角度探讨清热活血解毒法（复方及中药单体）干预 HaCat 细胞的机制，研究清热活血解毒法治疗寻常型银屑病的作用机制，明确其作用靶点。清热活血解毒复方能够抑制 P13K / Akt 信号通路中 Akt 蛋白及基因的表达，并且在 Akt 蛋白的抑制中呈现剂量依赖；同时，复方对 CREB 蛋白及基因的表达均有明显抑制作用，且随着剂量的增加而增强，尤其是在应用高剂量（30mg / mL）时；对经 TNF-α 活化的 HaCaT 细胞具有良好的抑制增殖作用，对 TNF-α 活化的 HaCaT 细胞凋亡的影响主要表现在促进其早期凋亡，可使 HaCaT 细胞大量阻滞于 S 期而无法进入有丝分裂期，从而发挥其抑制 HaCaT 细胞增殖的作用；复方可上调 Bax 的表达，并且该上调作用与复方剂量呈现依赖性；可降低 TNF‑α 活化的 HaCaT 细胞中 Bcl‑xl 的表达，降低 TNF‑α 活化的 HaCaT 细胞中 c‑fos 的表达，而且下调作用与复方剂量相关。清热活血解毒复方能够抑制 HaCaT 细胞中 IFN‑γ、IL‑1β、IL‑6 及 IL‑8 的分泌，P13K / Akt 信号通路在这些炎症因子的分泌中均起到调节作用，同时与复方抑制 HaCaT 细胞分泌 IFN‑γ、IL‑1β 及 IL‑6 的作用存在密切的联系，而在 IL‑8 的分泌上则未表现出明显的相关性。结论：P13K / Akt 信号通路在 HaCaT 细胞的增殖、凋亡及细胞因子分泌等方面均起到重要作用，清热活血解毒法在调控 HaCaT 细胞 P13K / Akt 信号通路的机制中有重要作用，清热活血解毒复方干预 HaCat 细胞的作用与调控 P13K / Akt 信号通路密切相关。

姜一化、高进等探讨当归饮子对寻常型银屑病模型豚鼠皮肤丝聚蛋白（Filaggrin）和半胱氨酸天冬氨酸特异性蛋白酶 ‑14（Caspase‑14）基因及蛋白表达的干预变化。建立寻常型银屑病动物模型，分为当归饮子组、甲氨蝶呤组，生理盐水组、模型对照组、空白对照组做对照，用逆转录 PCR（RT‑PCR）和免疫印迹试验（Western Blot）法检测造模皮损部位 Filaggrin、Caspase‑14 基因及蛋白表达，分析寻常型银屑病动物模型皮损及皮肤屏障功能密切相关的基因及蛋白表达的变化。结果显示豚鼠耳部皮肤银屑病模型造模成功。模型对照组皮损中 Filaggrin（0.178±0.009）、Caspase‑14（0.153±0.008）基因蛋白表达较低，药物组干预后，当归饮子组与甲氨蝶呤组皮肤 Filaggrin、Caspase‑14 基因蛋白表达增强（$P < 0.01$），且当归饮子组较甲氨蝶呤组增强明显（$P < 0.01$）。结论：当归饮子能增强银屑病模型豚鼠皮肤 Filaggrin 和 Caspase‑14 基因及蛋白的表达，对改善银屑病动物模型的皮肤屏障功能作用肯定，效果优于甲氨蝶呤组。

消疕汤由黄芩、生地黄、金银花、连翘、蜂房、乌梢蛇、桃仁、红花、当归、川芎等十四味药组成，其功以清热解毒、祛风止痒为主，活血化瘀、消痈散结为辅，临床证实能控制银屑病皮损，减少临床复发。建立诱发性动物模型，即把大鼠诱导成银屑病样皮损模型，并对其进行治疗，证实消疕汤对大鼠银屑病样皮损处病理改变及 PCNA 表达均有影响，为消疕汤的临床应用提供实验室依据。

三、银屑病与银屑病关节炎中成药和西药联合用药规律

张倩、蔺莉莉等通过回顾性研究分析红皮病性银屑病病因及治疗方法,治疗方法:中药丹参或清开灵注射液 + 支持疗法,用于初次发作、临床症状较轻者,治愈率 75%,平均用 29.67 天;免疫抑制剂(甲氨蝶呤、新山地明、雷公藤多苷)或维甲酸类制剂(体卡松、新体卡松) + 中药 C 丹参或清开灵注射液 DE 支持疗法,用于临床症状较重、无用此类药物禁忌者,治愈率分别为 72.2%、73.9%,平均用 49.62、49.24 天。结论是免疫抑制剂或维甲酸类制剂 + 中药 + 支持疗法治疗红皮病性银屑病安全有效,可作为首选疗法之一。

刘元艳等从大量文献(9949 篇)中挖掘中西药治疗银屑病的用药规律显示,阿维 A 和复方青黛丸分别是治疗银屑病使用最频繁的西药和中成药,其次,使用频率由高到低为甲氨蝶呤、维 A 酸、维生素 A、环孢素等,是治疗银屑病的常用西药;丹参注射液、银屑灵、雷公藤多苷片、清开灵注射液、郁金银屑片等,是治疗银屑病的常用中成药。阿维 A 具有调节表皮细胞分化和增殖等作用,是系统治疗银屑病的主要西药,维 A 酸是体内维生素 A 的代谢中间产物,主要促进上皮细胞增生、分化和角质溶解,维生素 A 对于上皮的正常形成、发育与维持十分重要,它们主要和常见的不良反应为维生素 A 过多综合征样反应。另外,甲氨蝶呤、环孢素、肾上腺皮质激素等通过免疫抑制达到控制银屑病的目的,其副作用明显,限制了临床使用。复方青黛丸(胶囊)是由青黛、乌梅、蒲公英、紫草、白芷、丹参、白鲜皮、建曲、贯众、土茯苓、马齿苋、萆薢、山楂(焦)、五味子(酒)14 味中药组成的复方制剂,具有清热解毒、消斑化瘀、祛风止痒的功效,临床用于进行期银屑病使用率高,有较好的疗效。银屑灵由苦参、甘草、白鲜皮、防风、土茯苓、蝉蜕、黄柏、生地黄、金银花、赤芍、连翘、当归组成,能够祛风燥湿、清热解毒、活血化瘀,偏重于祛风燥湿。郁金银屑片中郁金是其核心成分,能够疏通气血、软坚消积、清热解毒、

燥湿杀虫，偏重于软坚消积。丹参注射液偏重于活血化瘀。清开灵注射液偏重于清热解毒。雷公藤具有祛风湿、活血通络、消肿止痛、杀虫解毒的作用，现代药理表明雷公藤具有抗炎、镇痛、免疫调节的作用，有降低血液黏滞性、改善微循环及降低外周血阻力的作用。而雷公藤本身治疗关节炎有较好的疗效，因此在治疗银屑病关节炎方面起着重要的作用，并有文献报道雷公藤多苷有活血化瘀、免疫抑制和抗炎作用，对银屑病皮损和关节症状均有益。它们是临床辨证治疗银屑病的常用中成药，合理单独使用或联合使用有一定的疗效。与西药单一成分、单靶点的作用不同，中成药具有多成分、多途径、多靶点的作用特点，因此其药力持久、副作用较少。

四、银屑病与银屑病关节炎中医外治法研究

银屑病病位表浅，病灶外露，中医外治法有着其特有的优势，外用药可以直达病所，透达毛窍，舒畅经络，调和气血而发挥局部直接治疗作用。目前已有一些采用中医外治法治疗银屑病与银屑病关节炎的临床试验。吴积华等随机将 210 例瘀滞肌肤证寻常型银屑病患者分为 2 组，治疗组 120 例，内服桃核承气汤，外涂三七软膏；对照组 90 例，内服迪银片，外涂皮质激素软膏。结果中药外用治疗组疗效明显优于西药外用对照组。周亮等将 80 例寻常型银屑病血虚风燥证患者随机分为治疗组 40 例，雾化治疗后涂用硫黄膏，2 次 / 日，治疗 1 个月；对照组 40 例仅涂用硫黄膏。两组治疗后 PASI 评分及瘙痒积分均有明显下降，但治疗组更为显著。阚丽君等将 70 例寻常型银屑病（静止期）患者分成 2 组，治疗组 35 例给予银屑病 2 号方中药熏蒸，并联合口服扫癣 2 号方治疗；对照组仅口服扫癣 2 号方。结果：8 周后治疗组有效率 85.71%，对照组 51.43%，中药熏蒸联合扫癣 2 号方治疗寻常型银屑病（静止期）疗效较好。刘爱萍等运用复方莪倍软膏（含莪术挥发油 2.5%、五倍子水提物 5%）治疗斑块状银屑病 50 例（A 组），B 组 50 例使用卡泊三醇软膏，C 组 30 例仅使用复方莪倍软膏基质为安慰剂，3 组均早晚各涂 1 次。治疗 4 周后，A、B 两组 PASI 评分均改善，A 组瘙痒症状改善快于 B 组、不良反应优于 B 组（$P<0.05$），其功效不低于国际

公认药物。徐嵩淼对中医熏洗疗法治疗寻常型银屑病临床疗效观察，研究结果显示，银屑病通过中医熏洗治疗后，观察组总有效率为83.3%，明显优于对照组的66.7%，差异有统计学意义（$P < 0.05$）。由此可见，针对寻常型银屑病患者，在西药治疗的基础上采用中医熏洗疗法临床效果更为显著，且用药安全，具有较高的临床应用价值。总之，银屑病的中医外治法种类繁多，选择范围广。清代吴师机《理瀹骈文·略言》云："外治之理即内治之理，外治之药即内治之药，所不同者法耳……外治必如内治者，先求其本，本者明阴阳识脏腑也。"而且中医外治法以中医整体观念、辨证论治思想为指导，具有疗效优越、复发率低、副作用少、易为患者所接受的优势。

（马桂琴　王海舰　沙正华）

参考文献

[1] 王承德，沈丕安，胡荫奇，等 . 实用中医风湿病学 [M]. 2 版 . 北京：人民卫生出版社，2009.

[2] 宋玉明，张良登，张月，等 . 张吉辨证论治银屑病关节炎经验 [J]. 中国中医药信息杂志，2009，16（Z1）：61-62.

[3] 杨素清，张婷婷，闫景东，等 . 王玉玺教授从"风"论治银屑病的经验 [J]. 时珍国医国药，2013，24（2）：460-461.

[4] 刘荣奇，周冬梅，王莒生，等 . 王莒生教授从肺论治银屑病经验 [J]. 世界中西医结合杂志，2011，6（1）：15-16.

[5] 李祥林，范瑞娟 . 寻常型银屑病从气虚论治 [J]. 山西中医，2008，24（10）：19.

[6] 刘朝霞，刘红霞 . 刘红霞治疗寻常型银屑病经验 [J]. 辽宁中医杂志，2008，35（5）：670-671.

[7] 魏雅川，卢贺起 . 紫草鳖甲四物汤治疗 162 例银屑病临床观察 [J]. 中医杂志，2000，41（2）：97-98.

[8] 张广中，王萍，王莒生，等 .2651 例寻常型银屑病中医证候分布和演变规律研究 [J]. 中医杂志，2008，49（10）：894-896.

[9] 李隽，徐丽敏，周飞红，等 . 华中地区银屑病中医证候分布情况研究 [J]. 中国中西结合皮肤性病学杂志，2011，10（1）：8～12.

[10] 周宇，白彦萍，李锘，等 . 北京地区 1003 例寻常型银屑病临床分析 [J]. 北京中医药，2011，30（10）：779-780.

[11] 于晓飞，王天芳 . 寻常型银屑病常见证候、证候要素及其与症状对应关系的现代文献研究 [D]. 北京：北京中医药大学，2011.

[12] 屈双擎，瞿幸 . 银屑病证候分布、演变及证治研究 [D]. 北京：北京中医药大学，2006.

[13] 陈秀敏，卢传坚，黄清春，等 . 近 35 年文献的银屑病关节炎中医证候分布特点分析 [J]. 广州中医药大学学报，2015，32（4）：603～606.

[14] 王玉明，张云云，邵培培，等 . 银屑病关节炎临床分析及中医病机证型探讨 [J]. 辽宁中医杂志，2008，35（9）：1291～1292.

[15] 谢一民，卢传坚 . 银屑病中医证候特征初步分布 [D]. 广州：广州中医药大学，2009.

[16] 姚丹霓，卢传坚 . 寻常型银屑病患者中医体质类型与其病情严重程度相关性研究 [D]. 广州：广州中医药大学，2009.

[17] 赵炳南，张志礼 . 简明中医皮肤病学 [M]. 北京：中国展望出版社，1983.

[18] 刘建荣，张开明 .T 细胞分化抗原与银屑病 [J]. 山西医科大学学报，2007，38（1）：83-85.

[19] Kastelan M，Massari LP，Pasic A，et al. New trends in the immunopathogenesis of psoriasis[J]. Acta Dermatovenerol Croat,2004,12（1）：26-29.

[20] Sara Trifari，Charles D Kaplam，Elise H Tram，et al.Idemtiticatiom of ahumam helper T cell population that has abuWamt production of imterleukim 22 and is distinct from TH-17，TH1 and TH3 cells[J].Nature

Innnumolojy, 2009, 10（8）: 864.

[21] 范斌，李峰，李欣，等. 血热证银屑病患者 Th17 细胞与相关转导因子的表达 [J]. 时珍国医国药，2012，23（10）: 2612-2614.

[22] 徐嵩淼. 中医熏洗疗法治疗寻常型银屑病临床疗效观察 [J]. 内蒙古中医药，2016，35（15）: 106-107.

[23] 黄紫薇，周丽君，陈明岭，等. 从血分论治寻常型银屑病研究进展 [J]. 实用中医药杂志，2015，31（11）: 1078-1079.

[24] 李萍，王菅生，赵京霞，等. 银屑病"血分蕴毒"病机解析 [J]. 首都医科大学学报，2009，30（4）: 413-417.

[25] 钟启福、魏跃钢. 基于数据挖掘技术分析当代中医名家银屑病验方经验研究 [D]. 南京：南京中医药大学，2016.

[26] 冯晓刚，周光."方证对应"银屑病病因病机及组方用药规律的文献学研究 [D]. 乌鲁木齐：新疆医科大学，2009.

[27] 查旭山，李东海，李勇，等. 针对风、热、湿邪基础上着重从血论治寻常型银屑病的临床疗效观察 [J]. 中医药学报，2011，29（3）: 135-136.

[28] 李芳梅，杨志波，曾宪玉，等. 当归饮子对寻常型银屑病患者皮肤屏障功能的影响 [J]. 中医药导报，2014，20（7）: 11-13.

[29] 徐蓉，李建伟，陈洁，等. 凉血潜阳法治疗寻常性银屑病血热证的兼证分析及用药特点初探 [J]. 中国皮肤性病学杂志，2011，25（11）: 896-897.

[30] 王宁，陈可冀. 对慢性斑块型银屑病"痰癖互结营卫不和"证的研究 [D]. 北京：北京中医药大学，2014.

[31] 王海亮，景瑛. 清热除湿法治疗掌跖脓疱型银屑病的临床研究 [D]. 长春：长春中医药大学，2009.

[32] 王晓莲. 清营解毒汤治疗红皮病型银屑病的临床研究 [J]. 北京中医，2003，22（6）: 34-35.

[33] 张秦，王玉明，谢幼红，等. 当归拈痛汤加减治疗银屑病关节炎湿热痹阻型临床观察 [J]. 北京中医药，2011，30（4）: 246-248.

[34] 章光华，唐兴荣.中医分阶段辨证治疗银屑病关节炎 58 例疗效观察 [J]. 新中医，2006，38（6）：34-35.

[35] 蔡一歌，金力.顽固性寻常型银屑病与中医经络辨证相关性的初步研究 [D]. 北京：首都医科大学，2013.

[36] 中华中医药学会皮肤科分会，北京中医药学会皮肤病专业委员会，北京中西医结合学会皮肤性病专业委员会.寻常型银屑病（白疕）中医药循证临床实践指南（2013 版）[J]. 中医杂志，2014，55（1）：76-82.

[37] 许能，吴胜利.马绍尧，等.凉血解毒中药治疗银屑病的实验研究 [J]. 上海中医药大学学报，2004，18（2）：61-62.

[38] 刘晓明.20 种中药灌胃对小鼠上皮细胞增殖和表皮细胞分化及血浆内皮素 -1 的影响 [J]. 中华皮肤科杂志，2001，34（4）：282-283.

[39] 孙丽蕴，邓丙戌，陈凯，等.靛玉红、紫草素对角质形成细胞株搁亡的影响 [J]. 中国皮肤性病学杂志，2004，18（6）：336-338.

[40] 陈慧，肖君附，张勇，等.姜黄煎剂对银屑病皮损中 CD45RO、VEGF 和 iNOS 表达的影响 [J]. 中国中西医结合皮肤性病学杂志，2004，3（4）：204-205.

[41] 王禾，王萍，孙丽蕴，等.凉血活血腔囊治疗血热型银屑病的临床观察及外周血淋巴细胞亚群的检测 [J]. 中国皮肤性病学杂志，2004，18（3）：176-177.

[42] 姜一化，高进，胡长发，等.祛银汤功效及对银屑病 ABKMS 模型影响的研究 [D]. 西安：长安大学，2001.

[43] 宋攀，刘瓦利.清热活血解毒法调控 HaCat 细胞 P13K/Akt 信号通路的机制研究 [D]. 北京：中国中医科学院，2016.

[44] 文谦，黄刚，李芳梅，等.当归饮子对银屑病模型豚鼠皮肤 Filaggrin 和 Caspase-14 基因及蛋白表达的影响 [J]. 新疆医科大学学报，2016，39（4）：418-421.

[45] 石惠，甲敏.消疕汤对大鼠银屑病样皮损处病理及 PCNA 表达的影响 [D]. 贵阳：贵阳中医学院，2015.

[46] 张倩，蔺莉莉，尤艳明，等.红皮病性银屑病致病因素及治疗方法探讨 [J]. 中国中西医结合皮肤性病学杂志，2003，2（4）：232-233.

[47] 刘元艳，姜春燕，谭勇，等.利用文本挖掘技术探索中西药系统治疗银屑病的用药规律 [J]. 中国中医基础医学杂志，2011，7（7）：738-739.

[48] 牟宽厚，马慧群.阿维 A 联合苦参素治疗寻常性银屑病的临床疗效观察 [J]. 中国皮肤性病学杂志，2010，24（3）：292-294.

[49] 刘春梅，丁秋允，赵建伟，等.卡介苗素联合复方青黛胶囊治疗掌跖脓疱病临床观察 [J]. 中国麻风皮肤病杂志，2007，23（7）：640.

[50] 吴忠厚.雷公藤糖浆治疗 190 例银屑病的临床观察及其机理探讨 [J]. 中国皮肤性病学杂志，1991，5（1）：27-28.

[51] 吴积华，王会丽.桃核承气汤治疗寻常型银屑病 120 例 [J]. 中医临床研究，2011，3（3）：83-83.

[52] 周亮，席建元.中药雾化结合硫磺膏外治寻常型银屑病血虚风燥证的临床观察 [J]. 中国医药指南，2010，8（8）：127-128.

[53] 阚丽君，王淑荣.中药熏洗联合扫癣 2 号治疗寻常型银屑病（静止期）疗效观察 [J]. 中医药信息，2009，26（6）：86-87.

[54] 刘爱萍，刘美荣，张树平，等.复方莪倍软膏治疗斑块状银屑病 [J]. 陕西中医，2013，34（3）：334-335.

英文缩略词

5-HT 5-Hydroxytryptamine 5- 羟色胺

a-SMA a-smooth musle actin a- 平滑肌肌动蛋白

ADA Adalimumab 阿达木单抗

ALT Alanine Aminotransferase 谷丙转氨酶

ANAE Acid α Naphthyl Acetate Esterase α - 醋酸萘酯酶

Ang-1 Angiogenesis-1 血管生成素 -1

AS Ankylosing Spondylitis 强直性脊柱炎

AST Aspartate Aminotransferase 谷草转氨酶

AZA Azathioprine 硫唑嘌呤

cAMP Cyclic Adenosine Monophosphate 环磷酸腺苷

CCL2 Chemokine C-C motif Ligand 2 CC 趋化因子配体 2

CFA Complete Freund's Adjuvant 弗氏完全佐剂

cGMP Cyclic Guanosine Monophosphate 环磷酸鸟苷

CGRP Calcitonin Gene Related Peptide 降钙素基因相关肽

Con A Concanavalin A 刀豆蛋白 A

COX Cyclooxygenase 环氧化酶

CRP C-Reactive Protein C 反应蛋白

CsA Cyclosporin A 环孢素 A

CXCR3 Human Chemokine CXC Receptor 3 人 CXC 趋化因子受体 3

DC Dendritic Cells 树突状细胞

DMARDs Disease Modifying Antirheumatic Drugs 抗风湿药

DNFB Dinitrofluorobenzene 二硝基氟苯

DPPH 1,1-diphenyl-2-picrylhydrazyl 1,1- 二苯基 -2- 三硝基苯肼

DTH Delayed Type Hypersensitivity 迟发型超敏反应

ERK Extracelluar Regulated Protein Kinases 细胞外调节蛋白激酶

ESR Erythrocyte Sedimentation Rate 血沉

ET-1 Endothelin-1 内浆内皮素 -1

FCA Freund's Complete Adjuvant 弗氏完全佐剂

GLM Golimumab 戈利木单抗

GM-CSF Granulocyte-Macrophage Colony Stimulating Factor 粒细胞 - 巨噬细胞集落刺激因子

GXH-px Glutathione Peroxidase 谷胱苷肽过氧化物酶

Gel B Gelatinase B 明胶酶 -B

HA Hyaluronan 透明质酸

HaCaT Immortalized Human Skin Keratinoytes 永生化人皮肤角质形成细胞

HCQ Hydroxychloroquine 羟氯喹

HLA Human Leukocyte Antigen 人类白细胞抗原

HO-1 Heme Oxygenase-1 血红素氧合酶 -1

HYP Hydroxyproline 羟辅氨酸

ICAM-1 Intercellular Cell Adhesion Molecule-1 细胞间黏附分子 -1

IFN-γ Interferon-γ γ - 干扰素

IFX Infliximab 英夫利西单抗

IgA Immunoglobulin A 免疫球蛋白 A

IgE Immunoglobulin E 免疫球蛋白 E

IgG Immunoglobulin G 免疫球蛋白 G

IgM Immunoglobulin M 免疫球蛋白 M

IL-6 Interleukin-6 白细胞介素 -6

IL-8 Interleukin-8 白细胞介素 -8

ILC Innate Lymphoid Cell 固有淋巴样细胞

KC Keratinocytes 角质形成细胞

KGM Keratinocyte Grow Medium 角质形成细胞生长

LC Langerhans Cells 朗格汉斯细胞

LEF Leflunomide 来氟米特

LN Laminin 层粘连蛋白

LPS Lipopolysaccharide 脂多糖

LT C4 Leukotriene 白三烯 C4

LTB2 Leukotriene B2 白三烯 B2

MAPK Mitogen-activated Protein Kinase 丝裂原活化蛋白激酶信号通路

MHC Major Histocompatibility Complex 主要组织相容性复合物

MIL-2R Membrance Interleukin-2 Receptor 膜白介素 2 受体

MTX Methotrexate 甲氨蝶呤

NALP3 Nucleotide-Binding Oligomerization Domain-Like Receptors 核苷酸结合寡酸聚化结构域样受体 3

NF-κB Nuclear Factor κB 核因子 κB

NIH National Institutes of Health 美国国立卫生研究院

NO Nitric Oxide 一氧化氮

NOS Nitric Oxide Synthase 一氧化氮合成酶

NPY Neuropeptide Y 神经肽 Y

NSAIDs Nonsteroidal Antiinflammatory Drugs 非甾体类消炎药

OA Osteoarthritis 骨关节炎

OMT Oxymatrine 氧化苦参碱

OPN Osteopontin 骨桥蛋白

OSM Oral Small Molecule Drugs 口服小分子药物

p-38 MAPK p38 Mitogen-activated Proteinkinase 丝裂原活化蛋白激酶信号传导通路

PDGF Platelet Derived Growth Factor 血小板衍生因子

PGE2 Prostaglandin E2 前列腺素 E2

PKC Protein Kinase C 蛋白激酶 C

PMN Polymorphonuclear Leukocyte 多形核白细胞

PS Phosphatidylserine 磷脂酰丝氨酸

PsA Psoriatic arthritis 银屑病关节炎

PV Psoriasis Vugaris 寻常型银屑病

RA Rheumatoid Arthritis 类风湿关节炎

RTX Rituximab 利妥昔单抗

SA Sialic Acid 唾液酸

SCCR Serum Correlations of Chemokine Receptor 血清趋化因子受体

SOD Orgotein Superoxide Dismutase 超氧化物歧化酶

SSZ Sulfasalazine 柳氮磺吡啶

TEWL Trans Epidermal Water Loss 经皮水分丢失

TGCJ Total Glucosides of Cape Jasmine 栀子总苷

TGF-α Transforming Growth Factor-α 转化生长因子 -α

TGF-β Transforming Growth Factor-β 转化生长因子 -β

Th Helper T cell 辅助性 T 细胞

Tn Naive T Cell 初始 T 细胞

TNF-α Tumor Necrosis Factor-α 肿瘤坏死因子

TPA 12-O-tetrade-canoylphorbol 13-acetate 12-O- 十四酰基佛波醇 -13-
乙醇酰

TPO Thrombopoietin 促血小板生成素

Treg Regulatory T cell 调节型 T 细胞

vEGF vascular Endothelial Growth Factor 血管内皮生长因子

VIP Vasoactive Intestinal Peptide 血管活性肠肽